新时代疾控能力提升项目培训用书

疾病预防控制体系现代化建设

詹思延　主编

人民卫生出版社
·北　京·

图书在版编目（CIP）数据

疾病预防控制体系现代化建设 / 詹思延主编 . 北京 ：人民卫生出版社，2025. 8. -- ISBN 978-7-117-37693-8

I. R183

中国国家版本馆 CIP 数据核字第 2025FG4824 号

人卫智网	www.ipmph.com	医学教育、学术、考试、健康，购书智慧智能综合服务平台
人卫官网	www.pmph.com	人卫官方资讯发布平台

疾病预防控制体系现代化建设
Jibing Yufang Kongzhi Tixi Xiandaihua Jianshe

主　　编：詹思延
出版发行：人民卫生出版社（中继线 010-59780011）
地　　址：北京市朝阳区潘家园南里 19 号
邮　　编：100021
E - mail：pmph @ pmph.com
购书热线：010-59787592　010-59787584　010-65264830
印　　刷：北京华联印刷有限公司
经　　销：新华书店
开　　本：787 × 1092　1/16　　印张：20
字　　数：346 千字
版　　次：2025 年 8 月第 1 版
印　　次：2025 年 8 月第 1 次印刷
标准书号：ISBN 978-7-117-37693-8
定　　价：80.00 元
打击盗版举报电话：010-59787491　E-mail：WQ @ pmph.com
质量问题联系电话：010-59787234　E-mail：zhiliang @ pmph.com
数字融合服务电话：4001118166　E-mail：zengzhi @ pmph.com

《疾病预防控制体系现代化建设》编委会

主　　审　李立明

主　　编　詹思延

编　　者　（以姓氏笔画为序）

王　彤　山西医科大学
卢金星　中国疾病预防控制中心
庄贵华　西安交通大学
刘晓云　北京大学
李立明　北京大学
杨维中　北京协和医学院
汪　宁　中国疾病预防控制中心
顾爱华　南京医科大学
黄旸木　北京大学
詹思延　北京大学
樊立华　哈尔滨医科大学

编写秘书　洪铉明　北京大学
高文静　北京大学

前言

公共卫生事业发展的基础在于人才队伍建设，新冠疫情更是凸显了加强公共卫生人才培养的重要性。为了提升公共卫生人才队伍能力，促进公共卫生体系建设，国家卫生健康委党校设立了新时代疾控能力提升项目，旨在通过线上网络培训、线下专题培训、课题研究、课程设计、教材开发等多种方式，全面提升公共卫生队伍能力素质。其中，系列教材开发作为新时代疾控能力提升项目的重要内容，拟通过系统梳理开发疾控有关培训教材，贯彻落实国家政策，促进疾控体系的系统化、标准化建设，力争做到内容科学，方法新颖，并且具有实用性、可操作性和指导性。按照疾控能力提升项目培训需求，该系列培训教材包括四册，依次是《新时代疾控事业发展的指导理论》《疾病预防控制体系现代化建设》《传染病突发公共卫生事件处置》和《公共卫生事件应急管理》。

作为系列教材第二册，《疾病预防控制体系现代化建设》担负着阐释理论的使命，如何编写没有先例可以借鉴。在主审李立明教授的指导下，编委会反复研讨，确定从十个维度入手分析我国疾病防控体系的现代化建设内涵，包括思想观念、体制机制、法律法规、条件设备、信息系统、科研能力、人才队伍、国际合作、文化建设、应急处置等的现代化。由于系列教材中，另有《公共卫生事件应急管理》分册，因此“应急处置的现代化”将不再展开。鉴于在疾病预防控制体系现代化建设过程中，离不开疾病预防控制决策的现代化，如何整合公共卫生证据，并将证据转化为推荐建议有一套循证指南制定的流程，因此，本书将在第十章以“循证医学和疾病预防控制决策的现代化”为主题，对涉及的概念、原理及方法进行具体介绍。

该书作者来自高校、疾控机构，不仅对所撰写章节有深入的理论研究，还有丰富的实践经验，相信他们对这些维度的解读能够帮助读者更好地理解疾病防控体系现代化建设的要素、历史沿革、内涵和意义，真正做到“知其然更知其所以然”。非常荣幸受邀担任本册的主编，能够与各位专家一起工作，有机会向他们学习。感谢主审李立明教授的把关、指导，感谢各位编委的创新性写作以及审稿专家的意见和建议，感谢秘书高文静副教授和洪铉明博士的辛勤付出，感谢国家卫生健康委党校和人民卫生出版社的支持，正是在大家的共同努力下，本册从构思到付梓只用了一年的时间。

鉴于本人水平有限，错误在所难免，恳请各位读者指正。

主编　詹思延

2024 年 7 月 26 日

目录

第一章 概述

第二章 疾病预防控制体制机制的现代化

第三章 疾病预防控制法制现代化

第四章

疾病预防控制条件设备的现代化

第五章

疾病预防控制信息系统的现代化

第六章 疾病预防控制科研能力的现代化

第七章

疾病预防控制人才队伍的现代化

第八章 疾病预防控制国际合作的现代化

第九章

疾病预防控制体系文化建设的现代化

第十章

循证医学和疾病预防控制决策的现代化

第一章 概述

公共卫生是在人类生存需要的基础上而诞生的，公共卫生同时也是人类利用卫生手段对抗疾病的伟大实践，因此公共卫生和疾病预防控制（以下简称“疾控”）体系必然随着时代的变迁和新的疾病问题的出现，而不断丰富和完善。新型冠状病毒感染疫情（以下简称“新冠疫情”）的全球大流行，是自中华人民共和国成立以来对疾病预防控制体系重大公共卫生突发事件应急管理、国家安全治理能力和综合国力的一次重大考验，而在这次“大考”中，社会精细化管理与“平战结合”疾病预防控制体系和机制成为时代所需，新时代“公共卫生与疾病预防控制体系”的现代化建设势在必行。

本章将首先概述公共卫生的定义及其发展、疾病预防控制的主要职能和任务，介绍中国疾病预防控制的简要历史、当前公共卫生面临的主要挑战和现代疾病预防控制的发展趋势，在此基础之上，梳理建设现代化疾病预防控制体系的内涵与意义。

第一节　公共卫生的定义与疾病预防控制

公共卫生既是一门“科学”，同时也是一门“艺术”，之所以称之为“科学”，是因为公共卫生有相对完整的知识架构和体系；而又被称为“艺术”，则是由于公共卫生与疾病预防控制需要处理的问题复杂而不确定。本节将介绍公共卫生的定义及其发展，以及疾病预防与控制的主要职能和任务。

一、公共卫生的定义及其发展

公共卫生的最高宗旨是保障人民健康。公共卫生重点关注整体人群健康，并预防疾病的发生。公共卫生关注行为、生物学、社会和环境的相互作用，实行有效的干预措施；收集流行病学数据，进行人群监测，实行定量评估，及时反馈信息，明确健康决定因素；重视与社区的合作，确定实施行动的先后顺序。最终，公共卫生通过有组织、多学科的共同努力，开展维护与促进健康的活动，促进人群健康。

现代公共卫生在人类文明发展史中出现的时间很短暂，至今不到三百年。公共卫生有多种定义，其中大多数定义相对宽泛。目前，学术界普遍认可广义的公共卫生定义，其中 3 个定义普遍为人们所接受且具有代表性。

（一）温斯洛定义

美国耶鲁大学查尔斯·温斯洛（Charles-Edward Amory Winslow）教授于 1920 年将公共卫生定义为："通过有组织的社区工作来预防疾病、延长寿命、促进健康和提高效益的科学与艺术。"社区工作包括：改善环境卫生，控制传染源，教育人们注意个人卫生，组织医护人员提供疾病早期诊断和预防性治疗的服务，建立社会机制，保证社区中每个公民都能维持健康的生活标准，实现其与生俱有的健康和长寿的权利。这个定义是目前全球引用最多、影响最广泛、最为著名的。1952 年，温斯洛定义被世界卫生组织采纳并沿用至今。

（二）美国医学研究所定义

1988 年，美国医学研究所（Institute of Medicine）发布研究报告——《公共卫生的未来》，这一报告被称为美国公共卫生系统改革的"里程碑"。报告明确地提出公共卫生的定义："公共卫生的任务就是为了保障人人健康的各种条件，社会所采取的集体行动。"时隔 15 年以后，美国医学研究所于 2003 年在《21 世纪公共卫生和未来》中再次重申以上定义。

（三）中国公共卫生定义

2003 年，全国卫生工作会议提出了中国的公共卫生定义，即"公共卫生就是组织社会共同努力，改善环境卫生条件，预防控制传染病和其他疾病流行，培养良好卫生习惯和文明生活方式，提供医疗服务，达到预防疾病、促进人民身体健康的目的”。公共卫生需要政府、团体和人民群众的广泛参与，共同努力。

温斯洛的定义概括了公共卫生的本质、解决问题的途径和使命，至今仍然具有很强的现实指导意义。美国医学研究所的定义最大的特点是精练，但其内涵丰富而又深刻。公共卫生是社会的“集体行动”，不是个人行为，“人人健康”需要有包括自然生态条件和社会条件在内的“各种条件”的保障。2003 年中国公共卫生定义是第一次由中国人提出的、比较系统全面的公共卫生定义，反映了中国公共卫生界对现代公共卫生的共识。定义明确指出公共卫生建设是一项社会系统工程。在以上三个定义中，中国的定义是强调政府责任最明确、最具体的一个，基本适合中国国情，有重要的指导作用。

二、中国疾病预防与控制的主要职能和任务

疾病预防与控制指的是一个国家或地区通过法律法规以及相关政策组织卫生资源、对影响人民群众健康的重大疾病采取有效预防和控制的措施，以消除或减少这些疾病对人群健康的影响，提高居民健康水平的过程。疾病预防和控制工作一直以来都是卫生和健康工作的重要组成部分，即便在人类对传染病和慢性非传染性疾病的控制已经取得了显著成绩的今天，疾病预防与控制仍是公共卫生工作的重中之重。疾病预防与控制机构是运用预防医学理论、技术进行卫生防疫工作监测、科研、培训相结合的专业机构。疾病预防与控制机构也是其所在地区卫生疾病预防控制业务技术的指导中心，其职能和主要任务有疾病预防控制、突发公共卫生事件应急处置、疫情及健康相关因素信息管理、健康危害因素监测与控制、实验室监测分析与评价、健康教育与健康促进、技术指导与应用研究等。

中华人民共和国成立之后，学习当时苏联的模式，根据行政区域设置情况建立了各级卫生防疫站。伴随社会经济的高速发展、人民群众对健康需求的不断提高以及对公共卫生认识的持续深化，国家在卫生防疫站的基础上，于 2002 年 1 月 23 日成立了国家级的中国疾病预防控制中心，原有的省级卫生防疫站和部分地（市）、县（区）卫生防疫站也逐渐更名为各地的疾病预防控制中心，共同组成疾病预防与控制体系。该体系中既有综合的疾病预防控制机构，如疾病预防控制中心，也有专门的专科疾病防治机构，如职业病防治院（所）、结核病防治院（所）等。中国疾

病预防控制中心围绕国家疾病预防控制的重点任务，加强对疾病预防控制策略和措施的科学研究，做好各类疾病预防控制工作规划的组织和实施；开展食品安全、健康相关产品安全、职业安全、放射卫生、环境卫生等相关工作，加强对全国疾病预防控制和公共卫生服务的技术指导、业务培训和质量控制，在防病、应急和公共卫生信息能力建设等方面发挥着国家级的指导作用。

为适应未来疾病防控特别是传染病防控的需要，在新冠疫情全球大流行之后，中国的疾病预防与控制体系再次尝试进行改革。2021 年 5 月 13 日，国家疾病预防控制局正式挂牌成立，体现了国家对疾病防控工作的高度重视。国家疾病预防控制局是国家卫生健康委员会负责管理的国家局，为副部级。新机构承担制定传染病防控及公共卫生监督的政策等职能。2022 年 2 月 16 日，《国家疾病预防控制局职能配置、内设机构和人员编制规定》对于其主要职责进行了具体的规定，包括：①组织拟订传染病预防控制及公共卫生监督的法律法规草案、政策、规划、标准，负责疾病预防控制网络和工作体系建设。②领导地方各级疾病预防控制机构业务工作，制定监督检查和考核评价办法并组织实施。审核省级疾病预防控制局的监测预警等规划计划和应急预案，指导开展监测预警、免疫规划和隔离防控等相关工作，建立上下联动的分工协作机制。③制定并组织落实国家免疫规划以及严重危害人民健康公共卫生问题的干预措施，负责预防接种监督管理工作，组织制定检疫、监测传染病目录，提出法定传染病病种调整建议。④统筹规划并监督管理传染病医疗机构及其他医疗机构疾病预防控制工作，指导建立疾病预防控制监督员制度，制定疾病预防控制系统队伍建设的方针政策并组织实施。⑤规划指导传染病疫情监测预警体系建设，组织开展疫情监测、风险评估工作并发布疫情信息，建立健全跨部门、跨区域的疫情信息通报和共享机制。⑥负责传染病疫情应对相关工作，组织开展流行病学调查、检验检测、应急处置等工作，拟订应急预案并组织开展演练，指导疾病预防控制系统应急体系和能力建设，负责应急队伍、志愿者队伍建设，提出传染病疫情应对应急物资需求及分配意见。⑦协同指导疾病预防控制科研体系建设，拟订疾病预防控制科技发展规划及相关政策并组织实施。开展疾病预防控制领域的国际交流与合作，参与制定相关国际标准、规范、指南。⑧负责传染病防治、环境卫生、学校卫生、公共场所卫生、饮用水卫生监督管理和职业卫生、放射卫生监督工作，依法组织查处重大违法行为，健全卫生健康综合监督体系。⑨完成党中央、国务院交办的其他任务。⑩职能转变。国家疾病预防控制局应当强化对各级疾病预防控制机构的业务领导和工作协同，建立健全疾病预防控制工作体系和网络，为维护人民健康提供有力保障。坚持将预防关口前移，健全多渠道监测预警机制，建立智慧化预警多点触发机制，推动公共卫生服务与医疗服务高效协同、无缝衔接，完善公共卫生重大风险评估、研判、决策机制，提高评估监测敏感性和准确性。优化资源配置，完善运行机制，坚持依法防控，落实早发现、早报告、早隔离、早治疗要求，推动构建常态化管理和应急管理动态衔接的基层治理机制，强化科研支撑体系，健全决策咨询体系，实现动态防控、科学防控、精准防控。

第二节 中国疾病预防控制的简史

回顾中国的疾病预防与控制，可以说是一个波澜壮阔、引人入胜的长篇故事。限于篇幅，本节主要介绍中国公共卫生发展中的标志性事件，重点突出公共卫生在中国的理论性和思想的演变。

一、中国传统医学“上医治未病”的思想及其实践

古人在“大气候”无法变更的情况下，通过对“小气候”的改造，如严寒借火以取暖，盛夏藏冰以降温，以免冬时受寒，夏时中暑。古代每逢端午、重阳、除夕都会举行不同的仪式，对于预防季节性疫病均有一定的积极意义。早期的公共卫生实践也催生出公共卫生理论的萌芽。如《周易》提出：“君子以思患而豫防之”（“豫”通“预”）。在中国医学发展史上，很早就十分重视预防疾病的理论和实践，如《黄帝内经》之《素问·四气调神大论》有这样的描述：“是故圣人不治已病，治未病，不治已乱，治未乱，此之谓也。夫病已成而后药之，乱已成而后治之，譬犹渴而穿井，斗而铸锥，不亦晚乎？”意思就是“所以圣人不等病了再去治疗，而是在疾病发生之前进行预防，如同不等到乱事已发生再去治理，而是在它发生之前治理。如果疾病已发生，然后再去治疗，乱事已经形成，然后再去治理，那就犹如临渴而掘井，战乱发生了再去制造兵器，那不是太晚了吗？”未雨绸缪，这是一种积极的预防思想。在秦汉时期，已使用狂犬的脑敷于被狂犬咬伤的伤口，用来预防狂犬病。

二、民国时期河北定县的早期公共卫生实践

民国时期，河北定县（现河北省定州市）的早期公共卫生实践为全球公共卫生健康促进的思想提供了重要的借鉴。20 世纪 30 年代，在战争硝烟笼罩下中国人民生存环境恶劣，生活艰难，农村的卫生状况相当差。1932—1937 年间，北京协和医学院兰安生与平民教育家晏阳初合作，希望能够设计出一个为中国农民提供保健和现代医疗的模式体系，兰安生的学生陈志潜应邀参与工作。当时定县是一个贫困的农业区，这个系统所要解决的是一个贫困的、教育落后的、以农业为主的地区的社会问题。它关注的重点不是个体的病患，而是如何应对经济落后的整个社区。项目从现场调查开始，搜集当地健康与社会经济状况的基本信息，将其作为制订卫生规划的基础，这种做法是没有先例的。在充分考虑当地经济状况后，专家们建立起一个综合的以村为基础的自下而上的村、区、县三级卫生保健服务体系（图 1-1）。定县农村三级卫生保健服务体系除提供基本的医疗服务外，公共卫生的职能定位也初见雏形，如健康教育、环境卫生、预防接种、妇幼卫生、营养卫生、节制生育等。具体工作包括：建立出生和死亡统计登记制度；提供医学救助；通过水井改建和消毒处理，提供合格卫生的饮用水；修建公共厕所，改善环境卫生；修建公共浴室，改善个人卫生；开展传染病预防接种；针对全部小学生和不同的成年人群提供健康教育；提供计划生育服务；等等。

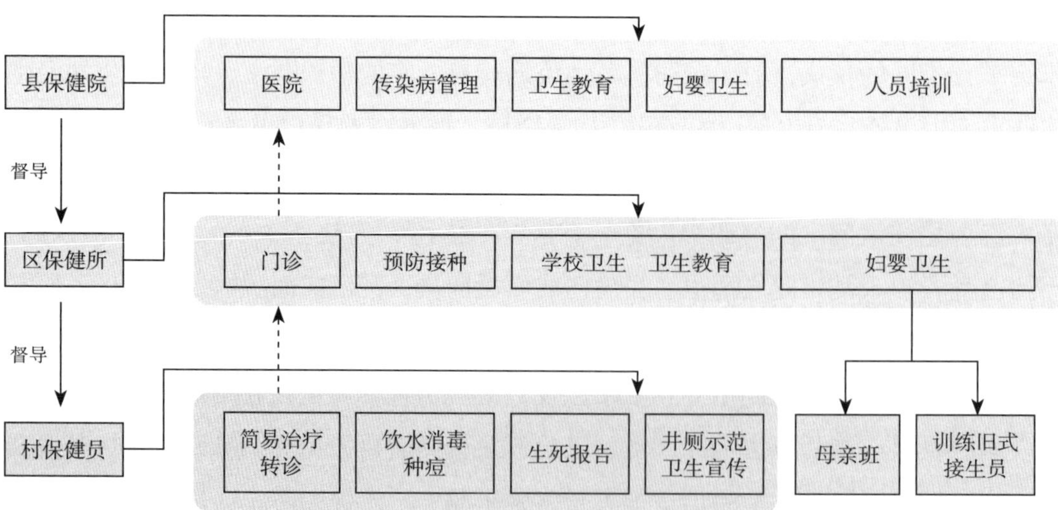

图 1-1 定县农村三级卫生保健服务体系

定县农村三级卫生保健服务体系的构建基本解决了当时大多数定县农民无医无药的问题，消灭了天花和黑热病，还经受住了1934年华北霍乱特大流行的考验。定县的经验和卫生保健组织体系在中国是史无前例的，它为中国乃至世界的公共卫生工作留下了一笔宝贵的财富。定县卫生实践结束40多年后，1978年世界卫生组织发表了著名的《阿拉木图宣言》，提出了“初级卫生保健（primary health care）”的概念，定县的卫生保健模式是中国为世界奉献的社区主导的初级卫生保健实践的最早典范。联合国儿童基金会前执行主席詹姆斯·格兰特（James P. Grant）博士曾经这样评价定县实践：“中国在定县的第一次科学试验中证实了上述原则的正确性，即基层卫生保健必须有民众的参与才能取得成功，而且证实了自下而上的医疗体制只有和其他活动结合起来，共同致力于社会发展和建设，才能真正有效或经得起考验。基层卫生保健必须包括健康教育、合理的食物和营养、清洁的饮用水、干净的住所和衣着等环境保护措施，我们发现在中国，卫生不单单是某一部门的责任，而是由群众参与的经由所有部门来实现的明确的目标。”

三、中华人民共和国公共卫生与疾病预防控制的历史沿革

中华人民共和国成立后，各项社会制度急需完善，经过多年战争疫病横行，面临着大量紧迫的公共卫生问题。但是受限于当时的经济实力，我国既缺少医护人员，又无法大力兴办医院治疗患者，在这样的背景之下，预防为主成为我国卫生工作的主要方针之一。1949年10月，中央军委卫生部召开了全国卫生行政会议，依据革命战争不同阶段曾提出的“对于疾病着重预防”“预防在先”“预防第一”等指导思想，明确了“预防为主”的卫生工作建设总方针。1950年，在第一届全国卫生工作会议上确定了“面向工农兵、预防为主、团结中西医”的卫生工作方针。在此基础上，1952年第二届全国卫生工作会议上增加了“卫生工作与群众运动相结合”，成为我国卫生工作的四大方针。1991年，第七届全国人民代表大会第四次会议通过的《中华人民共和国国民经济和社会发展十年规划和第八个五年计划纲要》中，再次确立新时期中国卫生工作方针为“预防为主、依靠科技进步、动员全社会参与、中西医并重、为人民健康服务”，同时把医疗卫生工作的重点放在农村。1997年《中共中央、国务院关于卫生改革与发展的决定》中提出，新时期卫生工作的方针更新为：“以农村为重点，预防为主，中西医并重，依靠科技与教

育，动员全社会参与，为人民健康服务，为社会主义现代化建设服务。”2016年召开的全国卫生与健康大会上，提出了新时期卫生与健康工作新方针：“以基层为重点，以改革创新为动力，预防为主，中西医并重，将健康融入所有政策，人民共建共享。”

在中国公共卫生与疾病防控的历史发展中，爱国卫生运动（patriotic health campaign）可以被称为“浓墨重彩的一笔”。爱国卫生运动是在中华人民共和国成立初期特定社会历史条件下产生和发展起来的，源于1952年抗美援朝时期美军发起的“细菌战”。当时，美军为了挽救在朝鲜战场日益溃败的局势，在朝鲜发动大规模细菌战，而且先后以军机448架次侵入东北领空，并散布大量传播细菌的昆虫。面对美军的细菌战，在第二届全国卫生工作会议上，毛泽东同志发出“动员起来，讲究卫生，减少疾病，提高健康水平，粉碎敌人的细菌战争”的号召。周恩来总理担任中央防疫委员会主任，领导并组织全国开展爱国卫生运动，坚持标本兼治，以治本为主。灭鼠、灭蝇、灭蚊、灭蚤及消灭其他病媒昆虫，此为治标。在治本方面，城市主抓上下水，建立公厕、垃圾点，加强清扫队伍和运输工具建设，并净化环境；农村主抓管水、管粪、改水井、改厕所、改畜圈、改炉灶、改造环境的“两管五改”工作，以管水、管粪为重点。同时，广泛开展卫生宣传教育，建立健全卫生法制和卫生制度，加强卫生管理、卫生监督，使讲卫生、爱清洁向经常化、制度化、习惯化发展。这场史无前例的爱国卫生运动不仅粉碎了美国的细菌战阴谋，控制了鼠疫、霍乱等烈性传染病的流行，还有效改变了旧中国遗留的不卫生状况，弘扬了中国“防未病”的优良传统。1952年12月，中央人民政府决定将爱国卫生运动作为中国人民卫生事业的重要组成部分之一，各级防疫委员会改为爱国卫生运动委员会，归各级人民政府直接领导。爱国卫生运动委员会的成立为中国公共卫生事业现代化建设奠定了坚实的组织基础。爱国卫生运动是“政府主导、多部门协作、全社会参与”解决卫生问题的独具中国特色的公共卫生实践创举，为“健康促进”概念的形成提供了宝贵的实践经验。这次运动也开创了中国式的卫生工作方针，是中国智慧、中国方案在疾病预防和控制中的集中体现。2017年，世界卫生组织向中国政府颁发“社会健康治理杰出典范奖”，以纪念中国爱国卫生运动开展65周年，表彰爱国卫生运动取得的辉煌成就。

简要总结中国疾病防控的历史，公共卫生起源于“上医治未病”传统医学思想，而中国公共卫生发展历史自河北定县的公共卫生早期实践开始。中华人民共和国成立70多年来，中国公共卫生体系取得了一系列成就，其中比较重要的有两点，一是公共卫生体系基本形成，城乡三级医疗预防保健服务网是特色；二是政府主导、社会动员、全民参与的公共卫生事业，爱国卫生运动是特色。

四、中国公共卫生面临的主要挑战

新形势下，中国面临双重疾病负担共存、多重健康影响因素交织的复杂局面，同时人民群众多层次多样化的健康需求持续快速增长，一系列公共卫生问题亟待解决。以下重点对人口构成改变、双重疾病负担、环境污染和职业危害、营养与食品药品安全、精神心理健康、公共卫生突发事件、健康大数据和中国公共卫生与国际接轨中所遇到的挑战做进一步阐述。

（一）人口老龄化加剧

随着医疗水平的逐步改善以及对健康重视程度的增加，人均期望寿命不断延长，死亡率逐渐降低，呈现老龄化、少子化、劳动力人口比例降低的特点。这一人口年龄结构的变化带来了总的疾病负担和服务需求的快速增长。

中国人口老龄化速度在不断加快，老龄化程度在不断加深。截至2022年末，全国60岁及以上老年人口已达2.80亿，占总人口的19.8%。到2035年左右，60岁及以上老年人口将突破4亿，在总人口中的占比将超过30%，我国将进入重度老龄化阶段。中国75%以上的老年人至少患有一种慢性病，人口老龄化还伴随老年人口医疗保健费用、老年服务设施建设和养老金需求的快速增加，使健康服务及社会保障体系面临严峻挑战。“健康老龄化”是对中国公共卫生事业的一个巨大的、重要的挑战，亟须基于公平获得和利用照护服务的原则开展及时和合理的政策干预，以满足老年人的照护需求，提高照护人员及照护对象的生活质量。《2022年度国家老龄事业发展公报》报告，2012—2022年，全国65周岁及以上老年人口抚养比持续增加，从12.7%增加至21.8%。人口的老龄化和青壮年劳动力人口供给速度的持续下降，严重影响劳动力要素供给和与此相关的社会储蓄和资本积累，从而限制了未来中国经济的增长。这也使得劳动力人口的健康保护更加重要，劳动力人口是社会财富的创造者，保障劳动力人口健康是公共卫生的重要职责，也是中国经济和社会发展所需。

（二）双重疾病负担

中国目前面临着新发和再发传染病以及慢性非传染性疾病的双重疾病负担。

传染病方面，尽管中国的传染病防控在探索疾病病因、掌握流行规律和特征、阻断疾病传播途径、开发新型疫苗、保护易感人群及监测检测等方面都有很多创新和进展，但是，由于中国具有广阔的自然疫源地，多样的生物种类，复杂的气候，居住密度高、流动性高的人群，加上人类对自然环境的破坏性开发，使得环境变化和病原体变异或迁徙，新发传染病不断出现，给中国传染病防控带来了严重的威胁。例如新冠疫情大流行，在全球200多个国家和地区出现确诊病例。除了新发传染病的威胁，还有许多既往得到控制的传染病存在死灰复燃的风险，如结核病、疟疾、布鲁氏菌病、霍乱、登革热、黄热病等。这类传染病的再度流行与病原体变异、耐药性产生、公共卫生服务重视程度弱化、城市化与全球化、卫生和其他基础设施不够、气候变化等密切相关，给中国居民健康也带来了严峻的挑战。

慢性病方面，伴随社会经济发展和卫生服务水平的持续提高，人均预期寿命的增长，慢性病患者生存期的持续延长，以及人口老龄化、城镇化、工业化快速进程和行为危险因素流行对慢性病发病的影响，中国慢性病患者的基数仍将继续扩大，同时因慢性病死亡的比例也会持续增加。根据《中国居民营养与慢性病状况报告（2020年）》，2019年中国因慢性病导致的死亡占总死亡人数的88.5%，其中因心脑血管病、癌症、慢性呼吸系统疾病死亡人数的比例为80.7%，慢性病防控工作仍面临很大挑战。挑战具体体现在两点：一是居民不健康的生活方式仍普遍存在。膳食脂肪供能比不断上升，农村首次突破30%的推荐上限。家庭人均每日烹调用盐和用油量仍然远远高于推荐值。同时，居民在外就餐比例持续上升，食堂、餐厅、加工食品中的油、盐应引起重视。儿童和青少年经常饮用含糖饮料的问题突出，15岁以上人群吸烟率、成人30天内饮酒率已超四分之一，体力活动不足问题普遍存在。二是居民超重肥胖问题不断突出，慢性病患病率和发病率仍然呈上升趋势。城乡各年龄组居民超重肥胖率不断上升，超过一半的成年居民已经超重或肥胖，儿童和青少年超重肥胖率分别达到19.0%和10.4%。高血压、糖尿病、高胆固醇血症、慢性阻塞性肺疾病的患病率和癌症发病率与2015年相比有所上升。

（三）环境污染和职业危害

环境因素是影响居民健康的重要因素，全球疾病负担的 24% 和全死因的 23% 归因于环境因素。空气污染、不洁用水，住宅氡暴露、铅暴露等是造成人群疾病负担增加的重要环境因素。根据世界卫生组织《2022 年世界卫生统计报告》，空气污染在 2016 年造成全球 700 万人死亡，归因于空气污染的死亡率最高集中在中低收入国家，10 个死亡者中有 9 个可归因于空气污染（88%）。长期暴露于空气污染，会影响人群心肺系统功能，增加慢性心肺疾病发生风险、降低机体免疫力、导致肺癌发生等。2016 年，估计室外空气污染导致 420 万人死于脑卒中、心脏病、肺癌、下呼吸道感染和慢性阻塞性肺疾病。同时空气污染会引起气候改变、臭氧层破坏、酸雨形成等，间接影响人群健康。相比室外空气污染，室内空气污染由于具有较长的人群暴露时间、封闭的环境、纷繁复杂的人类活动等特征，其健康风险更加严重。由于烹饪产生的烟雾暴露在室内的空气污染导致约 380 万人过早死亡，其中大多数发生在中低收入国家。

中国属于发展中国家，随着国内生产总值的增加，职业病及工伤伤害事故仍然会面临挑战。中国职业安全健康协会估计，全国每年因职业病、工伤事故产生的直接经济损失约 1 000 亿元，间接经济损失约达 2 000 亿元。根据中国《2022 年卫生健康事业发展统计公报》，尽管全国报告新发职业病病例数从 2012 年的 27 420 例下降至 2022 年的 11 108 例，降幅 59.5%，但仍须继续加以控制。

（四）营养与食品药品安全

近年来，伴随经济的发展，人民生活水平持续提高，传统膳食结构发生改变，中国主要的营养健康问题从营养缺乏转变为营养缺乏与营养过剩并存。如前所述，膳食脂肪供能比在农村已突破推荐上限，用盐和用油量也远超推荐值，含糖饮料问题凸显。肥胖、高血压、糖尿病、血脂异常等营养相关性慢性病患病率不断增加。世界卫生组织提出，吸烟、久坐及不健康的膳食行为是接近 80% 的慢性病发生的行为危险因素。营养在慢性病病因学中的作用越来越受到重视，营养干预成为慢性病预防和控制的重要干预手段。

中国食品安全近年来水平持续提升，但食品安全风险隐患仍然严峻，食品安全问题处于增长状态。2020 年发布的中国工程院重大咨询项目研究成果《中国食品安全现状、问题及对策战略研究（第二辑）》指出，中国面临的主要食品安全问题涉及 7 个方面：①营养与安全问题依旧严峻，食品安全监管面临新难题；②环境是食品安全的第一道防线，环境治理的长期性、综合性和反复性的特点迫使环境污染成为长期影响食品安全的重要问题；③食源性致病微生物污染率高，耐药性问题突出；④消费者对食品安全的信心和信任度需要修复和重塑；⑤食品安全信息化标准有待完善；⑥食品产销分离带来的食品安全风险日趋凸显；⑦食品供应链日趋国际化，加大进口食品输入性风险。

中国药品安全形势稳定，国家药品抽检总体合格率近年来持续提升。但是，我们也必须清醒地认识到，药品安全性依然是威胁中国人民生命和健康的公共卫生问题之一。根据《国家药品不良反应监测年度报告（2022 年）》，2022 年全国药品不良反应监测网络收到《药品不良反应 / 事件报告表》202.3 万份，其中新的和严重药品不良反应 / 事件报告占 31.7%。中国是抗生素生产和使用大国，抗生素耐药特别是儿童耐药形势严峻。根据《2022 年全国细菌耐药监测报告》，全国儿童医院（含妇幼保健院）多种耐药菌检出率高于三级医院和二级医院，其中头孢噻肟或头孢曲松耐药肺炎克雷伯菌检出率为 37.2%，远高于三级医院的 28.7% 和二级医院的 22.5%。限制耐药病原体及其影响因素的出现和传播，对于改善中国疾病治疗、降低食品安全风险、保护环境，实现可持续发展目标都是至关重要的。

（五）精神心理健康

精神卫生问题是重要的公共卫生问题之一，过去几十年中国经济飞速发展，人群心理压力和应激水平也随之升高，精神障碍已成为中国重要的疾病负担。2013—2015 年中国精神卫生调查发现，6 类精神障碍（包括心境障碍、焦虑障碍、酒精 / 药物使用障碍、精神分裂症及相关精神病性障碍、进食障碍、冲动控制障碍）的终生加权患病率为 16.6%。而随着人口老龄化的加剧，老年精神病学，尤其是阿尔茨海默病导致的痴呆和认知功能下降，也应成为重点应对的领域，中国精神卫生调查发现 65 岁及以上人群痴呆的加权患病率已达 5.6%，给疾病的预防和治疗带来新的挑战。

（六）突发公共卫生事件

突发公共卫生事件是指突然发生，造成或者可能造成社会公众健康严重损害的重大传染病疫情、群体性不明原因疾病、重大食物和职业中毒以及其他严重影响公众健康的事件。根据突发公共卫生事件的性质、危害程度、涉及范围，可将其划分为特别重大（Ⅰ级）、重大（Ⅱ级）、较大（Ⅲ级）和一般（Ⅳ级）四级。突发公共卫生事件具有成因多样性、分布差异性、传播广泛性、危害复杂性、危害严重性、治理综合性、种类多样性、频繁发生性等特点。

严重急性呼吸综合征（severe acute respiratory syndrome，SARS）、甲型H1N1流感、新冠疫情等都属于突发公共卫生事件。防范重大疫情、中毒、生物化学恐怖事件及其应急控制是涉及国家安全、社会稳定、人民健康的头等大事。新的形势下，如何改革和完善疾病防控体系以及重大疫情防控机制，健全国家公共卫生应急管理体系是我国亟待解决的问题。

（七）健康大数据和系统生物学

伴随医疗卫生信息系统的不断健全和医疗卫生信息数据的持续、高速积累，健康医疗领域已迈入“大数据时代”，医疗卫生与大数据交叉形成了新兴概念“健康大数据”。生物医学技术的飞速发展，高通量的基因组、表观基因组、转录组、蛋白质组、代谢组和宏基因组等多组学技术不断涌现，极大地拓展了生命科学研究的深度，系统生物学应运而生。健康大数据和系统生物学共同面临数据安全、保密、共享、开放等医学伦理问题的挑战。健康大数据和系统生物学的信息不仅涉及个人隐私，还牵涉公众的利益，甚至国家的安全。使用健康大数据的过程中，既要破除壁垒，使信息互联互通，又要充分保护隐私，杜绝隐患。此外，大数据分析中，还急需解决数据质量、多源异构、分析策略等问题，早日突破上述壁垒和挑战，才能大力推进其在公共卫生领域的应用和发展。

（八）中国公共卫生与国际接轨

随着全球化程度的不断推进，公共卫生问题不再是某个特定国家的专属问题，如上所述，全球公共卫生突发事件频发，国际社会需要积极开展合作，共同治理全球公共卫生问题。但是，中国要充分参与全球卫生治理并在其中发挥重要作用，中国公共卫生与国际接轨，仍面临挑战。在全球层面，大国博弈，国际话语权分布不均，国际社会缺乏能统筹全球力量的卫生治理体系。在各国层面，不同国家间历史文化、政治体制差异较大，在一定程度上限制了中国经验的推广。在国内层面，公共卫生立法位阶低，立法缺乏综合性，难免存在不同类型法律规范衔接不畅问题；此外，既往中国公共卫生人才培养目标和体系相对单一，高层次人才培养数量不足，能胜任国际合作的现代化复合型人才短缺。

尽管面临诸多挑战，随着社会经济的快速发展，医药卫生体制和公共卫生教育改革的持续深入，公共卫生法制不断健全、“健康中国 2030”规划的制定和实施，以及大型人群队列、精准医学为代表的公共卫生科学发展的新方向，都为中国公共卫生事业未来发展带来难得的战略机遇。

第三节　现代疾病预防控制的发展趋势

伴随社会经济高速的、全球化的发展，以及中国工业化、城镇化、人口老龄化、疾病谱变化和生活方式的快速变迁，坚持生命全过程的预防保健服务、坚持“将健康融入所有政策”的卫生工作方针、坚持人类健康命运共同体的理念、坚持“系统论”在疾病病因研究中的应用，以及坚持公共卫生疾病防控核心理论与实践成为现代疾病预防和控制、健康维护和促进发展的新趋势。

一、坚持生命全过程的预防保健服务

人类不同生命阶段面临的主要健康问题和危险因素各不相同，各种危险因素也可能会对整个生命阶段的健康产生影响，鉴于此，针对不同生命阶段的人群，在不同的场所中实施卫生保健措施，从而能够保证不同生命阶段的人群均能获得有针对性的预防保健服务，同时又可避免重复和遗漏，达到既高效又节约地改善人群健康的目的。“健康一生”指的是所有人，特别是高危人群，在生命中的每一个阶段都能够尽可能实现最理想的健康状态。生命全过程的健康就是“健康一生”，生命不同阶段，预防保健服务的重点不同（表 1-1），包括：①良好的开端：保护婴幼儿（包括生命孕育期）健康，为一生打下良好的基础（婴幼儿：0～3 岁）。②安全地成长：保护儿童健康，使他们安全成长，并为学校教育做好准备（儿童：4～11 岁）。③健康的青少年：帮助青少年做好进入社会的充分准备，使其能够健康、安全、独

立地成为有用的人才（青少年：12～17岁）。④健康、有意义及满意的生活：保护成年人健康，使其完全能够参与到各项生命活动中，并以理想的健康状态步入生命的下一阶段（成年人：18～59岁）。⑤健康的长寿：提高老年人生活质量，使其生活自理、老有所为（老年人：60岁及以上）。

表1-1 生命不同阶段预防保健服务重点

阶段	目标	预防保健服务重点
婴幼儿	良好的开端	保证健康的生长发育，着力于营养保障、避免意外伤害等
儿童和青少年	安全地成长，健康青少年	需要从躯体发育、心理行为多角度切入，关注家庭和学校，重视溺水、交通事故、意外伤害等
成年人	健康、有意义及满意的生活	让劳动者生理、心理和社会各方面都能适应工作环境，保持身心愉悦，预防工作环境中的有害因素对劳动者的健康损害，群体防控慢性病，关注女性生殖健康等
老年人	健康的长寿	积极老龄化，促使老年人参与社会活动，格外注意各种慢性病、阿尔茨海默病、抑郁、意外伤害等的防控，为临终阶段的老年人提供心理、生理等多方面的特殊医疗照顾，并对其家庭成员给予慰藉和支持

二、坚持“将健康融入所有政策”的卫生工作方针

“将健康融入所有政策”的思想最早源于世界卫生组织1978年在国际初级卫生保健大会上通过的《阿拉木图宣言》，宣言指出健康是世界范围内重要的社会目标，这个目标的实现不仅需要卫生部门的努力，也需要其他社会、经济部门的参与。1986年，首届全球健康促进大会通过了《渥太华宪章》，提出建立健康的公共政策即各级各部门的决策时需要考虑对健康的影响。2005年，世界卫生组织推荐使用“健康促进”政策，建议在教育、工业、税收以及福利等工作中将健康纳入考虑范畴。2013年，世界卫生组织第八届全球健康促进大会发表《赫尔辛基宣言》，将“将健康融入所有政策（health in all policies）”作为大会主题，并将其定义为：“一种以改善人群健康和健康公平为目标的公共政策制定方法，系统地考虑这些公共政策可能带来的健康结局，寻求部门间的协作，避免政策对健康造成的不利影响。”2018年，在全球基本卫生保健会议上，世界卫生组织197个成员国一致通过新的《阿斯塔纳宣言》，重申任何部门在制定公共政策时都有可能对公众健康造成影响。

2016年，在全国卫生与健康大会上，习近平总书记发表重要讲话，指出“要坚持正确的卫生与健康工作方针，以基层为重点，以改革创新为动力，预防为主，中西医并重，将健康融入所有政策，人民共建共享”。这是党和国家领导人首次阐述“将健康融入所有政策”这一健康策略。要实现健康中国梦，让中国人民人人享有健康，一定要全党动员、各级政府行动，绝不能仅限于卫生部门。新冠疫情的应对也再次证明，公众健康不能单单依靠卫生部门来维护和提高，要有一个“政府主导、多部门协作、全社会参与、群防群控、联防联控，创造一个促进和维护健康的环境”的社会氛围。

三、坚持“人类卫生健康共同体”的理念

经济全球化正改变着人类的生活，它改变了人们的理念，对资源的利用形式，也改变了疾病的传播方式。现在人与人的接触范围比以往任何时候都广，日常活动就能横跨几个大洲。在这样的时代背景下，需要用一种全新的方式来解决复杂的健康问题，全球公共卫生治理受到各国普遍关注，“全球健康（global health）”这样的新兴概念逐渐为人们所重视。尤其是新冠疫情快速在世界范围内广泛大流行，愈加凸显全球健康的重要性，也由此产生了人类卫生健康共同体的概念。

全球健康定义为“以提高全球范围内的健康水平，实现全球健康公平为首要任务的学习、研究和实践。全球健康重点关注跨越国界和地域的健康问题、决定因素和解决方案，其涉及健康科学领域以内和以外的多种学科并提倡学科间合作，是以群体为基础的预防和个体水平诊疗的有机整合，为促进全人类健康服务”。全球健康的工作重心是人类卫生健康共同体的建设、合作与发展。全球不同国家、种族、文化、制度的人群健康，都是人类要共同面对的问题，也是全球健康要面对的问题。

四、坚持“同一健康”的疾病预防控制思维

由于各种人为、遗传、生态、社会经济或气候的因素，新发传染病中约75%属于人兽共患病。消除人兽共患病，单单依靠一个组织或者一个机构的努力是远远不够的。因此，理解这些相互作用并制定有效的缓解策略需要多个学科和部门

在人 - 动物 - 环境层面上共同努力。“同一健康（one health）”是指人类与动物的和谐发展、人类与自然的和谐发展，即针对人类、动物和自然生态环境的相互关系开展跨学科协作和交流，共同促进环境的可持续发展。“同一健康”的目标是提高地球上所有生命的健康水平。人 - 动物 - 生态系统的健康是相互依存、密不可分的，保护生态环境，关注动物疾病与病原变异，强调人与动物、人与自然的协调发展，在人 - 动物 - 生态系统的相交点加强监测、规避各种威胁健康的风险。在全球层面，世界卫生组织与联合国粮食及农业组织、世界动物卫生组织和联合国环境规划署密切合作，于 2022 年 10 月 17 日四方共同发起一项“同一健康”联合行动计划（2022—2026 年）（*One Health Joint Plan of Action 2022-2026*），这是“同一健康”的第一个联合行动计划，时间跨度为 5 年。该计划的目标是在全球、地区和国家层面上，减轻当前和未来在人类 - 动物 - 植物 - 环境中健康挑战的影响。

五、坚持“系统论”在疾病病因研究中的应用

“系统论”认为，系统是由若干要素相互联系、彼此作用而构成的有机体，各要素的相互协同使系统具有“整体性、关联性、等级结构性、动态平衡性、时序性”等共同的基本特征。疾病产生是一个持续的、多过程的、连锁的、系统的事件，“系统论”在疾病病因研究中的应用催生了一个崭新的流行病学分支学科——系统流行病学。系统流行病学是传统遗传学和分子流行病学的整合，是对机体内外环境因素、遗传基础与疾病发生之间关系的研究。系统流行病学研究内容包括系统水平的暴露测量（如各种组学），涉及可能影响健康和疾病的行为、社会人口学、群体水平以及生态环境和进化因素等多层面多因素的分析，因素之间相互关系的网络分析，疾病发生风险的统计学模型的建立，以及未来风险状况的计算模拟和预警预测。系统流行病学的方法适用于多维度的数据、多样的数据类型，能构建整合的模型，允许信息在不同维度上流动，帮助人们全面地理解生物系统和疾病的发生。

六、坚持公共卫生疾病预防控制核心理论与实践

科学的进步源于人类对新观念、新方法和新技术的不断创造，但是在新冠疫情大流行中，对新技术的追求在一定程度上影响了对传统防控理论和实践的正确判

断。正如世界卫生组织助理总干事、世界卫生组织中国工作组组长布鲁斯·艾尔沃德（Bruce Aylward）在疫情开始时所说：“在全球也要不得不为疫情做应对和准备的过程中，我曾经像其他人一样有过这样的偏见，就是对于非药物干预措施的态度是模棱两可的。”然而，中国正是利用传统的公共卫生措施成功地控制住了疫情。当新发传染病暴发时，疫苗和特效药不会立即研制成功，唯一可以马上使用的控制疾病传播的方法是已经用了几百年的传统的公共卫生措施，传染病流行与控制的“三环节两因素”显得尤为重要。“三环节”指传染源、传播途径和易感人群。即使在新发传染病病原不明确的情况下，一样可以通过控制传染源、切断传播途径和保护易感人群而有效控制和预防新发传染病，这来源于对流行病学专业知识的认知。“两因素”指自然因素和社会因素。自然因素包括：气候、地理、土壤、动植物，人类对环境的改造、破坏，病原体生存环境改变和病原体变异等，使动物或病原体与人群接触的机会增加，从而加大了感染各种疾病的可能性。社会因素包括：人口流动、交通运输、人群聚集、卫生习惯、风俗习惯、社交文化、生活方式、饮食文化等。虽然新冠疫情的传染病病原来自何处尚不清楚，但这次疫情的全球大流行和各国疫情的不同严重程度充分说明了社会因素对疾病传播流行的影响。

综上，“健康一生”“将健康融入所有政策”、跨越国界和种族人群横向健康的“全球健康”、人 - 动物 - 生态系统纵向健康的“同一健康”“系统论”等现代公共卫生新兴的概念强调了在疾病预防控制中，坚持生命全过程的预防保健服务、坚持“将健康融入所有政策”的卫生工作方针、坚持人类健康命运共同体的理念、坚持“系统论”在疾病病因研究中的应用的重要性。但是在新概念、新方法被不断创造的同时，以“三环节两因素”为代表的经典的、传统的公共卫生核心理论与实践，在疾病预防控制中仍然处于不可替代的地位，现代疾病预防控制的发展就是要坚持守正创新。

第四节　建设现代化疾病预防控制体系的意义

新冠疫情传播速度快、影响范围广、防控难度大，给卫生保健、国家安全、国际政治都带来了重大挑战。在没有特异性治疗药物和疫苗的情况下，中国通过最全面彻底的、以“非医疗干预”手段为主的防控举措，全社会动员，全民参与，科学防治、精准防治，取得了阶段性重要成效。在此次疫情防控中，中国各级公共卫生与疾病预防控制体系起到了重要作用，也再次凸显了公共卫生与疾病防控在社会经济发展中的地位和作用。但同时也暴露出了疾病预防控制体系在新发传染病防控中的诸多短板和不足，迫切需要对疾病预防控制体系进行改革，推进疾病预防控制体系现代化建设。

一、公共卫生与疾病预防控制在社会经济发展中的地位和作用

公共卫生是社会经济发展的重要组成部分。新冠疫情中，构建强大的公共卫生体系的重要性再次得以彰显，公共卫生也有了更新、更高的定位：①公共卫生是国民健康的卫士，是健康中国建设的基石；②公共卫生在经济社会发展中具有基础性、战略性、全局性地位；③公共卫生是国泰民安、国家安全与社会稳定的重要保障；④公共卫生综合能力是政府现代化疾病预防控制体系建设和社会精细化管理的重要标志。

二、公共卫生与疾病预防控制实践的发展与变化

2018 年，世界卫生组织发布的《基本公共卫生职能、卫生系统和健康保障》（Essential Public Health Functions, Health Systems, and Health Security）报告系统总结了过去 25 年不同地区和国家的公共卫生实践，从横向和纵向两个角度对基本公共卫生职能进行概括。横向职能主要基于卫生系统构建条块的交叉职能，纵向职能是以服务为基础的职能，即现代卫生系统提供的传统公共卫生服务。具体而言，横向职能包括：管理、筹资、人力资源、健康信息系统、科学研究、社会参与和健康传播；纵向职能包括：健康保护、健康促进、疾病预防、卫生保健和突发公共卫生事件的应急准备。

具体到中国，中华人民共和国成立以来中央召开过两次卫生大会。第一次是 1996 年，提出了卫生工作目标是“低水平，广覆盖”，这六个字引领了卫生事业很长一段时间的发展。时隔 20 年后，中央于 2016 年召开全国卫生与健康大会，提出了没有全民健康，就没有全面小康的“健康中国”战略，印发了《“健康中国

2030”规划纲要》，在小康社会建成目标中增加了健康指标，标志着中国政府对健康中国建设的认识有了长足的进步。《“健康中国 2030”规划纲要》把保障人民健康放在优先发展的战略地位，并提出了五大工作内容：普及健康生活、优化健康服务、完善健康保障、建设健康环境、发展健康产业。同时，提出了新时代卫生与健康工作总方针：以基层为重点，以改革创新为动力，预防为主，中西医并重，把健康融入所有政策，人民共建共享。将健康融入所有政策，也就是说健康不单单是医疗卫生部门一家的责任，而是全社会的责任。

新时代公共卫生的特征是，健康影响因素与疾病病因的多元化、复杂性；国民健康改善与疾病防控、突发公共卫生事件应急的社会性；健康保护、健康促进与疾病防控、突发公共卫生事件应急的社区性。有学者提出，健康服务经历了三个阶段。19 世纪末至 20 世纪初为“健康 1.0 概念”，以预防保健服务为主。政府的公共卫生职能是建立预防保健服务体系、改善食品与饮用水安全、预防接种与传染病防治。20 世纪中至 21 世纪初发展为“健康 2.0 概念”，以公共卫生服务为主，政府的公共卫生职能是评估健康需求、制定政策和保障健康服务，专业化的公共卫生机构形成。21 世纪初以后，“健康 3.0 概念”形成，以社区健康服务为主，政府的公共卫生职能是改善健康的社会决定因素。在中国新冠疫情防控的过程中，突出体现了健康保护、健康促进与疾病防控、突发公共卫生事件应急的社区性。传统的社区卫生保健服务被赋予了新的职能，应用社区区块链的概念，让控制传染源、切断传播途径、保护易感人群在社区层面得到了有效的实践。

三、建设现代化疾病预防控制体系的内涵与意义

分析中国疾病防控体系现代化建设的内涵，包括思想观念、体制机制、法律法规、条件设备、信息系统、科研能力、人才队伍、国际合作、文化建设、应急处置十个维度的现代化，以下将对每个维度的具体内涵及其意义进行阐述。

（一）思想观念的现代化

思想观念的现代化重点强调四个方面的内容。第一，坚持健康中国建设的国家战略意识。2016 年，中央召开的全国卫生与健康大会上明确提出了“要把人民健康放在优先发展的战略地位”和“健康中国”建设，而且把健康中国建设纳入小康

社会建设的完成目标和内容之一，健康中国建设上升到国家战略高度，坚持健康中国建设的国家战略意识是思想观念现代化首先要强调的内涵。第二，坚持“预防为主”的卫生工作方针，实现“以疾病为中心”向“以健康为中心”的转变。“预防为主”是自中华人民共和国建立伊始就确立的卫生工作方针，但是长期以来仍然存在“重治轻防”的现象，《“健康中国 2030”规划纲要》的战略主题核心强调以“人民健康为中心”，大力推进“以治病为中心”向“以人民健康为中心”的转变。第三，坚持“将健康融入所有政策”的卫生工作方针，强调多部门协作。健康中国的建设不能单一依靠卫生健康系统，需要社会整体联动，“将健康融入所有政策”，努力实现政府牵头、社会参与、家庭支持、个人负责的健康中国实践格局。第四，坚持“同一健康”的理念，实现人与自然的和谐。人类、动物、植物和生态环境紧密联系，相互依存，“同一健康”理念倡导动员社会不同层面的多部门多学科协作努力，共同致力于应对健康威胁。

（二）体制机制的现代化

在思想观念现代化的引领之下，疾病预防控制体系体制机制也需要有所转变。2000 年左右脱胎于各级卫生防疫站的疾病预防控制机构，由于将防疫站的监督监测职能分开，被定位为以“疾病预防控制、公共卫生技术管理和服务职能”为核心的纯技术型事业单位，疾病预防控制机构无执法权、行政权，疾病预防控制力度大幅度削减。因此，要实现疾病预防控制体制机制现代化，第一，要明确疾病预防控制体系的行政管理和技术服务双职能。第二，要建设纵向到底、横向到边的现代化疾病预防控制体系，纵向到底指的是，疾病预防控制体系自上而下不仅仅是业务关系，也要建立行政关系；横向到边即多部门的协调合作。第三，分级分类建设与完善公共卫生与疾病防控的专业机构，定级越高综合性越强，定级越低越强调专业性。第四，建设临床、疾病预防控制与科研三位一体的协同机制，包括医防协同、院校与疾病预防控制协同。第五，建设医防、院校的属地化应急共同体。

（三）法律法规的现代化

现代化的疾病预防控制体系建设一定要有法律法规的保障，“依法防控”被放在第一位，但当前支持“重大疫情防控体制机制”和“国家公共卫生应急管理体系”的相关法律法规体系建设还面临着许多问题，主要体现在立法不健全、衔接不顺畅、修订不及时、有法不依、执法不严。现行的法律法规体系主要定位于疾病预防控制某一领域，缺少对疾病防控在社会经济发展中的职能定位、任务、性质、利益各方的责任和义务进行明确界定的公共卫生“母法”，因此，法律法规现代化首先强调研究制定公共卫生“母法”的问题。此外，中国公共卫生相关法律法规众多，但缺乏法与法之间的衔接性、系统均衡性和统一性，要尽快修订完善《突发公共卫生事件应急条例》《中华人民共和国野生动物保护法》等，尽快修订和完善相关法规的实施细则。最后，加强执法队伍的建设，明确执法范围，严格依法依规办事。

（四）条件设备的现代化

条件设备是疾病防控体系的物质基础，也是疾病预防控制体系现代化建设衡量的重要标准。尽管政府已加大对疾病预防控制中心基本建设和硬件设施配置的力度，但数量和水平远远不够，尤其是经济欠发达地区。鉴于此，条件设备的现代化应当考虑：第一，建设区域公共卫生应急和重大疫情防控技术支撑中心，完善设备；第二，完善能监测、速检测、会分析、善消杀的技术设施与技术储备；第三，健全综合医院“平战结合”的疫情防控设施和技术支撑条件；第四，分层次、分水平定职能、定条件设备清单。条件设备的现代化与体制机制现代化相呼应，应该根据不同层级的疾病预防控制体系来完成相关工作。

（五）信息系统的现代化

中国疾病预防控制体系尽管已经初步建立信息系统，但是信息系统的共享并不完全、不统一、不规范，因此信息系统的现代化建设强调：第一，建立健全本级信息系统的全覆盖和共享机制；第二，建立以疾病监测、症状监测、敏感信息监测、公共卫生监测、突发公共卫生事件监测、重大疫情监测、常规环境监测和舆情监测等为基础的信息中心，建立和应用多点触发的监测系统；第三，在“同一健康”理论的基础上，尝试建设动物疾病、人畜共患疾病和病原变异信息中心；第四，建立大数据集成与研究中心，建设大数据驱动的疾病预防控制防治策略与措施示范基地，引领相关工作开展。

（六）科研能力的现代化

科学技术是第一生产力，科研能力的现代化直接助力疾病预防控制现代化。第一，科研能力的现代化首先要以服务国家战略、疾病防控需求和公众健康需要为导向；第二，要鼓励开展创新性科研与应用型科研，疾病预防控制强调的不是基础研究而是应用型研究，重点解决公共卫生和疾病防控面临的重大挑战；第三，创新性科学研究离不开跨学科科研合作，尤其是非医学专业多学科的交叉与融合；第四，要创建适应公共卫生特色的科研绩效评价体系，充分调动疾病预防控制体系研究者开展科学研究的积极性。

（七）人才队伍的现代化

人才是疾病预防控制体系现代化发展的根基，是创新的核心要素。培养高层次且留得住的人才，是疾病预防控制体系现代化的核心。各级疾病预防控制人员勇担重任，为疾病防控做了大量默默无闻的工作，但是各级疾病预防控制中心长期存在人员和编制保障严重不足、人才队伍结构不尽合理、专业技术人才流失过多、复合型人才严重短缺的情况，其原因既与当前学科体系和人才培养模式有关，也与人才评价机制和政策导向有密切关系，加强公共卫生与疾病预防控制机构专业人才储备和现代化建设迫在眉睫。鉴于此，第一，坚持区域卫生规划原则，建设高水平公共卫生学院和区域中心人才培养基地，教育部已经认定全国 18 所高校为高水平公共卫生学院建设高校，覆盖全国七大行政区；第二，坚持中国特色公共卫生专业人才培养，享有医师资格；第三，坚持公共卫生教育一体化建设，重点发展公共卫生专业学位（master of public health，MPH）教育，培养应用型人才；第四，培养高层次、多学科背景、理解国情并具国际视野的，能“一锤定音”适应时代发展需求的复合型公共卫生领军人才，例如已经试点的公共卫生应用型博士（doctor of public health，DrPH）人才培养模式的探索与实践，其培养全过程强调与公共卫生学术学位博士（PhD）的区分度；第五，加强公共卫生在职培训，例如非全日制 MPH、现场流行病学培训项目（field epidemiology training program，FETP）等，提高岗位胜任力；第六，建立新型“双聘双师”队伍，提高院校教学和实践教学能力与水平。

（八）国际合作的现代化

人类社会是一个相互依存的共同体，这已经成为各国政府首脑集团的共识。新冠疫情在全球的大流行，使各国认识到越是在经济全球化时代，疫情防控越需要形成合力，国际社会只有共同努力有效遏制疫情扩散，才能护佑各国人民共同的福祉。国际合作的现代化要建设以国际技术质量标准为目标的疾病预防控制与卫生监测中心；鼓励开展以科研为依托的防病救治、人群防治技术合作；积极开展以疾病预防控制为中心的病原、新发传染病、组学科研合作项目，开展系统流行病学相关研究；积极开展以人才为根本的专业技术人才的合作交流与培养项目。

（九）文化建设的现代化

公共卫生领域有着自身的文化精神。从使命的角度，公共卫生具有公共性、公益性和公平性；从实践的角度，公共卫生又具有合作性、包容性、利他性和社会回报周期较长的专业特征。中国公共卫生与疾病预防控制事业发展过程中，还进一步形成了自己独特的文化特点——爱国卫生运动的“大文化”，其核心就是政府主导、多部门协作、全社会动员、全民参与、群防群控、联防联控。爱国卫生运动是中国卫生工作的伟大创举，反映了中国卫生工作的鲜明特色。现代化的疾病预防控制体系建设既要遵循文化建设的规律性，又要结合疾病预防控制机构的实践性与操作性。

（十）应急处置的现代化

应急处置的现代化重点包括建立“平战结合”的公共卫生和疾病防控机制；建立“平战结合”的医教研防一体化协调机制；建立适合本地的突发公共卫生事件和重大疫情防控体系；建立监测信息系统为依托的预测、预警、预报机制；坚持定期开展应急培训与演练，建设一支准军事化的应急专业队伍；坚持做好突发应急与疫情防控的各种物资储备。

本书将对现代化建设的不同维度分章节进行具体阐述。第二章至第九章，分别从疾病预防控制体系的体制机制、法制建设、条件设备、信息系统、科研能力、人才队伍、国际合作、文化建设等维度深入剖析当前疾病预防控制体系的问题，在此基础之上，探讨实现每个维度现代化的途径和建议。由于系列教材中，另有《公共卫生事件应急管理》分册，因此“应急处置的现代化”将不再展开。除以上各个维度之外，在疾病预防控制体系现代化建设过程中，离不开疾病预防控制决策的现代化，如何整合公共卫生证据，并将证据转化为推荐建议有一套循证指南制定的流程，本书将在第十章主题介绍“循证医学和疾病预防控制决策的现代化”，对涉及的概念、原理及方法进行具体介绍。

本章小结

什么是“公共卫生”？“公共卫生”从哪里来、到哪里去？本章重点介绍了公共卫生具有代表性的三个定义，在此基础之上，明确中国疾病预防和控制的主要职能任务。此外，本章还重点回顾了中国疾病防控实践中的标志性事件，阐明中国“公共卫生”关键思想和理论的演变，概括了当前公共卫生亟待解决的问题，定位新时代的公共卫生。作为本书的导论部分，本章重点从思想观念、体制机制、法律法规、条件设备、信息系统、科研能力、人才队伍、国际合作、文化建设、应急处置十个维度分析新形势下疾病预防控制体系现代化的内涵及意义，为本书分章节讨论奠定基础。

思考题

1. 什么是公共卫生？公共卫生经历了怎样的起源与发展？
2. 公共卫生与疾病防控在我国社会经济发展中具有哪些特殊的地位，发挥哪些重要的作用？
3. 当前全球和中国面临哪些公共卫生挑战？
4. 现代化疾病防控体系的建设可以从哪些角度入手？

（高文静 李立明）

第二章 疾病预防控制体制机制的现代化

疾病预防控制体系是由一系列相互关联、相互作用的部分所构成的整体，旨在预防和控制疾病的发生、传播和流行，保障人民健康和社会稳定。根据世界卫生组织关于卫生体系的六个组成部分的划分，疾病预防控制体系包括领导与治理、卫生筹资、卫生人力资源、卫生信息系统、服务提供体系、药品和技术等几个组成部分。

疾病预防控制的机制是指疾病预防控制体系中各要素之间的结构关系和运行方式，它涉及体系中各个组成部分（如卫生行政部门、医院、疾病预防控制中心、基层医疗机构等）之间相互作用、相互制约、相互协调的方式和过程，旨在确保疾病预防控制体系的正常运行和疾病预防控制目标的实现。疾病预防控制的机制包括协调机制、筹资激励机制、绩效考核问责机制等。

本章以疾病预防控制服务提供体系为主体，特别是以疾病预防控制中心为主要内容，结合筹资体系、卫生人力、卫生信息系统等其他子体系的内容，分析疾病预防控制体系的职能变化，以及疾病预防控制相关机制，提出进一步改进疾病预防控制体制机制的政策建议。

第一节　中国疾病预防控制体系的发展演变及职能分析

一、中国疾病预防控制体系的发展演变

我国疾病预防控制服务提供体系由隶属于辖区政府的卫生健康行政部门及相关医疗卫生机构构成，包括政府卫生健康行政部门、疾病预防控制机构、医疗机构与

基层卫生机构（城市社区卫生服务中心和社区卫生服务站、农村乡镇卫生院和村卫生室），共同构成了国家、省、地（市）、县、乡镇（社区）五个层级的工作体系。广义来说，各级党委和政府是疾控体系尤其是重大疫情防控的指挥者和协调者。在重大疫情中，军队、社区干部和人民群众也是疾控体系极为重要的参与者。

1953 年，中国参照苏联模式开始在全国设立卫生防疫站。卫生防疫站属于卫生行政部门管理的事业单位，兼有卫生执法监督和技术管理双重职能。卫生防疫系统包括省、地（市）、县三级卫生防疫站，以及部分行业和大型厂矿防疫站。各级卫生防疫机构既是进行卫生防疫监测、监督、科研和培训的专业机构，也是依法实行卫生监督的执法机构，是当地卫生防疫工作的业务技术指导中心。

此外，我国还成立了各级专科防治所（站），如结核病防治所、皮肤病防治所等。这些机构主要以某种或某类疾病的防治为主要工作内容，采用预防控制的手段进行疾病干预，有的机构也开展临床服务，属于防治结合型的医疗卫生服务机构。

2002 年，中国疾控体系进一步改革，原中国预防医学科学院更名重组为“中国疾病预防控制中心”，标志着疾控体系改革的启航。在卫生防疫站的基础上，组建了各级疾病预防控制中心和卫生监督所，疾病预防控制中心（以下简称“疾控中心”）成为纯技术型事业单位，不再承担监督执法行政职能，实现了由卫生防疫向疾病预防控制的转变。

疾控中心包括国家级、省级、地市级和县级共四个层级。乡镇一级不设立独立的疾病预防控制机构，相应的疾病预防职能由乡镇卫生院承担。这一改革旨在优化疾病预防控制的职能配置，提高公共卫生服务的专业化和技术水平，增强对疾病预防控制的科学管理和技术支持能力。

2009 年开始的新一轮医药卫生体制改革将重点放在医疗保障体系、基层卫生体系和公立医院改革等方面，疾控体系改革没有作为重点内容。相应地，疾控体系改革落后于医药卫生体制改革的整体安排。2020 年，全球范围内出现新冠疫情，在抗击疫情的过程中，进一步暴露出疾控体系在体制机制方面的局限性，全社会呼吁进一步改革和完善疾控体系。2021 年，我国成立国家疾病预防控制局，加强传染病预防控制，同时将部分卫生监督的职能并入国家疾病预防控制局，为新机构赋予了更多的行政执法权。在此背景下，中国疾控体系的体制机制将开始新一轮的发展改革。这些改革旨在提升疾控体系的反应速度和效率，增强其应对公共卫生突发事件的能力，确保公共卫生安全。

二、疾病预防控制体系的职能分析

国际组织和世界各国对疾病预防控制体系的职能有明确界定。以美国为例，美国疾病控制与预防中心（CDC）在 1994 年提出了三大类十项基本公共卫生功能，以明确和强化各地方政府在公共卫生方面的功能。这三大类功能分别为：公共卫生评估（assessment）、公共卫生政策开发（policy development）和确保公共卫生（assurance）。在 2000 年修订时，特别强调了“建设和维持一个强健的公共卫生组织基础设施”。世界卫生组织于 2015 年定义了 10 项基本公共卫生功能（essential public health operations），具体包括：①监测人口健康和福祉；②监测和应对健康危害和紧急情况；③健康保护，包括环境、职业、食品安全等；④促进健康，包括解决社会决定因素和健康不公平的行动；⑤疾病预防，包括早期发现疾病；⑥确保健康治理；⑦确保有能力的公共卫生人员队伍；⑧确保组织结构和融资；⑨卫生信息沟通和社会动员；⑩推进公共卫生研究，为政策和实践提供证据。其中，1 ~ 2 项主要是公共卫生信息功能；3 ~ 5 项是公共卫生服务功能；6 ~ 10 项是公共卫生管理和支撑功能。

根据《中华人民共和国传染病防治法》（2025 年 4 月 30 日修订版），各级人民政府加强对传染病防治工作的领导。县级以上人民政府建立健全传染病防治的疾病预防控制、医疗救治、应急处置、物资保障和监督管理体系，加强传染病防治能力建设。

根据《各级疾病预防控制中心基本职责》，各级疾控中心的基本职责包括七大类：疾病预防与控制、突发公共卫生事件应急处置、疫情及健康相关因素信息管理、健康危害因素监测与干预、实验室检测、健康教育与健康促进、技术管理与应用研究指导。

针对传染病，国家和省级疾病预防控制机构以及设区的市和县级疾病预防控制机构分别承担不同的职责。国家、省级疾病预防控制机构负责对传染病发生、流行以及分布进行监测，对重大传染病流行趋势进行预测，提出预防控制对策，参与并指导暴发疫情的调查处理，开展传染病病原学鉴定，建立检测质量控制体系，开展应用性研究和卫生评价。设区的市和县级疾病预防控制机构负责传染病预防控制规划和方案的落实，组织实施免疫、消毒、控制病媒生物的危害，普及传染病防治知识，负责本地区疫情和突发公共卫生事件监测、报告，开展流行病学调查和常见病原微生物检测。

结合特别重大疫情的防控和我国实际情况来看，我国疾控体系核心功能应该包括：指挥和协调（包括突发公共卫生事件处置）、监测预警（包括信息和情报分析、监测和预报预警）、流行病学调查、实验室（病原体）检测、控制传播扩散、紧急救治、公众教育、信息发布和跨区域（或跨境）支援和其他支撑功能（包括科研、筹资等）。

我国疾控体系为获得抗击新冠疫情斗争重大战略成果发挥了重要作用，基本实现了主要的功能设定。同时应当看到，特大疫情也暴露出我国疾控体系在职能和能力方面存在的不足。

（一）疫情研判与指挥协调

我国疾控体系在指挥协调方面有待进一步优化。在卫生应急领域，需要跨部门的合作，包括公安、教育、财政和商业等部门。目前，卫生健康部门在协调方面存在一定的挑战，尤其是在疫情等突发公共卫生事件中。尽管新冠疫情暴发期间，各级党委政府迅速成立了指挥部，提高了领导层级并明确了责任归属，但也揭示了日常指挥体系还有进一步理顺的空间。

传染病防控是一项系统工程，它不仅需要政府部门的参与，还需要社会各界的共同努力。在特殊情况下，地方政府在处理传染病防控与经济发展等多重任务时，需平衡不同政策目标，确保公共卫生安全不受忽视。同时，早期的及时响应和适当的指挥协调对于控制疫情至关重要。此外，医疗卫生服务体系内部的指挥协调能力，以及志愿者等社会力量的协调能力，都是提升整体应急响应能力的关键。在这方面，我们可以通过加强培训、完善机制和提高技术手段来进一步强化。

在专家力量方面，疾控机构在疫情研判和政策参谋方面的能力有待加强。疫情研判是疾控工作的核心，需要准确的信息和科学的分析来支撑。提升疾控人员的专业能力和疫情研判的科学性是当务之急。疾控机构的人才流失问题也不容忽视。由于收入和专业地位等因素，高水平疾控人才的流失对疾控机构的功能发挥造成了影响。为此，需要通过提高疾控人员的职业吸引力和社会认可度，以及加强多学科团队的建设，来增强疾控机构的整体实力。

在疫情研判和政策参谋过程中，多学科的参与尤为重要。疫情的防控不仅是一项医学任务，还涉及政治、经济、贸易等多个领域。因此，疾控机构在制订干预措施时，需要综合考虑各方面因素，以确保政策的全面性和有效性。同时，疾控机构在临床救治方面的协调指挥能力也需要加强。虽然疾控机构在医疗机构中的协调、指挥和监督职能有待提升，但通过加强与医疗机构的合作和沟通，可以逐步构建起更加高效的工作机制。

（二）监测和早期预警能力

我国疾控体系在监测和早期预警方面具有持续改进和提升的空间。有效的监测预警系统是疾控机构不可或缺的功能，对于维护公共卫生安全至关重要。自“非典”之后，我国建立了传染病直报网络系统，这标志着在疫情监测方面迈出了重要一步。然而，为了进一步提高监测预警的效率和准确性，需要加强信息渠道的畅通性、提升信息分析处理的能力。在新冠疫情之前，医务人员对直报系统的熟悉程度有待提高，这提示在专业人员培训方面需要进一步加强。同时，疾控机构在监测更广泛的异常健康事件方面需要更充分的渠道和资源。随着信息化的快速发展，疾控机构面临着大数据时代带来的挑战和机遇，需要加强大数据分析能力，以充分发挥传染病建模预测的作用。

基层卫生机构作为疾病防控的前线，其哨点功能亟须加强。虽然将发热门诊集中到医院有利于治疗的标准化和控制感染传播，但也应确保基层卫生机构能够有效参与到发热患者的诊治和筛查工作中，以提高整个体系的早期识别能力。

此外，信息报送机制也需要与时俱进。大量的疫情数据报表都要人工手动录入，这不仅增加了工作量，也存在出错的风险。为了提高效率和准确性，应探索更先进的信息报送技术，减少人工操作的环节，同时整合各类信息报表，避免形式主义，确保信息报送更加高效和实用。

（三）流行病学调查能力

流行病学调查的能力建设不足。受制于人才队伍的流失，疾控机构流行病学调查力量不足。一些地方出现密切接触者追踪困难的情况。抗击新冠疫情的实践更提示我国流行病学调查制度需要与时俱进。疫情早期，流行病学调查仍以传统的面对面采访为主，后期在经信部门及各移动通信运营商的协助下，大数据分析技术开始应用于流行病学调查，提高了准确性和效率。此外，一些地方反映流行病学调查工作给疾控机构人员造成了巨大的工作量，其中有些并非必要，影响了必要的流行病学调查工作开展。同时，自动语音文字转换系统的开发应用，大大提高了流行病学调查报告撰写的效率，但是疾控机构的结构化数据库远远无法完全利用流行病学调查报告中大量有潜在价值的非结构化文本信息，还需要人工智能技术的进一步应用来提高流行病学调查报告信息的挖掘。

医院和基层卫生机构在流行病学调查中扮演着重要角色。在疫情高发期，医务人员，尤其是基层卫生人员，对于快速响应和处理流行病学调查任务至关重要。在感染激增阶段，流行病学调查工作任务繁重，发挥好医务人员的作用尤其是调动基层卫生人员力量有助于快速提升流行病学调查工作的效能。目前，基层卫生人员在独立开展流行病学调查方面存在能力提升的空间，通过加强培训和提供必要的资源支持，可以增强他们在识别和追踪感染者及其接触者方面的能力。

在提升流行病学调查能力方面，中国疾控体系正经历着关键的发展阶段。人才队伍的稳定与扩充是当前的首要任务，以确保流行病学调查的专业性和有效性。面对人才流失问题，需要通过建立更具吸引力的人才培养和激励机制来加强。

（四）实验室检测能力

病原体的高效、敏感和准确检测对于传染病的防控至关重要，是成功实现疾病分级、分层、分类救治的关键。新冠疫情凸显了大规模核酸检测在常态化疫情防控中的重要性。然而，早期实验室检测能力存在不足，这对传染病早期防控措施的精准性构成了影响。检测资源的分布不均也是一个问题，一些地区能够快速获得检测，而其他地区则需要更合理的资源统筹，以减少地区间及同一地区不同机构间的检测速度差异，确保整体检测效率和效果。

医院和疾控机构的实验室检测能力分布不均，部分疾控机构因财政保障不足和收费项目限制，面临工作积极性降低和人才流失的问题，这影响了其检测能力。尽管一些地区在疫情期间通过增加财政投入迅速提升了检测能力，但需要建立更广泛、更常态化的机制，以缩小区域间的检测能力差距。国家和省级疾控机构应加强实验室检测能力，确保在疾病诊断中发挥关键作用。

第三方检测机构在新冠疫情期间扮演了重要角色，并有潜力进一步支持基层哨点的发展。然而，也出现了一些能力和质量问题，需要加强规范和监管。随着科技和制造能力的进步，快速检测设备的开发和生产成为传染病防控的新需求。新冠疫情证明了大规模检测的可行性和价值，未来需要进一步布局和发展大规模检测技术平台。此外，实验室检测信息共享网络的建设需要加强，以避免不必要的重复检测，提高检测资源的利用效率。

（五）应急处置能力

疾控机构在传染病控制的应急处置中扮演着关键角色，但其功能发挥存在一定的局限性。面对新发重大传染病，尤其在缺乏特效药物的疫情早期，非药物干预措施如医学隔离、行动限制、社交隔离、消杀和卫生行为习惯等显得尤为重要。社区联防联控在非药物干预中起到关键作用，因此，疾控人员需建立深入基层的常态机制，以提升基层社区工作者的疫情防控能力和水平。方舱医院的建设在新冠疫情应对中成为一个重要转折点，有效实现了轻症感染者的医学隔离，减少了社区传播。这表明疾控机构需加强对医疗救治过程中传播控制的指导，以提高应急处置效率。

公立医院作为我国卫生体系的主体，在预防传染性疾病方面扮演着重要角色，但也面临着挑战。新冠疫情期间，医院聚集性感染事件提示了医院是传播控制的重点场所。感染科医师在识别疑似患者和参与院内感染控制中发挥着关键作用，对及时遏制疾病传播、避免医院聚集性感染具有重大意义。

基层卫生机构在社区联防联控中的重要性在新冠疫情中得到了凸显，但其参与能力有待加强。此外，基层疫苗接种工作主要针对儿童设计，成人疫苗接种能力存在不足，且医务人员对接种流感等疫苗的意愿有待提升。

（六）传染病救治能力

传染病救治能力依赖于平时的能力积累和应急状态下对需求的快速响应。当前，我国在传染病分级、分类、分流诊疗体系建设方面，以及重症医学、呼吸、麻醉、急救等相关学科建设上，仍存在提升空间。

在分级诊疗体系中，基层卫生机构在发热门诊治疗的参与度有待提高。传染病治疗过度集中于医院，可能导致疫情暴发早期患者大量涌向医院，影响及时救治。感染科的发展也需加强，以提升相关科室的分诊能力，确保在疫情大规模社区传播时，能够迅速实现分级、分层、分流救治，避免收治不足或过度收治的风险。

感染科能力建设是提升传染病救治能力的关键。目前，由于传染病科室对医院经济收入的贡献较小，缺乏有效的保障机制。在关键时刻，传染病治疗力量可能显得不足。尽管一些医院已经对传染病科室实施了倾向性政策，但仍面临机制障碍。与国际先进水平相比，我国传染病学科建设还需加强，以适应疾病谱的转型和医疗服务需求的变化。

重症救治能力同样需要加强。重症医学作为患者救治的最后一道防线，在疫情早期尤为重要。面对感染人数的激增，重症患者人数可能迅速超过医院的救治能力，导致跨区域传播风险。因此，在平时储备足够的重症医疗救治能力，并在疫情冲击时快速调动资源，对于维护公共卫生安全至关重要。

此外，呼吸、麻醉、急救、心理救援和康复医学等相关学科的能力建设也需要进一步加强。在疫情状态下，维持基本卫生服务功能，如远程医疗和慢性病患者医疗服务，也是提升救治能力的重要方面。

（七）信息沟通能力和跨区域支援与合作

在新冠疫情等突发公共卫生事件中，疾控机构及其工作人员的信息沟通能力面临着挑战。迅速传播的新闻报道、数据和信息在网络空间中引发了公众的广泛关注，这要求疾控机构加强媒体沟通能力，以有效缓解公众的恐慌情绪，并促进居民和患者对疾控工作的理解与支持。

跨区域支援与合作的经验需要巩固和制度化。我国是最大的发展中国家，有超大的规模优势和“集中力量办大事”的制度优越性。建设制度化的跨区域机动支援和合作救治网络，能够在一定程度上克服人均资源相对稀缺的问题。重大疫情的罕见性，意味着其在暴发时期会加剧资源稀缺，因此跨区域支援合作就显得更为重要。新冠疫情过程中，各地支援的医疗队到当地后都面临着适应和改造医院管理的过程，需要克服援助者对受援方工作条件不熟悉等问题。支援机制需要加以制度化，在平时尽量做好跨区域支援的“平战转换接口”。使未来跨区域支援在突发状况下更加快速、有效和顺畅地开展。国家、省、市三层次援助和受援方面之间力量的协调程度也有待进一步提高。

三、我国疾病预防控制体系的职能发展建议

基于以上分析，提出疾控体系核心能力建设的建议。

1. 以系统性功能强化为导向，着眼卫生健康全系统，放眼卫生健康系统外，深化疾控体系改革，将疾控体系作为党和政府保障全体人民的健康安全的底线工程加以建设，保障投入，全面强化疾控体系和核心服务机构的能力。

2．强化指挥协调和参谋能力。以联防联控机制为基础，建立常设的疾病预防控制委员会，以各级疾控机构为骨干建设涵盖流行病学、经济学、政治学等多学科的疾病预防控制专家库。建设疾控机构和专家库疫情研判能力。

3．加强监测和早期预警能力。打通信息渠道，建立多渠道信息系统和多点触发机制，提升疾控机构传染病相关信息收集、大数据分析，流行病学模拟等能力。广泛建设感染哨点门诊，对发热等疑似传染病症状进行临床筛查。探索建设医疗机构不明原因疾病报告机制和发热综合征、呼吸道综合征、腹泻综合征等综合征监测系统。

4．加强流行病学调查能力。在强化疾控机构内部流行病学调查队伍建设同时，开展基层卫生机构流行病学调查能力建设，建立能够在短期内迅速启动并扩增的基层流行病学调查队伍。建设疾控机构 - 公安 - 基层联合流行病学调查机制。

5．加强病原体检测能力。以较强的省级疾控机构为基础，建设区域疾控中心检测实验室，实现病原体检测"一锤定音"。建设标准化的县医院检测科室，发展第三方检测机构，实现对基层哨点门诊的检测支持，促进及早分级、分类就诊，避免潜在感染者扎堆医院并造成相应风险。

6．加强传染病传播控制的能力储备和应急处置能力。落实疾控机构派驻基层和联系医疗机构进行常态化和应急状态下技术指导的机制。提升医院感染科能力建设，提高医院感染管理的专业化水平。建立基层卫生机构与社区联合开展传染病联防联控的长效机制。

7．提升传染病救治能力。加快推进分级诊疗体系建设，建立轻症患者感染哨点门诊首诊制度。提升重症医学、呼吸、麻醉、急救、心理救援和康复医学等重大疫情救治相关学科的建设。确保传染病和重症医学常设床位数量和"平战转换"床位数量。建设重大疫情分级、分类、分流诊疗体系和预案等。发展"互联网 + 医疗"，提高远程医疗占比。

8．建设疾控机构舆情分析和风险沟通能力。重点强化国家和区域疾控机构公共卫生舆情动态监测和预警系统，开展国内外不同平台信息的舆情监测与分析，及时就公共卫生风险和干预措施开展积极的公众沟通，发挥网络舆论的引导作用。

9．巩固跨区域支援合作的机制，提升支援能力。建设制度化的跨区域机动支援和合作救治网络。在国家和区域建设重大疫情多学科（感染、急诊医学、重症监护、儿科、妇产科等）专家网络和机动临床工作组。

四、疾病预防控制体系的行政管理和技术服务双重职能

我国目前的各级疾控中心属于公益一类事业单位，其职能定位是技术指导支撑，缺乏行政管理权。上下级疾控机构之间仅有指导与被指导的关系，处理疫情时难以形成有效的合力。疾控机构和医疗机构的防控救治分工协作机制不健全。疾控行政职能设置分散在多个部门，缺少统筹协调。

在这样的背景下，现代化的疾控体系应该具有行政管理和技术服务双重职能。首先，疾控机构应进一步加强在疫情防控中的技术服务能力，有效承担疫情的监测、预警、流行病学调查、防控、评价等技术职责。其次，依法赋予疾控体系决策、执行、处置、监管等行政管理职能。

第二节　疾病预防控制体系的体制建设现代化

疾控体系的有效运作，尤其是在突发公共卫生事件的应急管理方面，是一项科学严谨的系统工程。这一过程要求在不同阶段实现跨部门的紧密合作与有效整合，以确保各环节工作的顺利进行。然而，在我国当前的应急工作中，不同层级和部门之间的协调存在不足，整合程度尚未达到理想状态，这在一定程度上影响了应对突发公共卫生事件的效率。为了深入分析和解决这一问题，本部分将对疾病预防控制机构在内部协调和跨部门合作方面存在的问题进行详细梳理。通过识别和理解这些问题，为改进我国疾控体系的应急管理能力提供策略和建议。

一、疾病预防控制中心内部层级和区域之间的关系

（一）纵向疾病预防控制中心各层级与横向疾病预防控制中心及同级卫生行政部门的职责定位有待完善

在疾病预防控制体系中，纵向层级间的协调与横向部门间的合作至关重要。然而，目前疾控中心各层级与同级卫生行政部门之间的职责划分尚存在不明确之处，亟须完善。根据《国家突发公共卫生事件应急预案》，国家已建立统一的监测、预

警与报告网络体系。各级医疗、疾控、卫生监督及出入境检疫机构均参与日常监测工作。然而，纵向层级间在卫生人力资源、物质资源保障等方面存在较大差异。上级机构在提供指导时，可能难以全面掌握事发地的具体情况和地理人文特征，导致指导建议与实地特征脱节。此外，部分下级疾控机构因科室缺位，难以履行职责，造成项目落实和执行过程中出现目标偏差。

卫生行政部门中疾控科室的行政管理职能，与同级疾控中心的业务职能，存在一定程度的重叠。例如，中国疾病预防控制中心有传染病管理处和慢病和老龄健康管理处，下面还有业务科所——传染病预防控制所和慢性非传染性疾病预防控制中心，这和国家疾病预防控制局的传染病防控司和慢病和老龄健康管理处的业务有一些交叉，各自的定位不清楚。另外，卫生行政部门对疾控中心的行政干预又影响疾控中心的专业独立性。疾控中心与同级卫生行政部门关系的顶层设计，以及两类机构各自的职责定位，有很大的完善空间。

（二）各地疾病预防控制中心跨区域联合工作机制

突发公共卫生事件作为突发群体性事件，需要耗费大量的人力、物力、财力资源，除了多部门联防联控，也需要跨区域的协作。2003 年严重急性呼吸综合征（severe acute respiratory syndrome，SARS）后，我国各地疾病预防控制中心的改革和重组工作不断完善，然而区域突发公共卫生事件系统内部合作机制没有受到足够重视。横向联合工作机制的缺乏导致突发公共卫生事件各项工作协调出现困难，在危机预警、合作治理和善后处理等方面，各区域疾控机构“各自为战”，应对表现参差不齐。

二、疾病预防控制中心和公立医院的关系

疾控中心和公立医院两类机构在公共卫生工作上的职责分工需要更加明确。我国卫生体系建设的特点之一是医疗体系与专业公共卫生体系各自独立发展，政策上区分和界定了两类机构的工作职责：医疗卫生机构偏向于服务个体患者、治疗已有的疾病，不强调向患者提供预防服务；而专业公共卫生机构偏向于服务人群、预防未发的疾病，不能从事后续的治疗，政策上目前也未赋予公共卫生医师处方权。在突发公共卫生事件管理中，存在分工界定模糊的问题，回顾现有政策，发现应急预

案、工作规范、指南等政策表述笼统、不够明确、缺乏现实操作性。如《国家突发公共卫生事件应急预案》中，关于突发公共卫生事件监测的规定为：“各级医疗、疾病预防控制、卫生监督和出入境检疫机构负责开展突发公共卫生事件的日常监测工作。”然而，各类机构的监测范围、监测频率和具体监测重点等内容缺乏详细明确的规定。

疾病预防控制机构与医院平行开展业务，在公共卫生工作上协作沟通有限。公立医院按政策规定承担开展部分公共卫生工作的职责，是公共卫生体系不可或缺的部分。但在这类业务上，如院内感染控制、传染病疫情报告和突发公共卫生事件监测和报告等，公立医院重视程度较低。医疗机构对院内感染预防控制、医疗废弃物处理等公共卫生工作还没有引起足够的重视，并且医师相关专业知识欠缺，临床规培中对预防医学课程培训重视不足，与疾控机构合作少，导致医院感染病例漏报率高，控制措施不力，消毒灭菌的设施建设和能力存在着许多不足。部分医院的传染病疫情管理制度与突发公共卫生事件的监测和报告制度还流于形式，公共卫生信息监测系统反应灵敏度不高，传染病门诊设置不规范，临床医师法制和主动报告意识不足，还存在传染病疫情漏报、误报现象。

同时，疾控中心有监督和指导医院传染病识别和医院感染管理工作的职责，但由于没有立法明确对医院开展公共卫生服务的监督考核权，同时疾控中心也缺乏相应的激励制度和工作能力，使得疾病预防控制机构的技术指导和监督流于形式。特别是在突发公共卫生事件应对中，疾病预防控制机构的公共卫生技术人员在深入医疗机构掌握第一手材料方面存在不足，无法准确判断疫情、指导医疗机构采取防范措施，制约了整体应对能力的发挥。

此外，疾控中心与公立医院在管理部门、筹资机制、人才培养和专业意识上缺乏协作和融合。两类机构职责分工模糊、缺乏协作等问题，缘于其在管理、筹资和医学教育体制上存在的问题。

管理和问责机制设置上，医疗卫生机构和疾控机构都是由同级卫生行政部门进行统一管理，但目前政府卫生行政部门内设不同的分管机构，如负责医院事务的医政医管司，负责基层卫生的基层卫生司，负责疾病预防控制的疾病预防控制局等。

筹资来源上，两类机构主要支持来源不同。疾控中心经费主要来源于各级政府的拨款，医院经费主要来源于医保资金（政府、社会和个人多方）。同时，两类资金的管理者也不同，疾控中心的大部分经费由卫生行政部门管理，医保经费则主要由医保局管理。资金来源的性质和分离状态导致医院缺乏开展公共卫生服务的补偿激励，疾控中心缺乏拓展业务和提高服务质量的动力，两类机构在公共卫生工作上的业务交叉缺乏经济激励作为支撑。

另外，公共卫生和医疗救治知识体系仍然存在隔阂。由于院校教育的专业化以及继续教育的缺乏，临床医师对预防和流行病学知识和意识缺乏；公共卫生医师对疾病治疗知识掌握有限。专业知识和意识存在隔阂影响两类机构和人员的协作及其工作的整合。特别是在突发公共卫生事件应对中，医疗体系中临床医务人员公共卫生意识比较淡薄，知识比较缺乏，不能有效地发挥预警和哨点检测作用。

三、疾病预防控制中心和基层卫生机构的关系

基层是公共卫生体系中的重要层级，是公共卫生服务的网底，是处理突发公共卫生事件的“哨岗”和“守门人”。基层的应急预案建立对健全我国突发公共卫生事件应急体系至关重要。然而，由于卫生资源配置的不平等，基层卫生机构服务能力一直未获得实质性提高，特别是基层公共卫生人才学历偏低、公共卫生专业能力有限。突发公共卫生事件防控能力薄弱，软硬件储备均不足，缺少复合型、高素质的卫生应急专业队伍，突出表现为缺乏处理重大传染病疫情和突发中毒事件的专业队伍和流行病学调查人员。信息管理系统建设对突发事件预警尤其重要，但某些基层机构所处地区社会基础设施建设及经济水平相对落后，预警能力滞后，信息报送的及时性、准确性和敏感性较低，信息分类和事件趋势判断能力相对薄弱，无法及时与疾控体系建立有效的信息传递。基层卫生机构网底功能的欠缺，导致很多工作需要依附疾控机构，加重了疾控机构的负担。

疾控中心对基层卫生机构的监督指导功能缺乏行政地位和资金供应上的支持。疾控中心对基层医疗卫生机构的公共卫生项目有设计工作规范、技术指导和考核监督的职责。但是，这种关系只存在于技术层面。基层卫生机构行政隶属于县区级政府，经费支持主要来源于财政预算和医保补偿。疾控中心参与考核基本公共卫生项目的执行，可能影响经费分配和支付，但经费并不是由疾控中心直接支付，对基层卫生机构的经费使用无约束力。另外，疾控中心自身无法从监督指导工作中获得经费支持。以上问题导致疾控中心对基层卫生机构的技术指导可能流于形式，不能实现预期效果。

四、疾病预防控制体制建设政策建议

现代化疾控体系需要以疾控中心为核心，以基层卫生机构为基础，以医院为依托，以社会及其他相关部门为支撑；疾控体系内各类机构，应通过法律体系明确各自角色定位、逐渐完善功能。通过人员相互交流、信息体系共建互通、筹资支付激励、组织架构创新等措施实现体系内各类机构的整合，以有效地应对突发公共卫生事件以及其他公众健康挑战。

（一）逐步建立疾病预防控制区域级中心

针对各地疾控中心建设水平和能力的差距，在国家级中心和省疾控中心之间，逐步设立区域级中心，在实验室建设及检验、信息分析、管理和利用、调查督导和基层督导、健康危害因素监测等业务上，平衡区域内疾控中心能力的差距。在公共卫生事件应急处置上，实现更大区域范围的协同。

（二）鼓励各种形式组织架构创新

要实现医院与疾控中心在公共卫生工作上更好地整合，需要医院从不断地追求高精尖的科技应用和疾病治疗转变为以区域人口健康为中心的发展模式，以健康、质量、成本效益为主要的发展目标，同时更新各级疾控中心的功能。实现这种转变，更需要通过组织创新将疾控机构和医院紧密整合，共同在促进健康上发挥作用。可行的途径是完善和利用目前正在发展的医院与基层卫生服务机构的医共体，将疾控中心工作融入利益共同体中，鼓励探索疾控中心与医疗服务机构间的不同融合方式，推荐的方式包括以下几点。

1. 服务购买形式　在共同体明确防病治病综合责任的前提下，防病功能的履行可以通过购买服务的方式解决。理论上疾病预防工作的开展可以降低发病率、再入院率和死亡率，长期可以控制卫生服务的成本。因此可考虑从基本公共卫生服务均等化经费或医保基金中拿出一定比例作为疾病控制和健康管理经费，允许医共体用这部分经费购买疾病预防控制机构的相关服务。这种形式的融入需要筹资机制达到一定程度整合后才能实现。

2. 松散型“健康服务共同体”形式　以完成功能整合为目的，进行组织关系重构，将疾控中心并入医共体，“医疗服务共同体”变为“健康服务共同体”（以下简称“健共体”)。这种整合在初期可比较松散，保留疾控机构独立法人地位。疾控中心主任进入医共体领导团队，疾控机构和医疗机构共同参与医共体各类工作的管理和决策。由疾控中心主导全区域疾病预防控制业务，但疾控工作绩效的问责对象是健共体，而非疾控机构，考核结果与疾控经费的拨付挂钩。共同体内不同机构在共同的考核结果引导下会有动力互相配合和协助，这样才能确保两类机构在松散的共同体状态仍做到业务工作的紧密整合。

3. 紧密型“健共体”形式 以疾控中心为主体、整合其他专业公共卫生服务机构和基层卫生服务机构成立区域公共卫生服务中心，公共卫生服务中心与医院共同组建“健共体”领导团队、统筹区域内健康服务的提供。随着行政层面管理部门整合和筹资体制整合改革的深入，以及疾病预防控制的业务功能和人员能力的发展完善，可探索将公共卫生服务中心和医共体组建成紧密型“健共体”，实现健共体在人员、财务、物资、业务、信息上的完全统一管理。

（三）加强各类机构人员的相互流动和跨学科培训

针对疾控和医疗机构业务人为分割、公共卫生交叉工作协作有限的问题，首先需要更新和加强疾控中心的职能和核心能力，强化医疗机构公共卫生职责、明确其公共卫生责任清单；在此基础上，两类机构的人员加强跨学科培训，通过工作中的实际流动带动业务工作的整合。

疾控中心人员要定期接受临床培训和知识更新。医疗人员定期接受公共卫生应急处置、相关法律法规和操作规范、疾病控制的培训。传染病科、呼吸科等特殊重点科室人员要每年定期培训。

区县级疾控中心人员和医院、基层卫生机构之间探索人员派驻，实现工作地点的流动，疾控机构的技术人员可以协助医院感染科快速识别和处理传染病，医疗机构医务人员可利用其临床背景和权威影响力参与群体健康教育活动，参与指导基层慢性病管理服务。交流人员保持原单位编制和身份，但可以根据工作内容和表现获得绩效奖励。在组织和筹资层面还没有达到整合条件时，这种形式可以促进实现公共卫生服务的整合。绩效奖励之外，将流动工作经历和跨学科能力建设作为职称晋升的条件，建议二、三级医疗机构内科相关专业医师在晋升副高级职称前，须完成一定时间的公共卫生能力训练。疾控中心和急救中心卫生专业技术人员在晋升副高级职称前，须到二、三级医疗机构完成一定时间的工作和能力训练。

（四）加快信息系统的共建互通

信息系统的整合也是解决两类机构工作平行和缺乏协同的重要抓手。让各类机构的信息系统实现电子化、自动化的健康数据采集和上报，并在区域层面整合以居民电子健康档案、电子病历、电子医学影像报告等为核心的全生命周期健康数据库。数据库信息覆盖疾控机构、各级医院、基层卫生服务机构及提供医保结算的药店。发挥大数据、云计算、5G等新技术作用，推进各类机构电子病历、化验检查单、药品处方、健康档案等信息集成与共享，这对突发公共卫生事件的及时决策处置尤为重要，数据支撑可用于传染病疫情监测、病毒溯源、高风险者管理、密切接触者管理等方面。同时，需要赋予疾控中心整合和分析集成信息的责任和权力，能实现对医疗机构和药店等机构有关患者健康、症状和治疗信息的实时抓取，减少上报环节。

（五）推进筹资整合和支付方式改革

筹资渠道不同——公共卫生经费管预防、医疗保障经费管治疗，是疾控中心与医院、基层卫生服务机构的服务提供难以整合的根源之一。统筹各类卫生经费来源，包括财政对各类疾控机构的常规预算、医疗保险经费、基本公共卫生服务均等化经费和重大公共卫生项目等项目经费，再配合支付方式的改革、提高按健康风险控制和健康改善支付的比重，是从根本上推进疾控体系内各机构整合、实现医防服务整合和连续的措施。

鉴于目前公共卫生和医疗保障经费分属两个部门负责，短期改革建议在不改变筹资体制的情况下建立共同资金池。整合不同来源经费的一部分形成资金池，其中拿出部分资金用于加强对医院和基层卫生服务机构公共卫生职责的补偿，同时整合资金池应当保证一定比例的资金用于各类疾控机构的预防相关工作；短期内激励医疗机构重视和融合公共卫生职责，长期引导医疗机构的发展目标转向健康服务。

（六）完善决策和治理机制

加强地方政府的公共卫生治理和监管角色，地方政府负责把握区域卫生体系建设和疾控体系的方向，是疾控体系发展、突发公共卫生事件处置的责任主体。地方政府需要提高对疾控体系及其组成机构在卫生应急处置、提供卫生服务和健康改善上的考核权重。

改革卫生健康部门内部结构。卫生健康部门内部司局之间的政策有效协调，是实现疾控体系内各类机构协作整合的基础。建议深入开展各级卫生健康委员会内部的组织结构调整，将疾控、医政、妇幼、基层等与疾控体系相关和交叉的管理职能进行整合。

第三节 疾病预防控制体系的机制建设现代化

疾控体系的机构需要有良好的筹资机制、激励机制和问责机制，才能使机构正常运转，疾控人员才能有较高的工作积极性和良好的工作绩效。

激励机制是疾控机构通过特定的管理手段，激发疾控人员的工作积极性，实现组织和个人的发展目标。激励因素通常分为内在激励因素（如职业成就感与认可）及外在激励因素（如收入、工作条件等）。

一、筹资激励机制的现状与挑战

从行为主体上的角度，经济激励可以分为对疾控机构的激励机制和对疾控人员的个人激励机制。

（一）针对疾病预防控制机构的经济激励

中国疾控体系的筹资经历过一系列的变革。1989 年之前，政府将疾控机构设为全额拨款单位，所需经费全部由政府承担。疾控体系根据要求提供免费的服务。1989 年，随着我国市场经济体制的逐步建立，疾控体系的补偿机制开始变革，实行政策投入和有偿服务收入的双重补偿机制，允许疾控机构开展有偿服务，所得收入用于弥补政府投入的不足。在医改政策的推动下，疾控机构的工作积极性提高，倾向于提供有偿服务项目。随着疾控机构有偿服务收入的增加，有些地区逐渐减少甚至停止对疾控机构的财政拨款，双重补偿机制无法健全推行。2003 年“非典”以后，政府对疾控机构加强重视，财政投入支持力度逐渐加大。2009 年开始明确要求专业公共卫生机构的人员、发展建设和业务经费由政府全额安排。

根据政府出资的方式，目前疾控机构的资金来源可以分为政府全额出资、政府部分出资等几种形式。

政府全额出资，即疾控机构所需的全部经费均由政府财政支出。目前绝大多数的疾控中心和基层卫生服务机构为全额拨款事业单位。此外，也有“参公管理”及“收支两条线管理”等其他形式。政府部分出资，政府对这些单位实行“总量控制，核定收支，差额补助”。依靠疾控机构的业务收费弥补政府投入的不足。

在解决疾控机构筹资来源的问题上，近年来有两项主要的改革措施。一是2009年以来，公共卫生机构和基层医疗卫生机构开展绩效工资制度。公共卫生机构和基层卫生人员的工资包括基本工资和绩效工资，其中绩效工资又分为基础性绩效和奖励性绩效两部分。基础性绩效工资主要体现地区经济发展、物价水平、岗位职责等因素，在绩效工资中所占比重为60%~70%，一般按月发放。奖励性绩效工资主要体现工作量和实际贡献等因素。绩效工资水平由县级以上人民政府人力资源社会保障部门和财政部门按照与当地事业单位工作人员平均工资水平相衔接的原则核定，各地结合本地实际确定具体办法。公共卫生机构和基层卫生机构实施绩效工资所需经费，纳入财政预算全额安排。实施绩效工资后，公共卫生机构和基层医疗卫生单位不得在核定的绩效工资总量外自行发放任何津贴、补贴或奖金，不得突破核定的工资总量，不得违反规定的程序和办法进行分配。

绩效工资的实施保障了公共卫生机构人员和基层医务人员的工资收入，减轻了公共卫生机构和基层医疗机构的创收压力，公共卫生机构人员和基层医务人员的收入逐年提高。然而创收压力的下降也带来了人员工作积极性的下降。由于绩效工资总额的限制，不同公共卫生机构和基层卫生服务机构之间的工资差距逐渐缩小。原来一些效益较差的公共卫生机构和基层卫生服务机构人员的工资有所增加，但效益好的公共卫生机构和基层卫生服务机构人员工资反而相对下降。在基层公共卫生机构和卫生服务机构内部，按照绩效工资制度的要求，基础性绩效和奖励性绩效的比例通常为7：3或6：4，为了保持稳定，机构内人员之间的工资收入差距不大，尤其是骨干人员的工资收入相对下降，一般人员的工资收入提高，容易形成“养懒人”的机制。另外，尽管奖励性绩效所占的比例很低，平均仅有几百元的差距，但是依然需要进行严格的绩效考核，公共卫生机构和基层医疗机构接受繁杂的考核程序，有较大的压力和不满情绪。

近年来，疾控机构筹资来源的第二项主要改革是“取消三项收费”。2017年，财政部颁发《关于清理规范一批行政事业性收费有关政策的通知》（财税〔2017〕20号），提出取消疾控中心负责的三项事业性收费，分别为预防性体检费、卫生检测费、委托性卫生防疫服务费。预防性体检服务逐步过渡到医疗机构，卫生检测和委托性卫生防疫服务由第三方机构承担。三项收费是疾控中心重要的服务收入来源，从发展来看，三项收费等有偿服务弱化了疾控中心的公益性，与疾控中心的公共职能相违背。取消“三项收费”有助于强化疾控中心的公益属性。

在上述政策的影响下，专业公共卫生机构，特别是疾控中心近年来接受政府财政投入绝对值不断上升，但在政府医疗卫生服务支出中的占比逐年下降。表2-1显示2003—2018年我国政府医疗卫生服务支出流向医疗卫生机构的变化情况，可以看出政府医疗卫生服务支出中流向疾控中心的比例在2006年最高，为14.20%，此后逐年下降，到2018年，达到8.56%。

表2-1　2003—2018年我国政府医疗卫生服务支出流向医疗卫生机构的变化情况

年份/年	政府医疗卫生服务支出/亿元	公立医院/%	基层医疗卫生机构/%	四类专业公共卫生机构/%				
				合计	疾控	妇幼	监督	采供血
2003	603.02	37.45	11.38	16.82	12.16	2.79	1.88	—
2004	679.72	33.61	11.46	17.61	12.38	2.82	2.41	—
2005	805.52	31.98	12.14	18.79	13.31	2.79	2.70	—
2006	834.82	36.72	15.85	20.95	14.20	3.42	3.33	—
2007	1 153.30	37.29	15.21	20.24	13.04	3.36	3.18	0.66
2008	1 397.23	38.47	15.37	20.22	12.95	3.25	3.42	0.60
2009	2 081.09	33.79	14.02	16.09	10.09	3.03	2.46	0.51
2010	2 565.60	33.07	16.56	14.87	9.05	3.03	2.29	0.50
2011	3 125.16	33.69	22.75	16.07	8.88	3.64	2.54	1.00
2012	3 506.70	33.82	26.23	15.66	8.75	3.44	2.32	1.15
2013	3 838.93	33.79	27.60	15.88	8.91	3.53	2.20	1.25
2014	4 288.70	34.53	26.72	15.57	8.72	3.59	1.98	1.28
2015	5 191.25	36.16	27.43	15.61	8.63	3.81	1.85	1.32
2016	5 867.38	36.60	27.32	15.65	8.45	4.05	1.83	1.32

续表

年份 / 年	政府医疗卫生服务支出 / 亿元	公立医院 / %	基层医疗卫生机构 / %	四类专业公共卫生机构 /%				
				合计	疾控	妇幼	监督	采供血
2017	6 550.45	36.30	27.60	15.70	8.26	4.22	1.86	1.35
2018	6 908.05	39.15	28.60	15.99	8.56	4.19	1.91	1.33

基层医疗卫生机构的补偿机制，与疾控中心类似，同样实行绩效工资制度，由地方财政全额拨款。从 2009 年医改以来，基层医疗卫生机构承担基本公共卫生服务均等化服务，基本公共卫生服务经费成为基层卫生机构的重要收入来源。一些欠发达地区，地方财政情况紧张，无法保证基层医疗卫生机构的财政拨款，基层医疗卫生机构仍然需要依靠服务收入来弥补财政投入的不足。

传染病医院（或者综合医院的传染病科）是差额拨款单位。由于他们承担了传染病防治的社会责任，地方政府和医院在一定程度上对传染病医院以及综合医院的传染病科在经济投入政策上有所倾斜，但传染病医院与其他综合医院和专科医院相比，在经济运行上仍然面临一定的挑战。

（二）针对疾病预防控制机构员工个人的经济激励

总体来说，疾控机构的人员收入水平在逐年提高。有研究发现，2011 年疾控机构的平均薪酬水平为 42 819 元，在卫生事业单位中排在第六位。扣除价格因素的影响，2009—2011 年疾控机构人员薪酬的年平均增长速度为 6.41%，跟社会平均工资的年平均增长速度（6.19%）相当。2009—2011 年疾控机构的人员收入中，绩效工资的占比分别为 45.6%、48.3% 和 50.9%。

取消“三项收费”对疾控机构个人的经济激励产生了较大影响。在疾控机构可以开展有偿服务的条件下，个人收入与创收情况相挂钩。在这种情况下，疾控机构人员的工作积极性增加，但是更倾向于提供有偿服务，忽视公共服务。取消“三项收费”后，个人收入取决于基本工资和绩效工资，不再与创收挂钩。

（三）非经济激励

目前各地疾控机构通过文化建设提高社会对公共卫生工作专业的认可，提高疾控人员的职业认同感，以此作为经济收入之外的激励手段。疾控机构的文化建设包括物质层面、行为层面、制度层面等。物质层面的疾控文化是以物质形态为表现形式的表层文化，如疾控中心的标识悬挂、工作环境、疾控建筑、公益广告、统一着装等；行为层面的疾控文化是疾控中心在服务社会、教育宣传、人际关系、文娱活动中产生的文化现象，如疾控机构行为规范、人际关系规范和公共关系规范等。疾控机构行为包括疾控机构之间、疾控机构与服务对象之间、疾控机构与政府之间、疾控机构与社会之间的行为；制度层面的疾控文化，主要包括疾控机构领导体制、疾控机构组织架构和疾控机构管理制度三个方面。

疾控机构的工作性质决定了绩效考核的难度。疾控机构岗位构成复杂，工作绩效具有群体性，工作指标难以量化。从事复杂脑力劳动的专业人员和管理者的绩效很难直接量化为可测量指标。很多研究提出了疾控机构和人员的绩效考核指标体系，如公共卫生服务水平、社会满意度、科研成果等，但在实践中很难操作。在设定绩效工资发放标准时，工作人员主要根据聘任岗位级别而获得相应的工资收入。奖励性绩效工资总额除以员工数量得出基数，然后按照行政职务或业务职称乘以不同的系数。这样的做法与员工个人的绩效并不挂钩，难以真正体现出奖励性或绩效性，当然这也与员工个人绩效考核缺乏客观标准有关。

职称晋升方面，目前许多疾控机构实行评聘分开制度，许多评上高级职称的疾控机构人员无法及时获得相应的聘任，导致一定的人才流失。高级职称的比例基本维持在 10% 以上，近年来略有上升。职称晋升中，立项课题、论文（论著）、科研成果等仍作为重要的考核标准。对于区县级疾控人员来说，他们的工作任务中并没有科研任务，也没有接受过专门的科研培训，以论文和科研成果作为晋升依据，与基层疾控的工作任务设计有所偏离。

二、筹资激励机制的政策建议

（一）保障疾控机构的财政投入，提高疾控机构和人员的经济激励

各级政府财政应保障疾控机构的财政投入，并保持与社会经济发展相应的增长比例。政府的财政投入主要保障人员工资与疾控机构的运行。

根据二类事业单位的管理办法，允许疾控机构在其职能范围内，开展一定的有偿服务（如核酸检测）。允许疾控机构将业务收入及科研经费，用于疾控人员的激励。对用于激励的资金额度设置一定的封顶线，如不超过人员支出的 30%。

（二）提高疾控机构的管理水平和专业地位

对疾控机构管理人员进行管理方面的培训，提高管理能力，特别是文化建设、沟通能力等方面。疾控机构在完成相应的职责过程中，应注意加强对疾控机构和人员的宣传，让社会了解疾控机构的专业性和工作成效。卫生行政部门在对疾控机构的管理中，应加强对疾控机构专业性的要求和监管，适当减少对疾控相关业务过多的行政干预。

（三）探索开发适合疾控机构的绩效考核制度

疾控机构的性质决定了其绩效考核的复杂度。“大锅饭”式的考核制度，以及过多过细的考核都不利于调动疾控机构和人员的积极性。科学合理的绩效考核制度应建立在疾控机构明确功能定位的基础上，以疾病预防的效果为绩效考核的重点，同时兼顾服务能力和管理模式，设计适当的绩效考核体系。将疾控机构的考核结果与绩效工资额度相挂钩。

针对疾控人员个人的绩效考核以服务能力和工作量为重点。除了国家和省级疾控等有明确科研任务的人员外，对疾控人员的考核应尽量减少对论文和科研项目等方面的标准和要求。绩效考核结果与经济激励、职称晋升等挂钩。在不同人员之间适当拉开差距，增加绩效考核的激励作用，避免“大锅饭”的现象。

本章小结

我国建立了以各级疾控中心为主的综合性疾控体系。在新一轮医改过程中，疾控体系改革落后于医药卫生体制改革的整体安排。在突发公共卫生事件应急处置过程中，疾控体系发挥了重要作用，但也暴露了在体制机制建设中的诸多不足。在体制建设方面，需要加强疾控中心纵向各层级的联合，完善疾控中心与同级卫生行政部门的职责定位；各地疾控中心建立跨区域联合工作机制；加强疾控中心与医院和基层医疗卫生机构之间的协调联系，鼓励健康联合体等各种形式组织架构创新。在机制建设方面，应该提高疾控机构和人员的经济激励和非经济激励，探索开发适合疾控机构的绩效考核制度。

思考题

1. 中国疾控体系包含哪些部分，经历了哪些发展阶段？
2. 新时代中国疾控体系应该具备哪些职能？
3. 如何促进中国疾控体制的现代化建设？
4. 如何促进中国疾控机制的现代化建设？

（刘晓云）

第三章
疾病预防控制法制现代化

法制现代化是一个国家和社会伴随着社会发展进行的向现代型法制转化的过程，表现为法的传统性因素不断减少、现代性因素不断增加。在法制现代化过程中，国家的法律制度以及法制运行机制都发生重大变化，法制更加适应社会实践需要，更加体现现代社会的各种价值目标和价值需求。法律制度现代化反映着社会发展，而社会发展同时推动着法律制度从传统到现代化的转型，这是文明社会发展过程中一场深刻的革命。疾病预防控制法制现代化也随着社会实践发展推进，反映着疾病预防控制社会需求的增长和疾病防控能力的提高，在当前社会与时代背景下，疾病预防控制法制现代化进程也在不断加速。

第一节　疾病预防控制法制现代化概述

一、疾病预防控制法制现代化内涵

法制，从静态方面是指法律制度的结构，从动态方面是指法律的实现过程。伴随着社会由传统向现代的转变，法制也同样面临着一个从传统型到现代型的历史变革，这个过程就是法制现代化。法制现代化是一个包含了人类法律思想、行为及其实践各领域的多方面进程，提高了法律调整的效率，科学系统地建构了与社会主义市场经济和民主政治相适应的现代法律调整机制。

（一）法律体系现代化

法律体系是全部法律规范根据调整对象和调整方式分成的法律部门及法律制度

（选举制度、财产制度、正当防卫制度等）的总和。中国特色社会主义法律体系，是以宪法为统帅，以法律为主干，以行政法规、地方性法规为重要组成部分，由诉讼与非诉讼程序法等多个法律部门组成的有机统一整体。

2003 年发生“非典”以来，我国疾病预防控制法制现代化推进速度较快，尤其表现在法律体系构建和完善方面，法律部门不断更新，法律制度不断完善，结构逐步严密，内部日益协调，形成具有中国特色的疾病预防控制法律制度体系。

（二）调整机制现代化

法律调整机制，是对社会关系实施法律调整的法律手段和法律运行过程的统一，通过法律规范、法律关系和实现主体权利与义务的行为三个阶段体现出来：首先，法律规范在法律调整机制中起着规范性根据的作用，它提供了社会关系的思维模式。法律规范的形成标志着法律调整的开始；其次，法律关系是社会关系参加者根据法律规范建立的一定的权利义务关系，它是法律规范的具体化、个别化，是法律规范转入社会现实进行社会关系调整的中间环节；最后，实现主体权利与义务的行为，即法律关系主体享受权利与履行义务的实际活动，这种活动最终实现了法对社会关系的调整。

我国疾病预防控制法制调整机制现代化表现在以下几个方面。

1. 调整机制的整体性 法律调整机制的整体性，指法律调整机制的各个要素和环节的作用是一个相互协调的整体性过程。对疾病实现预防控制，所运用的是整个疾病预防控制法制系统的功能，如果仅仅是某一部分发挥力量，一旦受到干扰，整个法制运行都会受到影响。同样，要保证疾病预防控制法制系统最终实现其目的，又必须将法律部门构建与法律制度实施等其他因素统一起来考虑。完善疾病预防控制相关立法，不能离开执法、守法的统一规划，更不能离开法律教育、法律意识的培养。

2. 调整机制的层次性 法律调整机制之所以能够保持它的整体性，这是因为在调整机制的结构内部存在着结构的层次性。法律调整机制不是孤立存在的，它和社会过程中其他系统一起共同组成社会有机体这一较大的系统，各个系统彼此有机联系、有机协调。

3. 调整机制的多元联系性 可靠性与稳定性是法律调整机制的一个关键性指标，这个指标不仅同机制的各个元素有关系，而且也同机制的各个元素之间的联系有关系。疾病预防控制法制建设，不仅与立法、执法、守法各个部分有关系，要求有完备的法律，健全的执法机构和一定素养的执法人员，有公民自觉守法的素质，而且还要求立法、执法、守法之间能够相互协调、密切联系。正是这种相互间的有机联系才能把法律调整机制的各个元素联结为一个整体，发挥着整体功能。

4. 调整机制的动态性　法律调整机制是一个“活”的机体，在它的各个要素之间、要素与整体之间、整体与环境之间都存在着能量、信息的流动，存在着相互的作用。法律调整机制系统的稳定与平衡是一种动态的稳定和平衡。疾病预防控制因为随着环境的变化和社会的发展，本身也在发生变化。正是这些变化推动了疾病预防控制法律调整机制的不断更新和发展。

（三）法制管理现代化

法制管理的现代化是保证法制现代化的重要标志，包括法律组织机构的现代化和法律设施的现代化。疾病预防控制法律组织机构保证了法律制度能够充分实现，是法律能够得到运转和执行的重要保证，使得法律制度和法律规范能够在社会生活中得以实现。法律设施的现代化，是保证法制现代化的重要物质基础，能够将最先进的科学技术成果和设施，运用于法律实践的运行中。

二、疾病预防控制法制化原则

（一）保护全民生命健康原则

疾病预防控制法律制度根本目的是保护公民生命健康权利。生命健康权是自然人享有维持生命、维护生命安全利益、生理机能正常、维护健康利益的权利。生命是自然人的最高人格利益，是其他人格权和人格利益的基础。如《中华人民共和国传染病防治法》第一条规定：“为了预防、控制和消除传染病的发生与流行，保障人体健康和公共卫生，制定本法。”

（二）预防为主原则

构建起强大的公共卫生体系，关键是坚持预防为主的卫生健康工作方针，改革完善疾控体系，坚持常备不懈，防患于未然。疾病预防控制法制现代化必须坚持预防为主，坚持、继承、发展长期以来实践证明行之有效的做法。为维护人民健康提供有力保障，必须坚定不移贯彻预防为主方针，坚持防治结合、联防联控、群防群控，努力为人民群众提供全生命周期的卫生与健康服务，全面提高人民健康水平。新中国成立以来，我国认真贯彻“预防为主”工作方针，大力开展爱国卫生运动，实行计划免疫制度，严防严控重大疾病，利用较少卫生投入，取得了举世瞩目成就。如，面对“非典”、新冠病毒感染等重大新发传染病疫情，我国公共卫生体系、医疗服务体系发挥了重要作用。

（三）依靠科技进步原则

疾病预防控制法制现代化离不开现代科学技术。公共卫生大数据及信息系统是疾控体系现代化建设的重要组成部分，也是提升公共卫生服务能力的重要手段和依托。基于国家全民健康基础信息化建设，依托公共卫生服务体系的改革，深度融合医疗服务、公共卫生信息，运用区块链、大数据、人工智能、云计算、互联网等技术，紧密围绕“精准全维度大数据实时采集体系”“疾病监测与流行规律人工智能深度学习体系”“大数据云计算智能预警预测体系”和“应急保障统一资源管理与调配体系”，在常态化监测、疫情预警处置、趋势预测研判、传染源追本溯源、资源调配和防控救治方面发挥重要支撑作用。

（四）动员全社会参与原则

要把预防为主与动员全社会参与有机结合，把卫生运动与爱国意识有机结合，人人参与、人人有责，体现了依靠群众、服务人民的宗旨。在动员全社会参与疾病预防控制中，我国曾先后开展了“除四害”“两管五改”“五讲四美三热爱”、卫生城市创建、卫生城镇创建、健康城市建设、城乡环境卫生整洁、厕所革命等一系列工作，取得显著成效。在抗击新冠疫情中，全社会成员表现出高度的积极性、自觉性和自律性，守好自己的门、管好自己的人，保障了公民生命健康。

（五）国家疾病预防控制监督原则

国家疾病预防控制监督，是国家机关对疾病预防控制相关法律制度在社会生活中实际贯彻与具体施行的监督。国家疾病预防控制监督主体必须是国家机关或者法律法规授权的组织。国家疾病预防控制监督的内容是对企事业单位、社会组织和公民遵守疾病预防控制法规的监督。国家疾病预防控制监督由法律、法规明确规定其监督的职权和范围，具有法律效力。为了保障疾病预防控制法规适用的效果，必须不断提高国家疾病预防控制监督能力。

三、疾病预防控制法制现代化意义

（一）保护公民健康权

生命健康权是最基本人权。《联合国宪章》第一条规定，“维持国际和平及安全”是“联合国之宗旨”，而生命权正是人类和平价值的第一要义。《世界人权宣言》第三条规定，“人人有权享有生命、自由和人身安全”。《经济、社会及文化权利国际公约》第十二条规定，应当采取有力措施“预防、治疗和控制传染病”。生命健康权不仅是第一性的权利，而且在紧急状态下可限制自由权、经济权等其他权利以满足生命健康权的优先性诉求。疾病预防控制法制将生命健康权作为核心，是我国法律制度对公民最基础权利保障在疾病预防控制工作中的生动实践。公民的生命健康权在疾病预防控制中得到有效保护，是我国坚持以发展促进人权保护，让全民共享发展成果，切实保障人民群众的生存发展权利的必然结果。

（二）保障经济发展

疾病对经济状况和发展的影响可以说最为直接，由于早逝和长期残疾而缩短的生命对社会造成的经济损失是巨大而明显的，尤其在低收入国家的国民收入中占相当大的比例。仅仅是传染性疾病的暴发和流行就可能造成区域甚至全球经济增长减慢。疾病除影响个人劳动生产力外，还对商业和基础建设投资的回报起到抑制作用。所有的产业，包括农业、矿业、制造业、旅游业和重大基础建设项目，都受到疾病严重流行的破坏。通过疾病预防控制法制现代化的逐步完善与实施可有效预防、控制和消除传染病的发生与流行，保障人体健康和公共卫生安全，从而保障经济正常运行与发展。

（三）维护社会稳定

重大传染病疫情流行、突发公共卫生事件发生都会使人们产生不良心理反应，出现不合理的行为表现，危及社会秩序，影响社会稳定。从社会学角度来看，人们基于恐慌和紧张，面对现实的或想象的威胁，会产生一些不受通常行为规范所指导的、自发的、无组织的同时也是难以预测的群体行为方式，作出许多不合作和不合理的心理与行为反应。完善的疾病预防控制法制体系，可以构筑起健全、高效、有力的疾病应急机制和公共卫生体系，充分发挥疾病预防控制机构在应对传染病暴发与流行中的作用，防范和化解公共卫生风险。

各级疾病预防控制机构严格按照疾病预防控制法律法规所赋予的法定职责，在政府的统一领导和指挥下，做好疾病的预测、预警和及时处置工作，为人民群众构筑牢固的健康屏障，从而确保人民群众的身体健康、生命安全，维护国家安全和社会稳定。

第二节 疾病预防控制法制化建设

一、法制现代化建设背景

推动健康中国建设，“将健康融入所有政策”，建立全民健康生活方式和安全、绿色环境，可将人群中可预防疾病减少到最小数量。大量研究和实践表明，健康生活方式不会在人群中自发形成，不仅需要完善的疾病预防控制法律制度体系，而且需要法律制度体系能够有效运行。我国疾病预防控制法制现代化，是在明确的目标指导下，通过国家的力量来组织实施并不断推动的。随着社会改革的深入，国家不断完善疾病预防控制法律制度，提出疾病预防控制目标和具体任务，并以此为原则指导我国疾病预防控制的法制化建设。

日益增长的健康需求是推动疾病预防控制法制现代化的根本动力，而我国日益完善的疾病预防控制法律体系为实现疾病预防控制法制现代化提供了现实可能性。我国疾病预防控制法律体系和法制运行中存在的现实问题，是我国疾病预防控制法制现代化建设的动因。在突发传染病疫情的挑战下，疾病预防控制法制现代化建设也必须适应当前的社会与时代背景，及时作出相应的调整，从规范与完善相关立法，到保证法律制度顺利运行，不断提高疾病预防控制法制水平，从而加速并实现疾病预防控制法制现代化进程。

二、法制化建设历程

（一）初始阶段

中华人民共和国成立后，在党和政府的高度重视下，为确保人民群众的生命健康安全，我国疾病预防控制法律制度逐步建立。国家明确提出了“面向工农兵、预防为主、团结中西医，卫生工作与群众运动相结合”的卫生工作方针。国家颁布《中央人民政府卫生部一九五〇年工作计划大纲》，对当时暴发流行情况严重的几种主要传染病的防治工作提出了具体要求。1950年2月，中央人民政府卫生部与军委卫生部联合颁布了《关于开展军民春季防疫工作给各级人民政府及部队的指示》。1950年11月，国家出台《传染病预防及处理暂行办法》，对不同病种的传染病规定了明确的疫情上报时限。1950年12月，中央人民政府卫生部颁发了《交通检疫暂行办法》，较为详细地规定了应检疫传染病的留验、隔离等办法。1951年2月，中央人民政府卫生部为预防天花传染，颁发了《民用航空检疫暂行办法》。经国务院批准，卫生部结合中华人民共和国成立以来我国传染病防治工作经验，制定了我国第一部传染病防治领域的《传染病管理办法》，于1955年7月5日发布，首次规定了法定甲类、乙类传染病，以及传染病疫情报告制度和预防处理措施，完善了传染病上报机制。《传染病管理办法》为我国传染病防治工作建立了较为系统的管理体系。此后，国家陆续颁布针对特定传染病病种的规章制度，如《防治血吸虫病工作条例》《卫生部关于发布全国麻风病防治规划的通知》等。

（二）发展阶段

1978年9月，经国务院批准，卫生部发布《中华人民共和国急性传染病管理条例》。此后，我国相继颁布了《全国卫生防疫站工作条例》《中华人民共和国食品卫生法（试行）》等，使疾病预防控制工作进入法制化轨道。1986年12月2日，第六届全国人民代表大会常务委员会通过了《中华人民共和国国境卫生检疫法》，为我国国境卫生检疫工作提供了法律保障。1989年2月21日，第七届全国人民代表大会常务委员会第六次会议审议通过并颁布了《中华人民共和国传染病防治法》，同年9月1日起施行。其中对甲、乙、丙3类、35种传染病的预防、监督、管控与法律责任等方面做出具体规定。1991年12月6日，经国务院批准，卫生部发布了《中华人民共和国传染病防治法实施办法》。这些法律法规的诞生标志着我国传染病防治工作开始迈向法治轨道。

（三）逐步完善阶段

我国不断完善疾病预防控制法律体系。2003 年，“非典”疫情暴发，2003 年 5 月 9 日，国务院颁布了《突发公共卫生事件应急条例》，完善了卫生行政部门职责，明确疫情报告制度、应急预案制度、信息公布制度。2003 年 5 月 12 日，卫生部发布了《传染性非典型肺炎防治管理办法》，进一步明确了收治“非典”患者的机构设置、隔离治疗原则、处理规范。2004 年 8 月 28 日，第十届全国人民代表大会常务委员会第十一次会议对 1989 年《中华人民共和国传染病防治法》进行了修订，于同年 12 月 1 日起施行，修订后的《中华人民共和国传染病防治法》构建起了传染病预防制度，报告、通报和公布制度，监督制度，控制及救助制度，财政支持制度，是我国传染病防治法制化建设的重大进步。此后，国务院陆续颁布了一系列配套行政法规。如 2004 年 11 月 12 日公布的《病原微生物实验室生物安全管理条例》，2005 年 3 月 24 日公布的《疫苗流通和预防接种管理条例》，2005 年 11 月 16 日发布的《重大动物疫情应急条例》，2006 年 1 月 29 日发布的《艾滋病防治条例》等。2013 年 6 月 29 日，第十二届全国人民代表大会常务委员会第三次会议再次对《中华人民共和国传染病防治法》进行了修改，优化了传染病预防控制工作资源配置，完善了传染病预防控制措施，调整了法定传染病病种。各省（自治区、直辖市）在认真贯彻《中华人民共和国传染病防治法》的基础上，陆续公布了多部地方性法规和政府规章制度，使我国疾病预防控制法律制度建设进入了机制健全逐步完善阶段。

党的十八大以来，党中央和人民政府高度重视卫生事业建设，我国医药卫生体制改革取得重大阶段性成效。然而，新发传染病的暴发，使我国公共卫生法律体系，特别是疾病预防控制法律体系受到严峻挑战，需要继续坚持和发扬我国传染病防治法制化建设的成功经验，在新的历史时期，充分发挥我国传染病防治法制化建设的优势和特色，继续加强疾病预防控制法制化建设，积极应对面临的挑战。

三、疾病预防控制法制体系

中华人民共和国成立以来，我国的疾病预防控制法律制度建设取得了长足进步与发展，从中央到地方已先后制定出台了相当数量的法律法规。此外，还有一些与疫情防控相关的法律，如《中华人民共和国刑法》《中华人民共和国人民警察法》《中华人民共和国治安管理处罚法》等。

我国疾病预防控制法律法规数量较多、涉及内容范围较广，形成了有中国特色的疾病预防控制法制体系。具体见表 3-1。

表 3-1 疾病预防控制法制体系

类别	名称	颁布时间	立法目的
法律	《中华人民共和国基本医疗卫生与健康促进法》	2019 年 12 月 28 日	发展医疗卫生与健康事业，保障公民享有基本医疗卫生服务，提高公民健康水平，推进健康中国建设
	《中华人民共和国传染病防治法》	1989 年 2 月 21 日，最新修正时间为 2025 年	为了预防、控制和消除传染病的发生与流行，保障公众生命安全和身体健康，防范和化解公共卫生风险，维护国家安全和社会稳定
	《中华人民共和国突发事件应对法》	2007 年 8 月 30 日	预防和减少突发事件的发生，控制、减轻和消除突发事件引起的严重社会危害，规范突发事件应对活动，保护人民生命财产安全，维护国家安全、公共安全、环境安全和社会秩序
	《中华人民共和国国境卫生检疫法》	1986 年 12 月 2 日，最新修正时间为 2018 年	防止传染病由国外传入或者由国内传出，实施国境卫生检疫，保护人体健康
	《中华人民共和国动物防疫法》	1997 年 7 月 3 日，最新修订时间为 2021 年	加强对动物防疫活动的管理，预防、控制、净化、消灭动物疫病，促进养殖业发展，防控人畜共患传染病，保障公共卫生安全和人体健康
	《中华人民共和国食品安全法》	2009 年 2 月 28 日，最新修正时间为 2021 年	保证食品安全，保障公众身体健康和生命安全
	《中华人民共和国疫苗管理法》	2019 年 6 月 29 日	加强疫苗管理，保证疫苗质量和供应，规范预防接种，促进疫苗行业发展，保障公众健康，维护公共卫生安全
	《中华人民共和国职业病防治法》	2001 年 10 月 27 日，最新修正时间为 2018 年	预防、控制和消除职业病危害，防治职业病，保护劳动者健康及其相关权益，促进经济社会发展
	《中华人民共和国医师法》	2021 年 8 月 20 日	保障医师合法权益，规范医师执业行为，加强医师队伍建设，保护人民健康，推进健康中国建设
行政法规	《突发公共卫生事件应急条例》	2003 年 5 月 9 日，最新修订时间为 2011 年	有效预防、及时控制和消除突发公共卫生事件的危害，保障公众身体健康与生命安全，维护正常的社会秩序

续表

类别	名称	颁布时间	立法目的
行政法规	《中华人民共和国传染病防治法实施办法》	1991 年 12 月 6 日	根据《中华人民共和国传染病防治法》的规定制定
	《艾滋病防治条例》	2006 年 1 月 29 日，最新修订时间为 2019 年	预防、控制艾滋病的发生与流行，保障人体健康和公共卫生
	《血吸虫病防治条例》	2006 年 4 月 1 日，最新修订时间为 2019 年	预防、控制和消灭血吸虫病，保障人体健康、动物健康和公共卫生，促进经济社会发展
	《公共场所卫生管理条例》	1987 年 4 月 1 日，最新修订时间为 2019 年	创造良好的公共场所卫生条件，预防疾病，保障人体健康
	《国内交通卫生检疫条例》	1998 年 11 月 28 日	控制检疫传染病通过交通工具及其承运的人员、物资传播，防止检疫传染病流行，保障人体健康
	《放射性同位素与核射线装置放射防护条例》	2005 年 9 月 14 日，最新修订时间为 2019 年	加强对放射性同位素、射线装置安全和防护的监督管理，促进放射性同位素、射线装置的安全应用，保障人体健康，保护环境
	《使用有毒物品作业场所劳动保护条例》	2002 年 5 月 12 日	保证作业场所安全使用有毒物品，预防、控制和消除职业中毒危害，保护劳动者的生命安全、身体健康及其相关权益
国务院规范性文件	《国家突发公共卫生事件应急预案》	2006 年	有效预防、及时控制和消除突发公共卫生事件及其危害，指导和规范各类突发公共卫生事件的应急处理工作，最大程度地减少突发公共卫生事件对公众健康造成的危害，保障公众身心健康与生命安全
	《国家突发公共事件总体应急预案》	2006 年	提高政府保障公共安全和处置突发公共事件的能力，最大程度地预防和减少突发公共事件及其造成的损害，保障公众的生命财产安全，维护国家安全和社会稳定，促进经济社会全面、协调、可持续发展
	《国家突发公共事件医疗卫生救援应急预案》	2006 年	保障自然灾害、事故灾难、公共卫生、社会安全事件等突发公共事件发生后，各项医疗卫生救援工作迅速、高效、有序地进行，提高卫生部门应对各类突发公共事件的应急反应能力和医疗卫生救援水平，最大程度地减少人员伤亡和健康危害，保障人民群众身体健康和生命安全，维护社会稳定

续表

类别	名称	颁布时间	立法目的
国家卫生健康委（含原国家卫生计生委/卫生部）规范性文件	《群体性不明原因疾病应急处置方案（试行）》	2007年	进一步做好群体性不明原因疾病的应急处置工作，提升我国应对群体性不明原因疾病的应急反应能力，做到及时发现、有效控制群体性不明原因疾病，规范群体性不明原因疾病的监测报告、诊治、调查和控制等应急处置技术，指导群体性不明原因疾病事件的应急处置工作，保障人民群众身体健康，维护社会稳定和经济发展
	《关于疾病预防控制体系建设的若干规定》	2005年	加强疾病预防控制体系建设，提高疾病预防控制和突发公共卫生事件应急处置能力，保障人民身体健康和生命安全，促进社会稳定与经济发展
	《医疗机构传染病预检分诊管理办法》	2005年	规范医疗机构传染病预检、分诊工作，有效控制传染病疫情，防止医疗机构内交叉感染，保障人民群众身体健康和生命安全
	《结核病防治管理办法》	2013年	进一步做好结核病防治工作，有效预防、控制结核病的传播和流行，保障人体健康和公共卫生安全
	《全国医疗机构卫生应急工作规范（试行）》	2015年	规范和加强医疗机构和疾病预防控制机构突发事件卫生应急工作
	《全国疾病预防控制机构卫生应急工作规范（试行）》	2015年	明确各级疾病预防控制机构卫生应急工作职责，规范卫生应急准备和应急响应工作，依法、科学、有序、高效地处置各类突发事件
	《突发公共卫生事件与传染病疫情监测信息报告管理办法》	2003年	加强突发公共卫生事件与传染病疫情监测信息报告管理工作，提供及时、科学的防治决策信息，有效预防、及时控制和消除突发公共卫生事件和传染病的危害，保障公众身体健康与生命安全
中国疾病预防控制中心技术文件	《突发事件公共卫生风险评估技术方案（试行）》	2012年	进一步提高各地开展突发事件公共卫生风险评估的能力，建立和完善突发事件公共卫生风险评估的工作机制，规范开展突发事件公共卫生风险评估工作
	《自然灾害卫生应急工作指南》	2010年，最新修订时间为2020年	及时、有序、规范、高效地开展自然灾害卫生应急工作，最大限度地减少灾区人员伤亡和健康危害，保障公众身心健康和生命安全

续表

类别	名称	颁布时间	立法目的
中国疾病预防控制中心技术文件	《群体性不明原因疾病应急处置方案（试行）》	2018 年	为及时发现、有效控制群体性不明原因疾病，规范群体性不明原因疾病发生后的报告、诊治、调查和控制等应急处置技术，指导群体性不明原因疾病事件的应急处置工作，保障人民群众身体健康，维护社会稳定和经济发展
	《自然灾害传染病预防控制工作技术指南（试行）》	2014 年	及早发现、识别自然灾害引起的传染病暴发流行风险，有效预防和控制自然灾害及次生、衍生灾害导致的各种传染病事件的发生，保证自然灾害应急救援和恢复重建工作的顺利完成
国际公共卫生条约	《国际卫生条例》	2005 年	以针对公共卫生危害、同时又避免对国际交通和贸易造成不必要干扰的适当方式预防、抵御和控制疾病的国际传播，并提供公共卫生应对措施

第三节　疾病预防控制法律制度

进入 21 世纪以来，我国制定或者修订出台了多部与疾病预防控制有关的法律法规，为有效应对传染病、慢性非传染性疾病、职业病、食物中毒及突发公共卫生事件等提供了坚实的法律保障，在中国疾病预防控制中发挥了重要作用。目前，涉及疾病预防控制的法律法规较多，由于篇幅限制选择《中华人民共和国传染病防治法》《中华人民共和国疫苗管理法》《中华人民共和国食品安全法》进行介绍。

一、《中华人民共和国传染病防治法》的立法背景与沿革

（一）《中华人民共和国传染病防治法》的出台

20 世纪 80 年代中后期，传染病暴发事件多发，包括：1986 年山东省鼠害引起出血热，1987 年四川省部分地区洪涝灾害引起钩端螺旋体病，1986 年及之后的新疆部分地区饮用水污染引起非甲非乙肝炎流行，1988 年初上海市居民食用被污染的海产品——毛蚶引起甲型肝炎暴发流行，等等。尤其是 1988 年上海因市民食用

毛蚶而引发的甲肝疫情，历时 5 个月，最高日确诊感染人数超过万人，给医疗防疫系统带来巨大压力。1989 年 2 月 21 日，第七届全国人民代表大会常务委员会第六次会议审议通过并颁布了《中华人民共和国传染病防治法》，该法共七章四十一条，章节包括：总则、预防、疫情的报告和公布、控制、监督、法律责任、附则。立法的重点是确立了对传染病实行分类管理的原则，建立了疫情的通报和公布制度，明确对传染病患者特别是甲类传染病患者的管理措施，规定政府卫生行政部门为传染病防治管理监督职责的主管部门等。

（二）《中华人民共和国传染病防治法》的修订

2003 年上半年，我国 24 个省（自治区、直辖市）先后发生“非典”疫情，党中央把防治“非典”列为党和政府各项工作的重中之重，果断作出一系列重大决策和部署。经过不懈努力，“非典”疫情得到了有效控制。在“非典”疫情发生后的一年时间里，全国人大常委会开展了 4 项与传染病防治相关的监督工作。同年 5—6 月，全国人大常委会又开展了固体废物污染环境防治法执法检查，其中对加强“非典”医疗废物、污水处置问题进行了专题检查并提交了报告。之后的 8 月，常委会第四次会议听取审议国务院关于当前重大传染性疾病防治工作情况的报告，这个报告包括了抗击“非典”在内的传染病防治工作的总体情况。

2004 年 8 月 28 日，第十届全国人民代表大会常务委员会第十一次会议修订通过《中华人民共和国传染病防治法》，经过这次较大的修订，其篇幅增加到九章八十条。从章节上看，这次修订增加了“医疗救治”和“保障措施”两章。“医疗救治”主要是明确地方政府加强传染病医疗救治服务网络建设的责任，规范医疗机构有关传染病的接诊、分诊、救治、转诊、保存病历资料等行为，防止发生医院内交叉感染。“保障措施”主要是针对疾病预防控制机构业务经费紧张问题，要求各级政府保障传染病防治工作的经费，做好相关的物资储备。从修订的具体内容上看，其重点有：①法定传染病病种及其分类进行调整，其中将传染性非典型肺炎、人感染高致病性禽流感列入乙类传染病并按照甲类传染病管理。②突出预防和预警，设定传染病监测制度，提高预防传染病的监测预警能力；加强对早期发现的散发传染病患者的隔离治疗；强化医疗机构在传染病疫情监测方面的责任。③完善疫情报告、通报和公布制度，规定医疗机构、疾病预防控制机构、卫生主管部门，以及其他有关主管部门和机构进行传染病疫情报告的内容、程序和时限；增加了政府各部门、各有关机构之间的疫情通报制度。对疫情公布的主体、渠道、形式和原则作了规范。④完善传染病暴发、流行时的控制措施，针对不同传染病的特点，根据各级各类专业机构、各级政府及其有关主管部门的职责分工，分别规定严格控制疫情扩散的各种措施。⑤平衡保护公民个人权利与维护社会公共利益，在规定保障公民个人合法权益的同时，明确规定公民在传染病暴发、流行时应当承担的义务。

2013 年 6 月，十二届全国人民代表大会常务委员会第三次会议作出《关于修改〈中华人民共和国文物保护法〉等十二部法律的决定》，其中对《中华人民共和国传染病防治法》中的个别条款作出修正，对其中有关调整法定传染病种类和分级的职责、程序等规定进行了完善。2025 年 4 月 30 日第十四届全国人民代表大会常务委员会第十五次会议第二次修订。

二、《中华人民共和国传染病防治法》对疾病预防控制机构的相关规定

（一）立法的目的及原则

为了预防、控制和消除传染病的发生与流行，保障公众生命安全和身体健康，防范和化解公共卫生风险，维护国家安全和社会稳定。

传染病防治工作坚持中国共产党的领导，坚持人民至上、生命至上，坚持预防为主、防治结合的方针，坚持依法防控、科学防控的原则。

（二）传染病预防

1. 各级疾病预防控制机构的职责

（1）各级疾病预防控制机构在传染病预防、控制中履行下列职责：①实施传染病预防控制规划，制定传染病预防控制技术方案并组织实施；②组织开展传染病监测，收集、分析和报告传染病监测信息，预测传染病的发生、流行趋势；③开展对传染病疫情和突发公共卫生事件的流行病学调查、风险评估、现场处理及其效果评价；④开展传染病实验室检验检测、诊断、病原学鉴定；⑤实施免疫规划，负责预防性生物制品的使用管理；⑥开展健康教育、咨询，普及传染病防治知识；⑦指导、培训下级疾病预防控制机构及其工作人员开展传染病预防、控制工作；⑧指导医疗机构和学校、托育机构、养老机构、康复机构、福利机构、未成年人救助保护

机构、救助管理机构、体育场馆、监管场所、车站、港口、机场等重点场所开展传染病预防、控制工作；⑨开展传染病防治基础性研究、应用性研究和卫生评价，提供技术咨询。

（2）国家、省级疾病预防控制机构主要负责对传染病发生、流行以及分布进行监测，对重点传染病流行趋势进行预测，提出预防、控制对策，参与并指导对暴发的传染病疫情的调查处理，开展传染病病原学鉴定，建立检验检测质量控制体系，开展基础性研究、应用性研究、卫生评价以及标准规范制定。

（3）设区的市级、县级疾病预防控制机构主要负责传染病预防控制规划、预防控制技术方案的落实，组织实施免疫、消毒，指导病媒生物危害控制，普及传染病防治知识，负责本地区传染病和突发公共卫生事件监测、报告，开展流行病学调查和常见病原微生物检测，开展应用性研究和卫生评价。

2. 拟订（制定）应急预案　国务院疾病预防控制部门拟订国家重点传染病和突发原因不明的传染病预防控制应急预案，由国务院卫生健康主管部门批准、公布。

县级以上地方人民政府制定本行政区域重点传染病和突发原因不明的传染病预防控制应急预案，报上一级人民政府备案并予以公布。鼓励毗邻、相近地区的地方人民政府制定应对区域性传染病的联合预防控制应急预案。

传染病预防控制应急预案应当根据本法和其他有关法律、法规的规定，针对传染病暴发、流行情况和危害程度，具体规定传染病预防、控制工作的组织指挥体系和职责，传染病预防、监测、疫情报告和通报、疫情风险评估、预警、应急工作方案、人员调集以及物资和技术储备与调用等内容。

（三）监测、报告、预警和公布

国家加强传染病监测预警工作，建设多点触发、反应快速、权威高效的传染病监测预警体系。

1. 监测　疾病预防控制机构对传染病的发生、流行以及影响其发生、流行的因素进行监测，及时掌握重点传染病流行强度、危害程度以及病原体变异情况。应当加强原因不明的传染病监测，提高快速发现和及时甄别能力；对新发传染病、境内已消除的传染病以及境外发生、境内尚未发生的传染病进行监测。

2. 报告　疾病预防控制机构、医疗机构和采供血机构及其执行职务的人员发现甲类传染病患者、病原携带者、疑似患者或者新发传染病、突发原因不明的传染病，以及其他传染病暴发、流行时，应当于两小时内进行网络直报；发现乙类传染病患者、疑似患者或者国务院疾病预防控制部门规定需要报告的乙类传染病病原携带者时，应当于二十四小时内进行网络直报；发现丙类传染病患者时，应当于二十四小时内进行网络直报。

疾病预防控制机构、医疗机构和采供血机构应当建立健全传染病疫情报告管理制度，加强传染病疫情和相关信息报告的培训、日常管理和质量控制，定期对本机构报告的传染病疫情和相关信息以及报告质量进行分析、汇总和通报。

疾病预防控制部门应当公布热线电话等，畅通报告途径，确保及时接收、调查和处理相关报告信息。设立或者指定专门的部门、人员负责传染病疫情信息管理工作，主动收集、分析、调查、核实传染病疫情信息。

疾病预防控制机构接到甲类传染病、新发传染病、突发原因不明的传染病报告或者发现传染病暴发、流行时，应当于两小时内完成传染病疫情信息核实以及向同级卫生健康主管部门、疾病预防控制部门和上级疾病预防控制机构报告的工作。疾病预防控制部门接到报告后应当立即报告同级人民政府，同时报告上一级人民政府卫生健康主管部门、疾病预防控制部门和国务院卫生健康主管部门、疾病预防控制部门。

3. 预警 疾病预防控制机构根据传染病监测信息和传染病疫情风险评估结果，向社会发布健康风险提示；发现可能发生突发公共卫生事件，经评估认为需要发布预警的，向同级疾病预防控制部门提出发布预警的建议。疾病预防控制部门收到建议后应当及时组织专家进行分析研判，需要发布预警的，由卫生健康主管部门、疾病预防控制部门立即向同级人民政府报告。

4. 公布 国务院疾病预防控制部门定期向社会公布全国传染病疫情信息。县级以上地方人民政府疾病预防控制部门定期向社会公布本行政区域的传染病疫情信息。

传染病暴发、流行时，县级以上地方人民政府疾病预防控制部门应当及时、准确地向社会公布本行政区域传染病名称、流行传播范围以及确诊病例、疑似病例、死亡病例数量等传染病疫情信息。传染病跨省级行政区域暴发、流行时，国务院疾病预防控制部门应当及时、准确地向社会公布上述信息。

县级以上人民政府疾病预防控制部门发现虚假或者不完整传染病疫情信息的，

应当及时发布准确的信息予以澄清。

（四）疫情控制

1. 医学观察、隔离治疗 医疗机构、疾病预防控制机构发现甲类传染病时，应当立即采取下列措施，并向县级以上地方人民政府疾病预防控制部门报告：①对甲类传染病患者、病原携带者，予以隔离治疗、医学观察；②对甲类传染病疑似患者，确诊前单独隔离治疗；③对甲类传染病患者、病原携带者、疑似患者的密切接触者，予以医学观察，并采取其他必要的预防措施。

医疗机构、疾病预防控制机构对甲类传染病患者、病原携带者、疑似患者以及上述人员的密切接触者采取隔离治疗、医学观察措施，应当根据国家有关规定和医学检查结果科学合理确定具体人员范围和期限，并根据情况变化及时调整。采取隔离治疗、医学观察措施，不得超出规定的范围和期限。

2. 控制、卫生处理 疾病预防控制机构发现传染病疫情或者接到传染病疫情报告时，应当及时采取下列措施：①对传染病疫情进行流行病学调查，根据调查情况提出对受影响的相关区域的防控建议，对被污染的场所进行卫生处理，判定密切接触者，指导做好对密切接触者的管理，并向疾病预防控制部门提出传染病疫情防控方案；②传染病暴发、流行时，对受影响的相关区域进行卫生处理，向疾病预防控制部门提出传染病疫情防控方案，并按照传染病疫情防控相关要求采取措施；③指导下级疾病预防控制机构、医疗机构实施传染病预防、控制措施，组织、指导有关单位对传染病疫情的处理。

3. 紧急措施 传染病暴发、流行时，县级以上地方人民政府应当立即组织力量，按照传染病预防控制应急预案进行防治，控制传染源，切断传染病的传播途径；发生重大传染病疫情，经评估必要时，可以采取下列紧急措施：①限制或者停止集市、影剧院演出或者其他人群聚集的活动；②停工、停业、停课；③封闭或者封存被传染病病原体污染的公共饮用水源、食品以及相关物品；④控制或者扑杀、无害化处理染疫动物；⑤封闭可能造成传染病扩散的场所；⑥防止传染病传播的其他必要措施。

（五）监督管理

县级以上人民政府疾病预防控制部门对传染病防治工作履行下列监督检查职

责：①对下级人民政府疾病预防控制部门履行本法规定的职责进行监督检查；②对疾病预防控制机构、医疗机构、采供血机构的传染病预防、控制工作进行监督检查；③对用于传染病防治的消毒产品及其生产企业、饮用水供水单位以及涉及饮用水卫生安全的产品进行监督检查；④对公共场所、学校、托育机构的卫生条件和传染病预防、控制措施进行监督检查；⑤对病原微生物菌（毒）种和传染病检测样本的采集、保藏、提供、携带、运输、使用进行监督检查。

县级以上地方人民政府疾病预防控制部门在履行监督检查职责时，发现可能被传染病病原体污染的公共饮用水源、食品以及相关物品，如不及时采取控制措施可能导致传染病传播、暴发、流行的，应当采取封闭公共饮用水源、封存食品以及相关物品或者暂停销售的临时控制措施，并予以检验或者进行消毒处理。经检验，对被污染的食品，应当予以销毁；对未被污染的食品或者经消毒处理后可以使用的物品，应当及时解除控制措施。

（六）法律责任

1. 县级以上人民政府卫生健康主管部门、疾病预防控制部门 有下列情形之一的，由本级人民政府或者上级人民政府卫生健康主管部门、疾病预防控制部门责令改正，通报批评；情节严重的，对负有责任的领导人员和直接责任人员依法给予处分：①未依法履行传染病疫情通报、报告或者公布职责，隐瞒、谎报、缓报、漏报传染病疫情，或者干预传染病疫情报告；②发生或者可能发生传染病传播时未依法采取预防、控制措施；③未依法履行监督检查职责，或者发现违法行为不及时查处；④未及时调查、处理对下级人民政府卫生健康主管部门、疾病预防控制部门不履行传染病防治职责的举报；⑤违反本法规定的其他失职、渎职行为。

2. 县级疾病预防控制机构 有下列情形之一的，由县级以上人民政府疾病预防控制部门责令改正，给予警告或者通报批评，对直接负责的主管人员和其他直接责任人员依法给予处分，并可以由原发证部门依法吊销有关责任人员的执业证书：①未依法履行传染病监测、疫情风险评估职责；②未依法履行传染病疫情报告职责，隐瞒、谎报、缓报、漏报传染病疫情，或者干预传染病疫情报告；③未主动收集传染病疫情信息，或者对传染病疫情信息和疫情报告未及时进行分析、调查、核实；④发现传染病疫情或者接到传染病疫情报告时，未依据职责及时采取本法规定的措施；⑤未遵守国家有关规定，导致因使用血液制品引起经血液传播疾病的发生。

三、《中华人民共和国疫苗管理法》

（一）立法背景

疫苗关系人民群众生命健康，关系公共卫生安全和国家安全。2018 年 7 月某生物科技公司违法违规生产狂犬病疫苗案件，既暴露出监管不到位等诸多漏洞，也反映出疫苗生产、流通、使用等方面存在的制度缺陷。党中央、国务院高度重视，统筹整合，将分散在多部法律法规中的疫苗研制、生产、流通、预防接种、异常反应监测、保障措施、监督管理、法律责任等规定进行全链条统筹整合，系统谋划思考，提升法律层级，强化法律措施，增强疫苗立法的针对性、实效性和可操作性。2019 年 6 月 29 日第十三届全国人民代表大会常务委员会第十一次会议通过《中华人民共和国疫苗管理法》，该法包括总则、疫苗研制和注册、疫苗生产和批签发、疫苗流通、预防接种、异常反应监测和处理、疫苗上市后管理、保障措施、监督管理、法律责任、附则，共十一章一百条。

（二）立法目的与作用

其目的是：为了加强疫苗管理，保证疫苗质量和供应，规范预防接种，促进疫苗行业发展，保障公众健康，维护公共卫生安全。其作用是：为国家对疫苗实行最严格的管理制度，坚持安全第一、风险管理、全程管控、科学监管、社会共治，提供法律保障。

（三）对疫苗追溯、流通、接种、异常反应的规定

1. 疫苗全程电子追溯和安全管理

（1）国家实行疫苗全程电子追溯制度：国务院药品监督管理部门会同国务院卫生健康主管部门制定统一的疫苗追溯标准和规范，建立全国疫苗电子追溯协同平台，整合疫苗生产、流通和预防接种全过程追溯信息，实现疫苗可追溯。疫苗上市许可持有人应当建立疫苗电子追溯系统，与全国疫苗电子追溯协同平台相衔接，实现生产、流通和预防接种全过程最小包装单位疫苗可追溯、可核查。疾病预防控制机构、接种单位应当依法如实记录疫苗流通、预防接种等情况，并按照规定向全国疫苗电子追溯协同平台提供追溯信息。

（2）建立健全生物安全管理制度：疫苗研制、生产、检验等过程中应当建立健

全生物安全管理制度，严格控制生物安全风险，加强菌毒株等病原微生物的生物安全管理，保护操作人员和公众的健康，保证菌毒株等病原微生物用途合法、正当。疫苗研制、生产、检验等使用的菌毒株和细胞株，应当明确历史、生物学特征、代次，建立详细档案，保证来源合法、清晰、可追溯；来源不明的，不得使用。

2. 疫苗流通

（1）采购及价格：国家免疫规划疫苗由国务院卫生健康主管部门会同国务院财政部门等组织集中招标或者统一谈判，形成并公布中标价格或者成交价格，各省、自治区、直辖市实行统一采购。

国家免疫规划疫苗以外的其他免疫规划疫苗、非免疫规划疫苗由各省、自治区、直辖市通过省级公共资源交易平台组织采购。

疫苗的价格由疫苗上市许可持有人依法自主合理制定。疫苗的价格水平、差价率、利润率应当保持在合理幅度。

（2）使用计划及备案：省级疾病预防控制机构应当根据国家免疫规划和本行政区域疾病预防、控制需要，制定本行政区域免疫规划疫苗使用计划，并按照国家有关规定向组织采购疫苗的部门报告，同时报省、自治区、直辖市人民政府卫生健康主管部门备案。

（3）疫苗供应：疫苗上市许可持有人应当按照采购合同约定，向疾病预防控制机构供应疫苗。疾病预防控制机构应当按照规定向接种单位供应疫苗。疾病预防控制机构以外的单位和个人不得向接种单位供应疫苗，接种单位不得接收该疫苗。

（4）疫苗配送：疫苗上市许可持有人应当按照采购合同约定，向疾病预防控制机构或者疾病预防控制机构指定的接种单位配送疫苗。疫苗上市许可持有人、疾病预防控制机构自行配送疫苗应当具备疫苗冷链储存、运输条件，也可以委托符合条件的疫苗配送单位配送疫苗。

疾病预防控制机构配送非免疫规划疫苗可以收取储存、运输费用，具体办法由国务院财政部门会同国务院价格主管部门制定，收费标准由省、自治区、直辖市人民政府价格主管部门会同财政部门制定。

（5）疫苗储存运输：疾病预防控制机构、接种单位、疫苗上市许可持有人、疫苗配送单位应当遵守疫苗储存、运输管理规范，保证疫苗质量。疫苗在储存、运输全过程中应当处于规定的温度环境，冷链储存、运输应当符合要求，并定时监测、记录温度。疫苗储存、运输管理规范由国务院药品监督管理部门、国务院卫生健康主管部门共同制定。

（6）疫苗销售及备查：疫苗上市许可持有人在销售疫苗时，应当提供加盖其印章的批签发证明复印件或者电子文件；销售进口疫苗的，还应当提供加盖其印章的进口药品通关单复印件或者电子文件。

疾病预防控制机构、接种单位在接收或者购进疫苗时，应当索取前款规定的证明文件，并保存至疫苗有效期满后不少于五年备查。

疫苗上市许可持有人应当按照规定，建立真实、准确、完整的销售记录，并保存至疫苗有效期满后不少于五年备查。

疾病预防控制机构、接种单位、疫苗配送单位应当按照规定，建立真实、准确、完整的接收、购进、储存、配送、供应记录，并保存至疫苗有效期满后不少于五年备查。

（7）温度监测：疾病预防控制机构、接种单位接收或者购进疫苗时，应当索取本次运输、储存全过程温度监测记录，并保存至疫苗有效期满后不少于五年备查；对不能提供本次运输、储存全过程温度监测记录或者温度控制不符合要求的，不得接收或者购进，并应当立即向县级以上地方人民政府药品监督管理部门、卫生健康主管部门报告。

（8）定期检查与处置：疾病预防控制机构、接种单位应当建立疫苗定期检查制度，对存在包装无法识别、储存温度不符合要求、超过有效期等问题的疫苗，采取隔离存放、设置警示标志等措施，并按照国务院药品监督管理部门、卫生健康主管部门、生态环境主管部门的规定处置。疾病预防控制机构、接种单位应当如实记录处置情况，处置记录应当保存至疫苗有效期满后不少于五年备查。

3. 预防接种

（1）制定免疫规划：国务院卫生健康主管部门制定国家免疫规划；国家免疫规划疫苗种类由国务院卫生健康主管部门会同国务院财政部门拟定，报国务院批准后公布。

国务院卫生健康主管部门建立国家免疫规划专家咨询委员会，并会同国务院财政部门建立国家免疫规划疫苗种类动态调整机制。

省、自治区、直辖市人民政府在执行国家免疫规划时，可以根据本行政区域疾病预防、控制需要，增加免疫规划疫苗种类，报国务院卫生健康主管部门备案并公布。

（2）制定预防接种工作规范及使用指导原则：国务院卫生健康主管部门应当制定、公布预防接种工作规范，强化预防接种规范化管理。制定、公布国家免疫规划疫苗的免疫程序和非免疫规划疫苗的使用指导原则。

省、自治区、直辖市人民政府卫生健康主管部门应当结合本行政区域实际情况制定接种方案，并报国务院卫生健康主管部门备案。

（3）开展预防接种相关活动：各级疾病预防控制机构应当按照各自职责，开展与预防接种相关的宣传、培训、技术指导、监测、评价、流行病学调查、应急处置等工作。

（4）接种单位应当具备下列条件：①取得医疗机构执业许可证；②具有经过县级人民政府卫生健康主管部门组织的预防接种专业培训并考核合格的医师、护士或者乡村医生；③具有符合疫苗储存、运输管理规范的冷藏设施、设备和冷藏保管制度。

县级以上地方人民政府卫生健康主管部门指定符合条件的医疗机构承担责任区域内免疫规划疫苗接种工作。符合条件的医疗机构可以承担非免疫规划疫苗接种工作，并应当报颁发其医疗机构执业许可证的卫生健康主管部门备案。接种单位应当加强内部管理，开展预防接种工作应当遵守预防接种工作规范、免疫程序、疫苗使用指导原则和接种方案。各级疾病预防控制机构应当加强对接种单位预防接种工作的技术指导和疫苗使用的管理。

（5）告知与询问：医疗卫生人员实施接种，应当告知受种者或者其监护人所接种疫苗的品种、作用、禁忌、不良反应以及现场留观等注意事项，询问受种者的健康状况以及是否有接种禁忌等情况，并如实记录告知和询问情况。受种者或者其监护人应当如实提供受种者的健康状况和接种禁忌等情况。有接种禁忌不能接种的，医疗卫生人员应当向受种者或者其监护人提出医学建议，并如实记录提出医学建议情况。

（6）检查与核对：医疗卫生人员在实施接种前，应当按照预防接种工作规范的要求，检查受种者健康状况、核查接种禁忌，查对预防接种证，检查疫苗、注射器的外观、批号、有效期，核对受种者的姓名、年龄和疫苗的品名、规格、剂量、接种部位、接种途径，做到受种者、预防接种证和疫苗信息相一致，确认无误后方可实施接种。

（7）留观：医疗卫生人员应当对符合接种条件的受种者实施接种。受种者在现场留观期间出现不良反应的，医疗卫生人员应当按照预防接种工作规范的要求，及时采取救治等措施。

（8）接种记录：医疗卫生人员应当按照国务院卫生健康主管部门的规定，真实、准确、完整记录疫苗的品种、上市许可持有人、最小包装单位的识别信息、有效期、接种时间、实施接种的医疗卫生人员、受种者等接种信息，确保接种信息可追溯、可查询。接种记录应当保存至疫苗有效期满后不少于五年备查。

4. 异常反应监测和处理

（1）异常反应定义：预防接种异常反应，是指合格的疫苗在实施规范接种过程中或者实施规范接种后造成受种者机体组织器官、功能损害，相关各方均无过错的药品不良反应。下列情形不属于预防接种异常反应：①因疫苗本身特性引起的接种后一般反应；②因疫苗质量问题给受种者造成的损害；③因接种单位违反预防接种工作规范、免疫程序、疫苗使用指导原则、接种方案给受种者造成的损害；④受种者在接种时正处于某种疾病的潜伏期或者前驱期，接种后偶合发病；⑤受种者有疫苗说明书规定的接种禁忌，在接种前受种者或者其监护人未如实提供受种者的健康状况和接种禁忌等情况，接种后受种者原有疾病急性复发或者病情加重；⑥因心理因素发生的个体或者群体的心因性反应。

（2）国家加强预防接种异常反应监测：预防接种异常反应监测方案由国务院卫生健康主管部门会同国务院药品监督管理部门制定。接种单位、医疗机构等发现疑似预防接种异常反应的，应当按照规定向疾病预防控制机构报告。

（3）疑似预防接种异常反应处理：疾病预防控制机构应当按照规定及时报告，组织调查、诊断，并将调查、诊断结论告知受种者或者其监护人。对调查、诊断结论有争议的，可以根据国务院卫生健康主管部门制定的鉴定办法申请鉴定。

（四）监督管理及法律责任

1. 监督主体 药品监督管理部门、卫生健康主管部门按照各自职责对疫苗研制、生产、流通和预防接种全过程进行监督管理，监督疫苗上市许可持有人、疾病预防控制机构、接种单位等依法履行义务。

2. 发现疫苗质量问题的处置 疫苗存在或者疑似存在质量问题的，疫苗上市许可持有人、疾病预防控制机构、接种单位应当立即停止销售、配送、使用，必要时立即停止生产，按照规定向县级以上人民政府药品监督管理部门、卫生健康主管部门报告。卫生健康主管部门应当立即组织疾病预防控制机构和接种单位采取必要的应急处置措施，同时向上级人民政府卫生健康主管部门报告。药品监督管理部门应当依法采取查封、扣押等措施。对已经销售的疫苗，疫苗上市许可持有人应当及时通知相关疾病预防控制机构、疫苗配送单位、接种单位，按照规定召回，如实记录召回和通知情况，疾病预防控制机构、疫苗配送单位、接种单位应当予以配合。

疫苗上市许可持有人、疾病预防控制机构、接种单位发现存在或者疑似存在质量问题的疫苗，不得瞒报、谎报、缓报、漏报，不得隐匿、伪造、毁灭有关证据。

3. 法律责任

（1）违反疫苗储存、运输管理规范有关冷链储存、运输要求的法律责任：疾病预防控制机构、接种单位、疫苗上市许可持有人、疫苗配送单位违反疫苗储存、运输管理规范有关冷链储存、运输要求的，由县级以上人民政府药品监督管理部门责令改正，给予警告，对违法储存、运输的疫苗予以销毁，没收违法所得；拒不改正的，对接种单位、疫苗上市许可持有人、疫苗配送单位处二十万元以上一百万元以下的罚款；情节严重的，对接种单位、疫苗上市许可持有人、疫苗配送单位处违法储存、运输疫苗货值金额十倍以上三十倍以下的罚款等。

疾病预防控制机构、接种单位有前款规定违法行为的，县级以上人民政府卫生健康主管部门可以对主要负责人、直接负责的主管人员和其他直接责任人员依法给予警告直至撤职处分，责令负有责任的医疗卫生人员暂停六个月以上一年以下执业活动；造成严重后果的，对主要负责人、直接负责的主管人员和其他直接责任人员依法给予开除处分，由原发证部门吊销负有责任的医疗卫生人员的执业证书。

（2）违反疫苗流通及接种相关规定的法律责任：疾病预防控制机构、接种单位有下列情形之一的：①未按照规定供应、接收、采购疫苗；②接种疫苗未遵守预防接种工作规范、免疫程序、疫苗使用指导原则、接种方案；③擅自进行群体性预防接种。由县级以上人民政府卫生健康主管部门责令改正，给予警告，没收违法所得；情节严重的，对主要负责人、直接负责的主管人员和其他直接责任人员依法给予警告直至撤职处分，责令负有责任的医疗卫生人员暂停一年以上十八个月以下执业活动；造成严重后果的，对主要负责人、直接负责的主管人员和其他直接责任人员依法给予开除处分，由原发证部门吊销负有责任的医疗卫生人员的执业证书。

（3）违反提供追溯信息及记录管理相关规定的法律责任：疾病预防控制机构、

接种单位有下列情形之一的：①未按照规定提供追溯信息；②接收或者购进疫苗时未按照规定索取并保存相关证明文件、温度监测记录；③未按照规定建立并保存疫苗接收、购进、储存、配送、供应、接种、处置记录；④未按照规定告知、询问受种者或者其监护人有关情况。由县级以上人民政府卫生健康主管部门责令改正，给予警告；情节严重的，对主要负责人、直接负责的主管人员和其他直接责任人员依法给予警告直至撤职处分，责令负有责任的医疗卫生人员暂停六个月以上一年以下执业活动；造成严重后果的，对主要负责人、直接负责的主管人员和其他直接责任人员依法给予开除处分，由原发证部门吊销负有责任的医疗卫生人员的执业证书。

（4）未按照规定报告预防接种异常反应、疫苗安全事件的法律责任：疾病预防控制机构、接种单位、医疗机构未按照规定报告疑似预防接种异常反应、疫苗安全事件等，或者未按照规定对疑似预防接种异常反应组织调查、诊断等的，由县级以上人民政府卫生健康主管部门责令改正，给予警告；情节严重的，对接种单位、医疗机构处五万元以上五十万元以下的罚款，对疾病预防控制机构、接种单位、医疗机构的主要负责人、直接负责的主管人员和其他直接责任人员依法给予警告直至撤职处分；造成严重后果的，对主要负责人、直接负责的主管人员和其他直接责任人员依法给予开除处分，由原发证部门吊销负有责任的医疗卫生人员的执业证书。

（5）违法收取费用的法律责任：疾病预防控制机构、接种单位违反本法规定收取费用的，由县级以上人民政府卫生健康主管部门监督其将违法收取的费用退还给原缴费的单位或者个人，并由县级以上人民政府市场监督管理部门依法给予处罚。

（6）承担赔偿责任的规定：因疫苗质量问题造成受种者损害的，疫苗上市许可持有人应当依法承担赔偿责任。疾病预防控制机构、接种单位因违反预防接种工作规范、免疫程序、疫苗使用指导原则、接种方案，造成受种者损害的，应当依法承担赔偿责任。

四、《中华人民共和国食品安全法》

（一）立法背景

俗话说，“民以食为天，食以安为先”。随着我国市场经济的深入发展和社会的日益复杂化，由于食品生产经营“低门槛”，食品生产经营者的法律意识参差不齐，出现了诸如“红心鸭蛋”“有毒咖啡”“问题奶粉”等侵犯公众利益的重大事件。针对不断发生的一系列食品安全事件，党和政府高度重视，在《中华人民共和国食品卫生法》的基础上，于2009年2月28日第十一届全国人民代表大会常务委员会第七次会议通过了《中华人民共和国食品安全法》，2009年6月1日起施行，2015年4月24日第十二届全国人民代表大会常务委员会第十四次会议修订，2018年12月29日第十三届全国人民代表大会常务委员会第七次会议《关于修改〈中华人民共和国产品质量法〉等五部法律的决定》第一次修正，2021年4月29日第十三届全国人民代表大会常务委员会第二十八次会议《关于修改〈中华人民共和国道路交通安全法〉等八部法律的决定》第二次修正。

（二）立法目的及八大法律制度

其立法目的是：为保证食品安全，保障公众身体健康和生命安全。

进一步完善和确立了八个方面的法律制度，包括：食品安全“无缝对接”监管体制；确定食品安全风险监测评估制度；统一食品安全国家标准；强化经营者的社会责任；食品添加剂必须安全可靠；保健食品实行严格监管；有效处置食品安全事故；建立惩罚赔偿制度。这些制度为食品安全提供了法律保障。

（三）《中华人民共和国食品安全法》与疾病预防控制机构有关的规定

1. 食品安全风险监测和评估

（1）国家建立食品安全风险监测制度：对食源性疾病、食品污染以及食品中的有害因素进行监测。

国务院卫生行政部门会同国务院食品安全监督管理等部门，制定、实施国家食品安全风险监测计划。

国务院食品安全监督管理部门和其他有关部门获知有关食品安全风险信息后，应当立即核实并向国务院卫生行政部门通报。对有关部门通报的食品安全风险信息以及医疗机构报告的食源性疾病等有关疾病信息，国务院卫生行政部门应当会同国务院有关部门分析研究，认为必要的，及时调整国家食品安全风险监测计划。

省、自治区、直辖市人民政府卫生行政部门会同同级食品安全监督管理等部门，根据国家食品安全风险监测计划，结合本行政区域的具体情况，制定、调整本行政区域的食品安全风险监测方案，报国务院卫生行政部门备案并实施。

承担食品安全风险监测工作的技术机构应当根据食品安全风险监测计划和监测方案开展监测工作，保证监测数据真实、准确，并按照食品安全风险监测计划和监测方案的要求报送监测数据和分析结果。食品安全风险监测工作人员有权进入相关食用农产品种植养殖、食品生产经营场所采集样品、收集相关数据。采集样品应当按照市场价格支付费用。

食品安全风险监测结果表明可能存在食品安全隐患的，县级以上人民政府卫生行政部门应当及时将相关信息通报同级食品安全监督管理等部门，并报告本级人民政府和上级人民政府卫生行政部门。食品安全监督管理等部门应当组织开展进一步调查。

（2）食品安全风险评估方法：运用科学方法，根据食品安全风险监测信息、科学数据以及有关信息，对食品、食品添加剂、食品相关产品中生物性、化学性和物理性危害因素进行风险评估。

国务院卫生行政部门负责组织食品安全风险评估工作，成立由医学、农业、食品、营养、生物、环境等方面的专家组成的食品安全风险评估专家委员会进行食品安全风险评估。食品安全风险评估结果由国务院卫生行政部门公布。

对农药、肥料、兽药、饲料和饲料添加剂等的安全性评估，应当有食品安全风险评估专家委员会的专家参加。食品安全风险评估不得向生产经营者收取费用，采集样品应当按照市场价格支付费用。

（3）食品安全风险评估对象：有下列情形之一的，应当进行食品安全风险评估：①通过食品安全风险监测或者接到举报发现食品、食品添加剂、食品相关产品可能存在安全隐患的；②为制定或者修订食品安全国家标准提供科学依据需要进行风险评估的；③为确定监督管理的重点领域、重点品种需要进行风险评估的；④发现新的可能危害食品安全因素的；⑤需要判断某一因素是否构成食品安全隐患的；⑥国务院卫生行政部门认为需要进行风险评估的其他情形。

2. 食品安全标准

（1）要求：制定食品安全标准，应当以保障公众身体健康为宗旨，做到科学合理、安全可靠。食品安全标准是强制执行的标准。除食品安全标准外，不得制定其他食品强制性标准。

（2）内容：食品安全标准应当包括下列内容：①食品、食品添加剂、食品相关产品中的致病性微生物，农药残留、兽药残留、生物毒素、重金属等污染物质以及其他危害人体健康物质的限量规定；②食品添加剂的品种、使用范围、用量；③专供婴幼儿和其他特定人群的主辅食品的营养成分要求；④对与卫生、营养等食品安全要求有关的标签、标志、说明书的要求；⑤食品生产经营过程的卫生要求；⑥与食品安全有关的质量要求；⑦与食品安全有关的食品检验方法与规程；⑧其他需要制定为食品安全标准的内容。

（3）依据：制定食品安全国家标准，应当依据食品安全风险评估结果并充分考虑食用农产品安全风险评估结果，参照相关的国际标准和国际食品安全风险评估结果，并将食品安全国家标准草案向社会公布，广泛听取食品生产经营者、消费者、有关部门等方面的意见。

（4）审查：食品安全国家标准应当经国务院卫生行政部门组织的食品安全国家标准审评委员会审查通过。食品安全国家标准审评委员会由医学、农业、食品、营养、生物、环境等方面的专家以及国务院有关部门、食品行业协会、消费者协会的代表组成，对食品安全国家标准草案的科学性和实用性等进行审查。

对地方特色食品，没有食品安全国家标准的，省、自治区、直辖市人民政府卫生行政部门可以制定并公布食品安全地方标准，报国务院卫生行政部门备案。食品安全国家标准制定后，该地方标准即行废止。

（5）公布：省级以上人民政府卫生行政部门应当在其网站上公布制定和备案的食品安全国家标准、地方标准和企业标准，供公众免费查阅、下载。

对食品安全标准执行过程中的问题，县级以上人民政府卫生行政部门应当会同有关部门及时给予指导、解答。

3. 食品安全事故处置

（1）制定食品安全事故应急预案：国务院组织制定国家食品安全事故应急预案。县级以上地方人民政府应当根据有关法律、法规的规定和上级人民政府的食品安全事故应急预案以及本行政区域的实际情况，制定本行政区域的食品安全事故应急预案，并报上一级人民政府备案。

食品安全事故应急预案应当对食品安全事故分级、事故处置组织指挥体系与职责、预防预警机制、处置程序、应急保障措施等作出规定。

（2）上报：发生食品安全事故的单位应当立即采取措施，防止事故扩大。事故单位和接收患者进行治疗的单位应当及时向事故发生地县级人民政府食品安全监督管理、卫生行政部门报告。

发生食品安全事故，接到报告的县级人民政府食品安全监督管理部门应当按照应急预案的规定向本级人民政府和上级人民政府食品安全监督管理部门报告。县级人民政府和上级人民政府食品安全监督管理部门应当按照应急预案的规定上报。任何单位和个人不得对食品安全事故隐瞒、谎报、缓报，不得隐匿、伪造、毁灭有关证据。

医疗机构发现其接收的患者属于食源性疾病患者或者疑似患者的，应当按照规定及时将相关信息向所在地县级人民政府卫生行政部门报告。县级人民政府卫生行政部门认为与食品安全有关的，应当及时通报同级食品安全监督管理部门。

（3）采取措施：县级以上人民政府食品安全监督管理部门接到食品安全事故的报告后，应当立即会同同级卫生行政、农业行政等部门进行调查处理，并采取下列措施，防止或者减轻社会危害：①开展应急救援工作，组织救治因食品安全事故导致人身伤害的人员。②封存可能导致食品安全事故的食品及其原料，并立即进行检验；对确认属于被污染的食品及其原料，责令食品生产经营者依照本法第六十三条的规定召回或者停止经营。③封存被污染的食品相关产品，并责令进行清洗消毒。④做好信息发布工作，依法对食品安全事故及其处理情况进行发布，并对可能产生的危害加以解释、说明。

（4）启动应急预案及流行病学调查：发生食品安全事故需要启动应急预案的，县级以上人民政府应当立即成立事故处置指挥机构，启动应急预案，依照前款和应急预案的规定进行处置。

县级以上疾病预防控制机构应当对事故现场进行卫生处理，并对与事故有关的因素开展流行病学调查，有关部门应当予以协助。县级以上疾病预防控制机构应当向同级食品安全监督管理、卫生行政部门提交流行病学调查报告。

调查食品安全事故，应当坚持实事求是、尊重科学的原则，及时、准确查清事故性质和原因，认定事故责任，提出整改措施。除了查明事故单位的责任，还应当查明有关监督管理部门、食品检验机构、认证机构及其工作人员的责任。

食品安全事故调查部门有权向有关单位和个人了解与事故有关的情况，并要求提供相关资料和样品。有关单位和个人应当予以配合，按照要求提供相关资料和样品，不得拒绝。

任何单位和个人不得阻挠、干涉食品安全事故的调查处理。

4. 法律责任

（1）提供虚假监测、评估信息的法律责任：承担食品安全风险监测、风险评估工作的技术机构、技术人员提供虚假监测、评估信息的，依法对技术机构直接负责的主管人员和技术人员给予撤职、开除处分；有执业资格的，由授予其资格的主管部门吊销执业证书。

（2）食品检验机构、检验人员出具虚假检验报告的法律责任：违反本法规定，食品检验机构、食品检验人员出具虚假检验报告的，由授予其资质的主管部门或者机构撤销该食品检验机构的检验资质，没收所收取的检验费用，并处检验费用五倍以上十倍以下罚款，检验费用不足一万元的，并处五万元以上十万元以下罚款；依法对食品检验机构直接负责的主管人员和食品检验人员给予撤职或者开除处分；导致发生重大食品安全事故的，对直接负责的主管人员和食品检验人员给予开除处分。

受到开除处分的食品检验机构人员，自处分决定作出之日起十年内不得从事食品检验工作；因食品安全违法行为受到刑事处罚或者因出具虚假检验报告导致发生重大食品安全事故受到开除处分的食品检验机构人员，终身不得从事食品检验工作。食品检验机构聘用不得从事食品检验工作的人员的，由授予其资质的主管部门或者机构撤销该食品检验机构的检验资质。

食品检验机构出具虚假检验报告，使消费者的合法权益受到损害的，应当与食品生产经营者承担连带责任。

第四节　疾病预防控制法制现代化建设展望

一、面临的挑战

由于全球经济一体化不断加强，加快了全球传染性疾病的传播和蔓延，传统传染病和新发突发传染病双重挑战格局并存，使防治形势更加严峻复杂，防控难度增大。近 30 年来，全球新发传染病已达 40 余种，例如：新冠病毒感染、传染性非典型肺炎、甲型 H1N1 流感、人感染 H7N9 禽流感、埃博拉出血热、中东呼吸综合征等，这些传染病传播范围广、传播速度快、社会危害大，对人类的生存和发展构成极大威胁，成为全球公共卫生的重点和难点领域。

随着我国人口老龄化、少子化、城市化、工业化的快速发展，以及人们生活方式的转变，我国疾病谱发生了巨大的变化，以心脑血管疾病、癌症、呼吸系统疾病、高血压、糖尿病等为代表的慢性病已成为我国最主要的死亡原因，约占总死亡人口的 87% 以上，也是我国最大的疾病负担。与此同时一些职业病及各类中毒的发病率仍居高不下，突发公共卫生事件时有发生，使得我国疾病预防控制工作面临严峻的挑战。

二、法制现代化建设进一步优化的路径

（一）继续完善修订现有法律法规

1. 多种立法手段协同发力 综合运用立、改、废、释、编、授等多种立法手段，协同发力，推动法律体系进一步完善、跟上时代发展。通过建立健全法律体系适时更新和自我完善的规则，实现清理工作常态化，力争做到立、改、废同步进行。在制定新法时，同时研究考虑与已经出台法律的一致性，防止在法律出台之后出现新的不一致、不协调。

2. 做好上下位法间的衔接 积极推动地方立法及建立上位法的跟踪机制，应与已出台《中华人民共和国突发事件应对法》《中华人民共和国传染病防治法》《中华人民共和国生物安全法》《中华人民共和国疫苗管理法》等相关条款做好衔接。对地方性法规中与上位法不一致、不协调的规定，及时启动立法程序，予以修改或废止。使各项法律法规相互衔接、环环相扣、相互照应，形成整体，发挥合力。

（二）加快公共卫生法立法进程

目前的公共卫生法律中缺少母法，对同一领域的立法主要采取按具体调整对象分别制定单行法律的做法，较快较好地解决了当时多领域立法缺失的主要矛盾。但随着单行立法的逐渐增多，在有些领域也出现了各单行法的规定交叉重复，甚至不衔接、不协调的问题，一些单行法中共同规则多、规范关联度高，更适宜采用综合性立法。

继续有计划、有重点地稳步推进公共卫生法编纂工作。适时启动公共卫生法立法程序，形成体例更科学、结构更严谨、内部更和谐的法律制度规范，对疾病预防控制乃至公共卫生领域常态化治理起到引领和规范作用。通过公共卫生法进一步界定公共卫生使命和职能，从法律层面明确公共卫生体系在国民经济和社会事业发展中的地位、作用及权限，确定各级政府贯彻预防为主工作方针中的法定责任等，在全社会树立起预防为主的科学理念和价值氛围。

三、加强疾病预防控制法制现代化的有效实施

法治兴则国兴，法治强则国强。面向未来，以习近平法治思想为指引，发挥法治在国家治理体系和治理能力现代化中的积极作用，新时代全面依法治国必将不断开创新局面，为实现中华民族伟大复兴提供更加坚实的保障。

（一）进一步加强法治理念和法治思维

习近平总书记在统筹推进新冠疫情防控和经济社会发展工作部署会议上强调："要依法依规做好疫情防控，坚持运用法治思维和法治方式开展工作。"因此，各级疾控机构必须加强法治理念和法治思维，严格按照《中华人民共和国传染病防治法》《中华人民共和国食品安全法》《中华人民共和国疫苗管理法》等相关法律法规的规定，依法做好疾病预防控制。同时，公权力的行使严格遵循"法无授权不可为"的基本理念，具有合法意识、合理意识、公开意识和程序意识，不得随意超越法律规定的界限，充分发挥法制的规范和保障作用。特别是面对疫情冲击时，更要严格按照法定权限和程序实施防控措施，为疫情防控提供有力法制保障。

（二）建立健全法制运行和监督机制

习近平总书记指出："要强化制度执行力，加强制度执行的监督，切实把我国制度优势转化为治理效能。"各级疾控机构及相关部门在面临突发公共卫生事件时，建立健全法制运行和监督机制至关重要。

1. 严格执法 法律的生命力在于实施，法律的权威也在于实施。如果有了法而不严格执行，法律就成了"纸老虎"和"稻草人"，就会失去应有的效力。由于传染病暴发风险预估的不确定性，即使在法律有明确规定的前提下，法律落实也变

得十分困难。因此，疾病控制管理中的“严格执法”更为重要。

2. 规范执法　其核心就是按照法律标准和程序执法，尤其是在应急状态下的疫情防控执法，极易造成公权力滥用及其对私人权利的过度限制，更要做到“有规矩有范式”，通过程序设计确保风险规制是开放的。落实行政执法公示制度、执法全过程记录制度、重大执法决定法制审核制度，确保执法行为最大程度有理有据。

3. 公正执法　在疫情防控过程中“应急执法”容易出现执法超标准、超范围、任意性强等情形。要牢固树立公正意识，牢记“以人为本”的执法理念，遵循最小限制性选择，选择最有可能促进健康、预防伤害与疾病，却只给个人施加最小负担的措施。

4. 加强监督，严格落实执法责任制　建立健全监督机制，明确执法权责，建立常态化执法评估机制，将评价结果作为追责、问责的重要依据。坚持在法治轨道上提升疾病预防控制管理水平，确保各项法律制度落地落实。

总之，要充分认识到疾病预防控制法制现代化建设的重要性，才能更好地防范公共卫生风险，为广大人民群众健康、国家安全和社会稳定提供更加坚实的保障。实现中国特色疾病预防控制法制现代化，是推进中国特色社会主义制度发展完善的内在要求，也是今后疾病预防控制现代化面临的重要任务，任重而道远。

本章小结

法制现代化是一个国家和社会伴随着社会发展进行的向现代型法制转化的过程，表现为法的传统性因素不断减少、现代性因素不断增加。本章主要从法律体系、调整机制及法制管理的角度介绍了疾病预防控制法制现代化内涵，阐述了疾病预防控制法制化原则和疾病预防控制法制现代化意义。我国疾病预防控制法制化建设经历初始阶段、发展阶段、逐步完善阶段，法律法规数量较多、涉及内容范围较广，形成了有中国特色的疾病预防控制法律体系，为中国疾病预防控制提供了坚实的法律保障。本章还重点介绍了《中华人民共和国传染病防治法》《中华人民共和国疫苗管理法》《中华人民共和国食品安全法》与疾病预防控制相关部分的法律规定。并且从面临的挑战，法制现代化建设进一步优化的路径，加强疾病预防控制法制现代化的有效实施几个方面，阐述了疾病预防控制法制现代化建设展望。

思考题

1. 疾病预防控制法制化原则有哪些？

2. 各级疾病预防控制机构在传染病预防控制中应履行哪些法定职责？

3.《中华人民共和国疫苗管理法》对疫苗流通作出了哪些法律规定？

4. 对食品安全风险监测和评估，《中华人民共和国食品安全法》作出了哪些规定？

（樊立华　高　蕾）

第四章 疾病预防控制条件设备的现代化

疾控机构现代化是国家公共卫生体系建设的要求，也是维护人民群众健康、促进疾控事业更好发展的基础保证，具有丰富内涵。概括来说就是需要现代化的基础建设、管理方法和高素质人才。条件设备的现代化是疾控机构现代化的基本内容，是疾控现代化的硬件保障和前提，没有疾控条件设备的现代化，疾控现代化就失去了实施的支撑平台。

第一节 构建公共卫生检测监测实验室网络和监测预警体系

一、构建公共卫生检测监测实验室网络和监测预警体系的意义

2023 年 3 月，中共中央办公厅、国务院办公厅印发了《关于进一步完善医疗卫生服务体系的意见》。其中提出优化资源配置，加强人才队伍建设，推进能力现代化。提高公共卫生服务能力，健全公共卫生体系，加强专业公共卫生机构和医院、基层医疗卫生机构的公共卫生科室标准化建设。完善各类专业公共卫生机构人员配备标准，加强疾病预防控制能力和队伍建设。构建资源联动、统一质控、信息共享的公共卫生实验室检测网络，提升检验检测能力。健全监测预警体系，提高重大疫情早发现能力。加强重大疫情防控救治体系和应急能力建设，建立健全分级、分层、分流的重大疫情救治机制。完善公共卫生应急管理体系，分级分类组建公共卫生应急队伍。

《中华人民共和国国民经济和社会发展第十四个五年规划和 2035 年远景目标纲

要》明确要求，“完善突发公共卫生事件监测预警处置机制，加强实验室检测网络建设，健全医疗救治、科技支撑、物资保障体系，提高应对突发公共卫生事件能力”。《“十四五”全民健康信息化规划》明确提出：“构建传染病监测预警与应急指挥信息平台。以全民健康信息平台为基础，按照‘整体统筹、横向整合、纵向贯通、重点突出’的原则，建立以疾控机构为支撑，以国家级传染病监测预警与应急指挥信息平台为主体，各省统筹区域传染病监测预警与应急指挥信息平台共建、共治、共享，实现国家与省统筹的区域两级平台，覆盖国家、省、市、县四级应用。融合多源数据，拓展异常健康事件、严重综合征、病原学检测、媒体舆情、社会举报等报告渠道，实现对传染病疫情和突发公共卫生事件的快速响应和高效调度处置，为防范化解重大疫情和突发公共卫生事件提供有力支撑。”

2023 年 12 月 25 日，国务院办公厅印发了《关于推动疾病预防控制事业高质量发展的指导意见》，强调提升监测预警和检验检测能力。加快建立疾控部门牵头，跨部门、跨区域、军地互通，以传染病多渠道监测、风险评估和预测预警为重点的多点触发、反应快速、权威高效的监测预警体系和机制。优化传染病疫情和突发公共卫生事件网络直报工作，完善临床监测、病原监测、病媒监测等专业监测，健全和畅通医疗机构报告、医务人员直接报告、科研发现报告、检验检测机构报告、群众个人报告、舆情监测等信息渠道，实现卫生健康、疾控、教育、民政、生态环境、农业农村、海关、市场监管、气象、移民、林草、中医药、药监等部门的联动监测和信息共享。建立健全包括疾控机构、医疗机构、高等院校、科研院所、海关国际旅行卫生保健中心以及检验检测机构在内的公共卫生实验室网络。加快疾控机构实验室标准化建设。综上，加强实验室检测网络建设和监测预警体系建设，推进疾控基础条件现代化，提升传染病检测能力，健全监测预警体系，是提高重大疫情早发现能力的基本保障，也是健全公共卫生体系当务之急。

二、构建公共卫生检测监测实验室网络体系基本思路

按照统筹规划、层级分工的思路，构建资源联动、统一质控、信息共享的公共卫生检测监测实验室网络体系，为建立智慧化预警多点触发机制，提供技术支撑。

中国疾病预防控制中心，负责构建基于“云、网、端”的实验室监测信息采集、分析、融合、应用技术体系；指导多层次多渠道检测监测实验室建设，负责网

络实验室质量控制和参比；研究制订实验室检测监测技术、方法、标准；负责建设国家重要传染病和感染性疾病实验室，对标国际先进水平，具备新发、再发、罕见传染病病原体和特大公共卫生事件处置“一锤定音”的检验检测能力。

省级疾病预防控制机构，按照国家统一标准，负责构建区域多层次多渠道检测监测实验室网络体系；负责区域网络实验室质量控制；推广应用实验室检测监测技术、方法、标准；建成功能完善的公共卫生实验室，具备区域常见、多发传染病病原体和重大公共卫生事件应急处置“一锤定音”的检验检测能力。

市级疾病预防控制机构，要整合市辖区疾病预防控制实验室，具备辖区常见健康危险因素检验检测能力。鼓励有条件的地方将市县两级疾病预防控制机构实验室合并建成区域公共卫生中心实验室；市级疾病预防控制机构实验室与省级、国家级实验室采用相同的检测监测技术、方法、标准，统一质控、共享信息；为区域内县级疾病预防控制机构和其他参与公共卫生检测的实验室提供质控和参比服务；探索疾病预防控制机构与医疗卫生机构联合开展相关检验检测服务，实行集约化运作。

三、传染病监测预警与应急指挥信息平台建设

截至2023年6月，国务院办公厅牵头建设了国家疫情防控管理平台，各省份建立了省统筹区域疫情防控管理平台，国家卫生健康委建设了国家全民健康保障信息平台（一期），国家疾病预防控制局正在筹备建设国家级传染病监测预警与应急指挥信息平台。

（一）总体架构

针对传染病监测预警与应急指挥多渠道、大数据、高时效、多层级、“一盘棋”的业务特征，平台建设充分依托全国一体化政务平台体系和疫情防控管理平台的建设发展与规划，统筹整合现有分散传染病疫情监测预警与应急指挥信息系统资源，构建全国一体化传染病疫情监测预警与应急指挥信息化体系，实现传染病监测预警与应急指挥信息资源统筹建设、互联互通、集约共享。将省统筹区域疾控云纳入全国一体化疾控云体系统筹管理。各地区按照省级统筹区域原则开展疾控云建设，集约提供传染病监测预警与应急指挥的疾控云服务。探索建立全国疾控云资源统一调

度机制，加强一体化疾控云平台资源管理和调度。

省统筹区域平台建设要处理好与国家平台及其他已建平台的关系，结合当地实际，以保障疾病预防控制监测相关业务应用系统运行为前提，优先保障与国家平台一体化集成的数据同步需求。足额配置传染病监测预警与应急指挥疾控云服务的运行环境和基础信息资源，重点打通传染病监测预警与应急指挥多渠道多途径相关数据，实现全流程监测管理信息闭环。平台体系总体架构包括能力层、平台层、资源层、业务层、功能层（图 4-1）。其中涉及标准规范体系、安全防护体系、运行维护体系，与省统筹区域全民健康信息平台或省级政务云实现一体化管理。

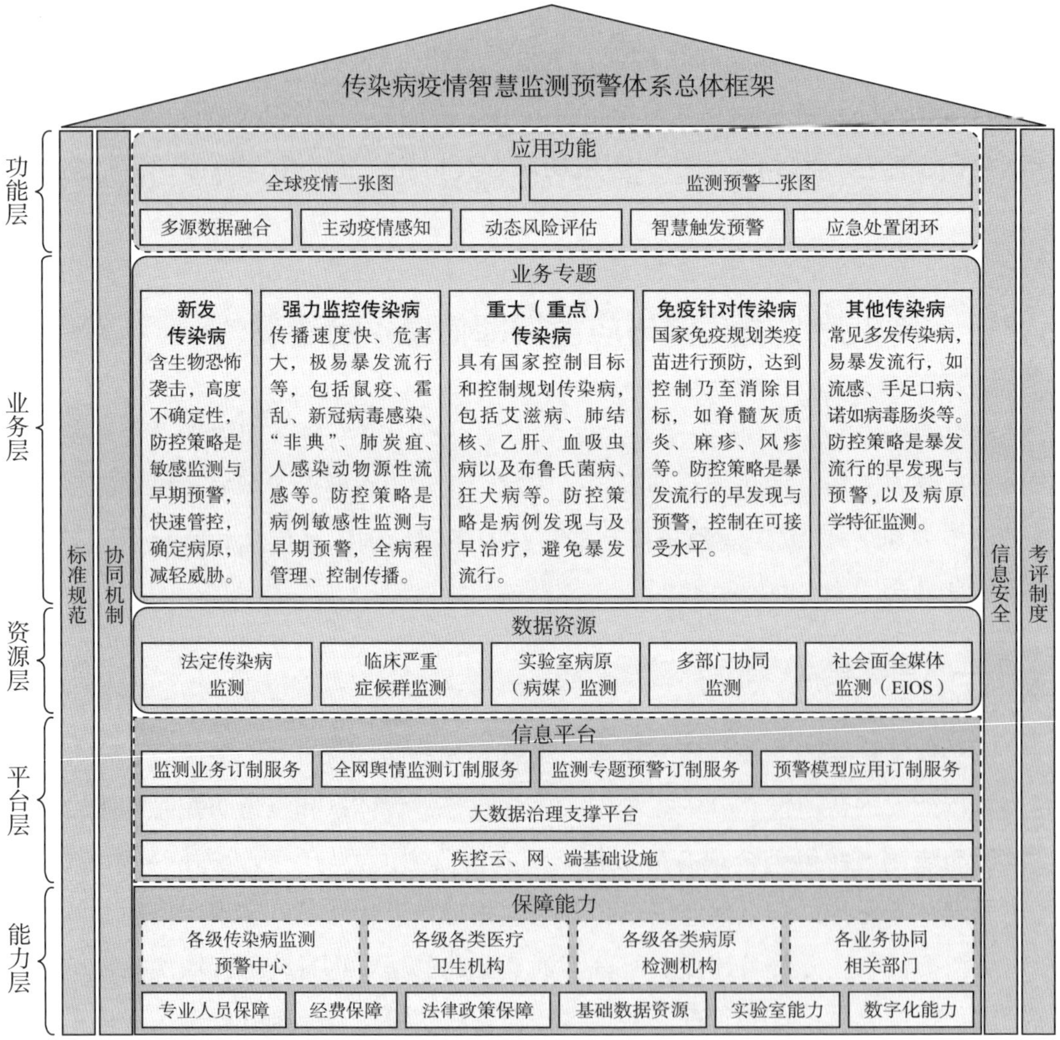

图 4-1 传染病疫情智慧监测预警体系总体框架

（二）基础设施建设

依托各省级政务云或自建数据中心等开展基础设施建设，配置满足需求的计算、存储与安全资源。遵循国家信息技术创新应用相关要求，与国家平台共同构建一体化疾控云平台，省、市、县各级疾病预防控制机构要接入电子政务外网，大力推进公共卫生大数据中心建设，支撑传染病监测预警与应急指挥相关应用。

1. 疾控云　一是国家级平台中心节点建设。将当前分散的业务信息系统纳入全国一体化疾控云平台体系统筹管理。即中国疾病预防控制信息系统专有云由国家疾病预防控制局统筹管理，形成1个国家级疾控云中心节点。二是32朵省级区域疾控云建设。各地区按照省统筹区域原则开展疾控云建设，集约提供传染病监测预警与应急指挥的疾控云服务。即全国32个省级行政区域（不包括港澳台）分别统筹负责本行政区域疾控云建设，形成32朵省级区域疾控云。三是疾控云资源统一调度机制建设。探索建立疾控云资源统一调度机制，加强一体化疾控云平台资源管理和调度，即在“1主32从”的全国一体化疾控云平台体系架构的基础上，要实现疾控云资源统一调度，包括计算、存储、网络、安全等技术资源的统一调度。

2. 疾控专网　以电子政务外网为主干，现有疾控虚拟专网为基础，融合各地卫生健康专网，构建安全、稳定的疾控专用网络。一是促进电子政务外网接入并联通各级各类医疗卫生机构。电子政务外网作为主干的组网方式，应提升与扩展接入能力。二是各地区各部门原则上不再另行新建业务专网，使用电子政务外网、虚拟专网或数据专线接入各级各类医疗卫生机构。要充分依托当前全国疾控虚拟专网的网络基础设施，与电子政务外网融合集约建设、集约使用，统一利用各级电子政务外网平台，避免重复建设，浪费投资。

3. 安全终端　应用云桌面、云终端技术，构建和完善桌面云终端应用，实现传染病监测核心敏感数据“可用不可见”的应用目标。一是针对直接面向个案监测的数据操作终端用户，依托疾控云建设配置足额桌面云计算存储服务资源。二是建立基于云桌面管理的数据防泄漏智能监管系统，根据数据保护的分组分类，建立数据安全使用与共享规则。

（三）重点应用系统

建设内容分为传染病多渠道监测、智慧化预警、应急作业和应急指挥4个方面。

1. 传染病多渠道监测 国家卫生健康委、国家疾病预防控制局密切配合，加强医防协同，共享医疗机构监测信息，开展了病例报告监测、哨点医院监测等工作，已初步形成兼顾常态与应急、入境与本土、城市与农村、一般人群和重点人群的多渠道传染病监测体系，以实现习近平总书记提出的建立人员通、信息通、资源通和监督监管相互制约机制的要求。在数据共享和信息共享中，避免各系统“数据孤岛”现象，实现多点触发监测的目标。疾控系统还需要和其他系统，如医院、海关等系统的监测数据共享联动，要将疾控系统和医院及海关系统有效互联互通。

2. 传染病智慧化预警 构建疾控体系发展新格局，持续推进疾控体系现代化建设，探索建立智慧化预警多点触发机制，提高重大疫情早发现能力；持续加强重点传染病的疫情及病原学监测，及时分析研判和预测预警。只有通过应用现代化疾控条件设备的智慧化技术，才可以有效提高实验室测试的效率和准确性，同时降低操作成本和减少误差，为多层级监测预警体系提供更加高效、准确和可靠的数据支持。

3. 应急作业 疾控机构负责辖区各类突发公共事件中的疾病预防控制和公众卫生防护工作。疾控机构的应急作业应遵循“及时有力、规范有序、科学有效、常备不懈”的原则。卫生应急作业中心可以用于日常应急值守，在应急响应时，各工作组人员在不同功能区进行集中办公。卫生应急队伍装备参考《卫生应急队伍装备参考目录（试行）》，结合队伍现场应急工作实际需求，确定本单位的队伍装备内容并制定编制配置计划。其中通用型保障装备和物品主要包括个人生活用品、后勤保障装备、现场指挥和通信装备、办公装备、徽章标志和交通运输装备等；专业类工作装备根据传染病、中毒、核和辐射、重大灾害等不同事件类别配备，主要包括防护装备、标本采集运输装备、现场快速检测设备与试剂、现场调查和处置类装备，以及相应的药品器材等。

4. 应急指挥 各级疾控机构均应成立本单位卫生应急领导小组，在应对突发事件时启动该领导小组，指定应急作业总指挥。建立现代化、快捷有效的应对处置突发公共卫生事件的应急指挥系统，可最大程度减轻公共卫生事件对社会公众的危害。建设“平战结合”的疾病预防控制机构应急指挥信息系统，以提高管辖区域内公共卫生突发事件的预警能力、反应能力和指挥处理能力。

第二节　推进标准化的疾病预防控制机构基础设施条件

为适应卫生与健康事业发展的需要，加强疾病预防控制机构的规范化建设，提高疾病预防控制机构建设项目决策和工程建设的科学管理水平，合理确定建设规模和标准，充分发挥疾病预防服务功能和项目投资效益，国家疾病预防控制局组织制定了《疾病预防控制中心建设标准（征求意见稿）》（2023 版），该建设标准仅适用于省、市、县三级疾病预防控制机构。本节参照该标准征求意见稿编写，如有修改以正式发布标准为准。

疾病预防控制机构的建设，必须依据国家有关法律、法规和规定，与社会经济发展相适应，坚持科学、合理、适用、经济、绿色的原则，从本地区疾病预防控制工作需求出发，正确处理现状与发展、需求与可能的关系，做到规模适宜、功能适用、装备适度、经济合理、安全卫生；应符合所在地区的城市总体规划和区域卫生规划的要求，充分利用现有卫生资源和基础设施条件，避免重复建设；应统一规划，经批准后，根据事业发展需要和投资可能，一次或分期实施；尚应符合国家现行的有关标准、规范的规定。

一、建设规模与项目构成

疾病预防控制机构的建设规模，应根据其基本功能定位，结合区域经济发展水平与卫生事业发展规划的要求确定。疾病预防控制机构建设项目由房屋建筑、建筑设备、配套设施和场地组成。

1. 房屋建筑　主要包括实验用房、业务用房和保障用房等。实验用房是实验室及其辅助用房的总称，是从事疾病预防控制及其相关业务与科学研究，进行样本分析、检验检测、毒理测试等实验的用房，以及保证上述实验室工作开展所需的实验辅助用房，可分为基本实验用房和特殊实验用房。业务用房，是指开展国务院卫生健康主管部门《各级疾病预防控制中心基本职责》明确的业务工作，除实验用房部分之外，所需的工作用房；保障用房，是指各级疾病预防控制机构正常开展工作所不可缺少的，对疾病预防控制工作起辅助支持作用的功能用房。承担教学任务的疾病预防控制机构，还应设置相应的教学用房。

2. 建筑设备 包括电梯、暖通空调设备、给排水设备、供配电设备等。

3. 配套设施 包括供水、供电、污水处理、垃圾收集，以及根据当地气候或城市规划、节能环保等相关要求配置的设施设备等。配套设施的建设应充分利用社会公共设施。

4. 场地 由道路、绿地、停车场等部分构成。实验用房、业务用房、保障用房建筑规模应遵循满足基本功能、兼顾未来发展的原则。

二、选址和规划布局

疾病预防控制机构建设用地的选址应符合下列要求：地形规整，工程和水文地质条件较好；周边城市基础设施完善，交通便利；避让饮用水源保护区；远离易燃、易爆物品的生产和贮存区，以及高浓度（强度）粉尘、有毒有害气体、噪声、振动、电磁场等污染源。

疾病预防控制机构的规划布局应符合下列要求：充分利用地形地貌，科学做好功能分区和建筑布局；科学组织人流、物流，避免交叉污染；在满足基本功能需要的基础上，适当考虑未来发展；坚持科学合理、节约用地的原则，在不影响使用功能和安全卫生要求的前提下，建筑物可适当集中布置，适当预留发展用地。

新建疾病预防控制机构建设用地容积率宜为 1.2 ~ 2.0。改扩建项目，容积率可适当提高。绿化用地应符合当地有关规定。

疾病预防控制机构机动车和非机动车停车场的用地面积，应按当地有关规定确定。

三、建筑面积指标

省、市、县三级疾病预防控制机构的基本实验用房、业务用房、保障用房三项房屋建筑面积应结合自身业务需求、经济条件和事业发展规划综合确定，原则上不超过表 4-1 规定。国家级疾病预防控制机构建设规模按照功能需求确定。

表 4-1　各级疾病预防控制机构建设规模

级别	服务人口 / 万人	建筑面积 /m²
省级	< 7 000	35 000
	< 4 000	25 200
	< 1 000	13 600
市级	< 800	7 700
	< 500	6 300
	< 300	3 800
县级	< 100	5 600
	< 50	4 100
	< 10	1 200

注：服务人口超过表 4-1 范围的、疾控任务繁重的，以及直辖市、副省级市、计划单列市等的疾病预防控制机构，可结合实际需要增加建筑面积，增加幅度原则上不超过 15%。

省、市、县三级疾病预防控制机构，若与同级别的卫生健康监督机构合并建设，应根据实际需要，另行增加建筑面积，原则上按照省级 45 平方米 / 人、市级和县级 47 平方米 / 人的标准另行增加建筑面积。

疾病预防控制机构各类用房建筑面积占总建筑面积的比例，按功能定位和服务需求，参照表 4-2 确定。

表 4-2　省、市、县级疾病预防控制机构建筑面积分类构成

单位：%

级别	实验用房	业务用房	保障用房
省级	41 ~ 50	24 ~ 34	23 ~ 28
市级	40 ~ 48	24 ~ 28	25 ~ 34
县级	29 ~ 36	31 ~ 33	29 ~ 40

注：国家级疾病预防控制机构建筑面积分类构成比例，按功能实际需求另行确定。

根据业务需要设置特殊实验用房的，其建筑面积指标应按疾病预防控制机构特殊实验室用房建筑面积指标，参照表 4-3 的规定另行计算。

表 4-3 疾病预防控制机构特殊实验室用房建筑面积指标

<table>
<tr><th colspan="2" rowspan="2">项目名称</th><th rowspan="2">建筑面积 / m^2</th><th colspan="3">备注</th></tr>
<tr><th>项目功能</th><th>室内环境要求</th><th>其他</th></tr>
<tr><td colspan="2">加强型生物安全二级实验室</td><td>80～120</td><td>适用于操作能够引起人类或者动物疾病，但一般情况下对人、动物或者环境不构成严重危害，传播风险有限，实验室感染后很少引起严重疾病，并且具备有效治疗和预防措施的微生物</td><td>符合《实验室生物安全通用要求》（GB 19489—2008）、《生物安全实验室建筑技术规范》（GB 50346—2011）、《病原微生物实验室生物安全通用准则》（WS 233—2017）和《加强型生物安全二级实验室建设技术标准》（T/NAHIEM-2023）要求</td><td>表中面积通常以设置一个辅助实验室对应一个核心工作间或两个核心工作间计。可根据实验活动特点、结合实验室空间布局，构建“一拖一”或“一拖二”的模式单元。根据工作职能需求，确定单元数量</td></tr>
<tr><td rowspan="3">生物安全三级实验室</td><td>BSL-3</td><td>160～200</td><td rowspan="3">适用于操作能够引起人类或者动物严重疾病，比较容易直接或者间接在人与人、动物与人、动物与动物间传播的微生物</td><td rowspan="4">符合《实验室生物安全通用要求》（GB 19489—2008）、《生物安全实验室建筑技术规范》（GB 50346—2011）、《实验动物设施建筑技术规范》（GB 50447—2008）、《实验动物环境及设施》（GB 14925—2023）、《病原微生物实验室生物安全通用准则》（WS 233—2017）要求</td><td rowspan="4">1. 表中面积以设置一间核心工作间、室内放置一台生物安全柜计；每增加一台生物安全柜，需相应增加约 10m^2 建筑面积；每增加一间核心工作间，需相应增加 40m^2 建筑面积
2. 表中面积以设置一间动物饲养室计。每增加一间小动物饲养室，宜相应增加 40m^2 建筑面积；每增加一间中动物（如猴、狗、猪等）饲养室，宜相应增加 60m^2 建筑面积。表中 ABSL-3 实验室面积未含活毒废水处理、生命支持系统、设备层（需要时）的用房，其建筑面积应按实际需要确定
3. 含大动物（如牛、马等）实验室，建筑面积应按实际需要设置</td></tr>
<tr><td>ABSL-3（含小动物实验室）</td><td>200～250</td></tr>
<tr><td>ABSL-3（含中动物实验室）</td><td>220～260</td></tr>
<tr><td colspan="2">生物安全四级实验室</td><td>按实际需要确定</td><td>适用于操作能够引起人类或者动物非常严重疾病的微生物，我国尚未发现或者已经宣布消灭的微生物</td></tr>
</table>

续表

<table>
<tr><th colspan="2" rowspan="2">项目名称</th><th rowspan="2">建筑面积 / m^2</th><th colspan="3">备注</th></tr>
<tr><th>项目功能</th><th>室内环境要求</th><th>其他</th></tr>
<tr><td>媒介生物饲养实验室</td><td>虫媒和标准试虫饲养间</td><td>20～40</td><td rowspan="5">蚊、蝇、蠊、蜱虫、螨、蚤、白蛉、锥蝽、臭虫等媒介动物生物的保种、育种等</td><td rowspan="5">1. 温湿度控制
a）相对湿度：65%～90%±5%；
b）相对温度：15℃±0.5℃～30℃±0.5℃；
c）温湿度控制：可以设置昼夜不同温湿度需求
2. 光照控制
a）光源：普通日光灯，不低于200lux；
b）光周期控制：可以设置光照昼夜节律
3. 有防逃逸措施</td><td rowspan="5">设置缓冲间，门有风幕等防逃逸措施，每个饲养间仅饲养一种媒介生物。试虫检测室、试虫处理室和虫媒生物暂存室房间温湿度和光照应可控</td></tr>
<tr><td rowspan="4">媒介饲养实验室</td><td>试虫检测室</td><td>20～30</td></tr>
<tr><td>试虫处理室</td><td>20～30</td></tr>
<tr><td>虫媒生物暂存室</td><td>20～30</td></tr>
<tr><td>准备间</td><td>20～30</td></tr>
<tr><td colspan="2">细胞培养洁净室</td><td>25～50</td><td>细胞培养</td><td>符合《细胞培养洁净室设计技术规范》要求</td><td>设缓冲间和更衣室</td></tr>
<tr><td rowspan="3">电子显微镜室</td><td>透射电镜室</td><td>50～60</td><td>透射电镜检测</td><td rowspan="3">温度15～30℃
湿度≤70%</td><td rowspan="3">防振动；
防电磁干扰</td></tr>
<tr><td>扫描电镜室</td><td>25～35</td><td>扫描电镜检测</td></tr>
<tr><td>样品制备室</td><td>40～50</td><td>样品制备、超薄切片等</td></tr>
<tr><td rowspan="4">PCR实验室</td><td>试剂配制区</td><td>25～35</td><td rowspan="4">聚合酶链反应实验</td><td>常压或正压</td><td rowspan="4">1. 适用于病原微生物的实验
2. 表中样本制备区面积以一间核心工作间的普通BSL-2实验室计，每增加一间核心工作间，需增加30～40m^2建筑面积；样本制备区为加强型BSL-2或BSL-3实验室的，建筑面积按相应生物安全防护水平实验室确定
3. 表中面积未含空调机房，其建筑面积按实际需要确定</td></tr>
<tr><td>样品制备区</td><td>30～40</td><td>相应生物安全防护水平实验室</td></tr>
<tr><td>核酸扩增区</td><td>25～35</td><td>压力与样本制备区持平</td></tr>
<tr><td>产物分析区</td><td>20～30</td><td>压力低于核酸扩增区</td></tr>
<tr><td colspan="2">环境测试仓</td><td>60～80</td><td>建筑材料有毒有害物质释放量检测；空气净化产品效果检测</td><td>恒温恒湿，温度23℃±0.5℃、湿度45%±5%，换气次数1次/h和0次/h</td><td>仓体30m^3</td></tr>
</table>

续表

<table>
<tr><th colspan="2" rowspan="2">项目名称</th><th rowspan="2">建筑面积 / m^2</th><th colspan="3">备注</th></tr>
<tr><th>项目功能</th><th>室内环境要求</th><th>其他</th></tr>
<tr><td rowspan="4">实验动物设施</td><td>普通环境</td><td>300 ~ 800</td><td></td><td></td><td rowspan="4">表中面积未含空调机房，其建筑面积按实际需要确定</td></tr>
<tr><td>屏障环境</td><td>600 ~ 800</td><td>除普通屏障环境外，还包括外照射动物实验室、内照射动物实验室、吸入染毒动物实验室、行为学动物实验室、迟发神经毒性实验室、水生动物实验室、基因工程动物实验室等</td><td>符合《实验动物 环境设施》（GB 14925—2023）、《实验动物设施建筑技术规范》（GB 50447—2008）、《电离辐射防护与辐射源安全基本标准》（GB 18871—2002）和《放射性废物管理规定》（GB 14500—2002）的要求</td></tr>
<tr><td>隔离环境</td><td>200 ~ 500</td><td></td><td></td></tr>
<tr><td>动物生物安全二级实验室（ABSL-2 实验室）</td><td>300 ~ 800</td><td></td><td>符合《生物安全实验室建筑技术规范》（GB 50346—2011）、《实验动物设施建筑技术规范》（GB 50447—2008）、《实验动物 环境与设施》（GB 14925—2023）、《病原微生物实验室生物安全通用准则》（WS 233—2017）和《加强型生物安全二级实验室建设技术标准》（T/NAHIEM—2023）要求</td></tr>
<tr><td rowspan="2">消毒产品消毒效果检测室</td><td>空气检测室</td><td>50 ~ 80</td><td>消毒产品消毒效果检测</td><td>恒温恒湿，温度 20℃ ~ 25℃、湿度 50% ~ 70%，换气次数 0 次 /h</td><td>表中面积未含空调机房，如以病原微生物为测试对象，应以满足生物安全要求为前提，其建筑面积按实际需要确定</td></tr>
<tr><td>消毒洁净室</td><td>40 ~ 60</td><td>无菌检查</td><td>洁净度局部 5 级、周边 7 级，百级洁净室要求</td><td>表中面积未含空调机房，其建筑面积按实际需要确定</td></tr>
<tr><td colspan="2">实验室药效测试室</td><td>100 ~ 130</td><td>卫生杀虫产品药效检测室</td><td>恒温恒湿
温度 26℃ ±1℃
湿度 60% ± 5%</td><td>表中面积未含空调机房，其建筑面积按实际需要确定</td></tr>
<tr><td rowspan="2">模拟现场测试室</td><td>尘毒发生现场测试实验室</td><td>80 ~ 100</td><td>用于模拟产生化学物质，对事故状态下的个体防护和污染状况进行实验室研究</td><td>恒温恒湿</td><td rowspan="2">表中面积未含空调机房，其建筑面积按实际需要确定</td></tr>
<tr><td>高低温模拟实验舱</td><td>80 ~ 100</td><td>用于模拟高低温、高湿环境，测试该劳动环境下的生理指标</td><td>温度 20 ~ 30℃</td></tr>
</table>

续表

<table>
<tr><th colspan="2" rowspan="2">项目名称</th><th rowspan="2">建筑面积 / m^2</th><th colspan="3">备注</th></tr>
<tr><th>项目功能</th><th>室内环境要求</th><th>其他</th></tr>
<tr><td colspan="2">等离子光谱仪 / 质谱仪检测室（ICP/MS 室）</td><td>60 ~ 80</td><td>用于水、环境空气、土壤、公共场所、职业场所、食品、生物等领域样品痕量、超痕量金属与类金属元素的定性定量分析</td><td>洁净度按照产品说明书的要求确定，恒温恒湿（18 ~ 26 ℃、湿度 < 80%）</td><td></td></tr>
<tr><td colspan="2">二噁英实验室</td><td>250 ~ 300</td><td>二噁英检测</td><td>洁净度 6 ~ 7 级
前处理室：负压、温度 18 ~ 27℃
湿度 40% ~ 60%
磁质谱室：正压、温度 22℃ ±1℃
湿度 35% ± 5%</td><td>表中面积未含空调机房，其建筑面积按实际需要确定</td></tr>
<tr><td rowspan="2">呼吸防护效果评价实验室</td><td>样品预处理室</td><td rowspan="2">80 ~ 100</td><td rowspan="2">滤料及呼吸器防护效果鉴定，颗粒物发生实验，呼吸器适合性检测，颗粒物检测与粒径分布测试</td><td rowspan="2">泄漏性测试仓因进气、排气的需要，顶面与屋顶距离不少于 0.5m；噪声较大的设备应尽量与操作人员隔开，宜分别放置于隔音的单间</td><td rowspan="2">产生振动的设备宜放于建筑物底层，如不能满足，应设计减振基础。噪声和振动应符合国家有关标准</td></tr>
<tr><td>泄漏性测试舱</td></tr>
<tr><td colspan="2">危险化学品储存间</td><td>80 ~ 100</td><td>储存剧毒、易制爆、易制毒化学品，以及其他危险化学品</td><td>剧毒、易制爆、易制毒化学品储存要求参考《剧毒化学品、放射源存放场所治安防范要求》（GA 1002—2012）和《易制爆危险化学品储存场所治安防范要求》（GA 1511—2018）</td><td>安保措施按公安部门要求执行。房间需设机械通风装置，包括全面通风装置和通风试剂柜。靠近实验区域，方便试剂领取</td></tr>
<tr><td colspan="2">放射化学实验室</td><td>110 ~ 130</td><td>放射物质化学操作实验</td><td>与化学分离实验室连接，有样品输送口，独立下水系统，接到衰变池</td><td>防尘、除湿</td></tr>
<tr><td colspan="2">γ 能谱放射性核素分析实验室</td><td>40 ~ 80</td><td>γ 核素的测量分析</td><td>通风橱出口特制过滤膜，室内墙壁降氡处理，保持小流量通风，防尘、除湿，γ 谱仪接地</td><td>仪器室</td></tr>
<tr><td colspan="2">个人剂量监测实验室</td><td>60 ~ 80</td><td>辐射个人剂量监测工作，包括样本接收、样本检测等多个实验室</td><td>防尘、除湿、恒温（15 ~ 25℃）；通风柜</td><td>表中面积未含空调机房，其建筑面积按实际需要确定</td></tr>
</table>

续表

<table>
<tr><th colspan="2" rowspan="2">项目名称</th><th rowspan="2">建筑面积 / m^2</th><th colspan="3">备注</th></tr>
<tr><th>项目功能</th><th>室内环境要求</th><th>其他</th></tr>
<tr><td colspan="2">放射源照射场</td><td>100 ~ 120</td><td>防护器材性能测试、仪器校验</td><td></td><td>墙体、门、通风管、电线管等符合屏蔽要求</td></tr>
<tr><td colspan="2">放射源库</td><td>20 ~ 50</td><td>暂时存放放射性同位素，含放射源装置</td><td>符合《电离辐射防护与辐射源安全基本标准》（GB 18871—2002）等相关标准的防护要求。通风，防潮，防盗，屏蔽辐射</td><td>符合公安部门安全防范要求</td></tr>
<tr><td rowspan="6">NGS 实验室</td><td>试剂准备室</td><td>25 ~ 35</td><td>用于贮存试剂、试剂的分装和配制，扩增反应混合液的准备，以及离心管、吸头等消耗品的贮存和准备</td><td>温度 18 ~ 26℃
湿度≤ 70%</td><td rowspan="6">1. 适用于病原微生物的实验
2. 表中样本制备区面积以一间核心工作间的普通 BSL-2 实验室计。每增加一间核心工作间，需增加 30 ~ 40m^2 建筑面积。样本制备区为加强型 BSL-2 或 BSL-3 实验室的，建筑面积按相应生物安全防护水平实验室确定
3. 符合《医疗机构临床基因检验实验工作管理办法》（卫办医政发〔2010〕194 号）《医疗机构临床基因扩增检验实验工作导则》的相关要求
4. 表中面积未含空调机房，其建筑面积按实际需要确定</td></tr>
<tr><td>样本制备室</td><td>30 ~ 50</td><td>用于核酸（RNA、DNA）提取、贮存。该工作区应符合相应生物安全等级实验室的要求</td><td>符合《生物安全实验室建筑技术规范》（GB 50346—2011）和《病原微生物实验室生物安全通用准则》（WS 233—2017）的生物安全二级实验室要求</td></tr>
<tr><td>文库构建室</td><td>30 ~ 35</td><td>用于核酸片段化（酶、超声波等）、连接、纯化和富集</td><td rowspan="2">温度 18 ~ 26℃
湿度≤ 70%，负压或者定向外排风</td></tr>
<tr><td>基因扩增室</td><td>30 ~ 35</td><td>用于 DNA 扩增与检测；未设置样本加样区的，加样过程可在本区进行</td></tr>
<tr><td>文库质控室</td><td>30 ~ 35</td><td>扩增产物及文库的定性与定量测定（质检）</td><td>温度 18 ~ 26℃
湿度≤ 70%，必要时，设置缓冲间，负压或者定向外排风</td></tr>
<tr><td>测序反应室</td><td>40 ~ 50</td><td>通过测序仪及进行测序</td><td>温度 18 ~ 26℃
湿度≤ 70%，负压或者定向外排风</td></tr>
</table>

续表

<table>
<tr><th colspan="2" rowspan="2">项目名称</th><th rowspan="2">建筑面积 / m^2</th><th colspan="3">备注</th></tr>
<tr><th>项目功能</th><th>室内环境要求</th><th>其他</th></tr>
<tr><td rowspan="3">生物样本库</td><td>菌毒种库</td><td>800 ~ 1 000</td><td>病原微生物菌（毒）种及其相关样本保藏</td><td rowspan="3">根据保藏类型和温度需求，设置不同温度区域；保藏高致病性病原微生物区域具有机械通风条件</td><td rowspan="3">1. 国家级菌（毒）种保藏中心按实际需求单独测算
2. 表中面积未含空调机房，其建筑面积按实际需要确定</td></tr>
<tr><td>人体生物样本库</td><td>500 ~ 1 000</td><td>长期存放人体血、尿等生物样本</td></tr>
<tr><td>非人体寄生虫及媒介生物样本库</td><td>1 000 ~ 1 600</td><td>保藏非人体寄生虫及媒介生物样本</td></tr>
</table>

注：表中实验用房面积中不包含实验人员办公室、监控室。

开展国家级重点科研任务、国际重大研究项目的疾病预防控制机构，按照每个国家级、国际级重点实验室 3 000 平方米的标准另行增加相应实验用房面积。开展国际合作或承担国家区域公共卫生中心任务的省级疾病预防控制机构，根据合作项目的具体需要另行增加必要的用房。

承担在职人员培训和教学任务的疾病预防控制机构，可在表 4-1 规定的三项房屋建筑面积的基础上增加 5% ~ 10% 的建筑面积。

疾病预防控制机构应配套建设机动车和非机动车停车设施。停车的数量和停车设施的建筑面积指标，应按照所在地有关规定执行。

四、建筑与建筑设备

疾病预防控制机构的建设应按照适用、经济、卫生、环保的原则，与周围环境和建筑风格相一致。建设标准应根据不同地区的经济条件确定。在满足卫生安全要求的基础上，疾病预防控制机构的建设应注重良好的自然通风，充分利用自然采光。

疾病预防控制机构建筑的抗震设防类别，应符合下列规定：承担研究和保藏高致病性病原微生物任务的疾病预防控制机构的建筑或其区段，抗震设防类别应划为特殊设防类；其他县、县级市及以上的疾病预防控制机构的主要建筑，抗震设防类别应划为重点设防类。

疾病预防控制机构的建筑结构、形式，宜采用框架（剪）结构或钢结构。层高、进深与开间等应符合实验用房的特性，满足实验工作的需要；实验用房等主要建筑的耐火等级不应低于二级；建筑内部实验区应与实验人员办公、生活、公共垂直通道等非实验区域相互隔离，并做到流线清晰，方便快捷。

疾病预防控制机构的建筑物垂直布局和工程管网设置，应便于废气、废水和其他废弃物的处理与排放，以及废气稀释与扩散。当实验、业务、保障等各类功能用房集中在同一建筑物中，实验用房宜设置在建筑物上部，且宜按照毒理（包括实验动物饲养和动物实验）、理化、微生物实验室的顺序由上至下依次安排。疾病预防控制机构三层及以上的设置实验用房的建筑应安装电梯。设置电梯应至少有一部货梯或客梯兼作货梯，有条件的宜设置独立货梯。

实验室外窗不宜采用有色玻璃。对有避光要求的实验用房应采取物理屏障措施。无特别要求的实验用房，内隔墙宜采用轻质材料，并具有良好的可视性，门应设可视窗。顶棚、墙面的材料、构造应牢固、保温、防火、防潮，表面光滑平整、无眩光，同时满足不起尘、不积灰、吸附性小、耐腐蚀与易清洁的要求。地面应满足光洁平整、耐腐蚀、耐磨损、耐着色与褪色、不起尘、易清洁、防水及防滑的要求。洁净实验用房，生物安全二级及以上实验用房和其他有特定要求的实验用房地面还应满足整体无缝隙的要求。

涉及放射性同位素与射线装置等有特殊要求的实验用房，其建筑布局、维护结构应满足相应的专业要求。

疾病预防控制机构实验用房的室内装修，应符合下列要求：室内装修材料应满足相关环保和防火要求；地面应坚实耐磨、防水防滑、不起尘、不积尘；墙面、顶棚应光洁、无眩光、不起尘、不积尘；使用强酸、强碱的实验室地面应具有耐酸、碱腐蚀的性能；需要定期清洗、消毒或有洁净度要求的实验室，地面、墙面应做防水饰面；维护结构的阴角宜做成半径不小于 30 毫米的圆角；实验用台柜应坚实牢固、边角光滑，耐腐蚀、易清洁、防水、防潮、防火，便于维护保养。对于有微生物实验要求的，应便于消毒灭菌；对于有高温实验要求的，还应耐高温。

实验废水排水系统应与其他排水系统分开设置。对于含有病原微生物、理化、毒理（动物）等实验用房的废水，宜分别设置排水管道。含有放射性物质的污水应在实验室内单独收集，应贮存在有防辐射性能的专用容器内，交由具有放射性废物处理处置资质的机构处置。涉及酸、碱及有机溶剂的实验用房，水槽、排水管道应耐酸、碱及有机溶剂腐蚀。实验废水应进行无害化处理，水质应符合国家相关标准要求。

危险化学品、放射性化学品和病原微生物的储存、运输、使用、收集、处理和处置，应符合国家相关法律法规和标准规范要求。

操作刺激性物质的实验场所，应设置紧急洗眼装置；操作腐蚀性物质的实验场所应设置紧急洗眼装置和冲淋装置。有大量挥发性高毒物质逸散（集聚）隐患的实验场所宜设置报警装置及其联动的机械通风系统等安全防护设施。

为满足功能需求，对洁净度、温湿度、压力梯度等有特殊要求的实验用房，应分别采用独立空气调节系统，避免交叉干扰，确保实验用房的温度、湿度、洁净度、照度和噪声等室内环境指标符合工作要求。

对于集中大量释放有害物的实验操作点，应采取局部机械通风措施。机械通风设施设备应满足运维安全、使用方便的要求。对于分散、微量释放有害物的实验用房，宜采取全面机械通风措施。同时采用局部排风和全面通风措施的，应避免全面通风对局部排风气流产生横向干扰。疾病预防控制机构应采用双路供电。不具备双路供电条件的，应设置自备电源。有特殊要求的，应配备不间断电源。有特殊要求的仪器设备宜设置防静电接地措施。

疾病预防控制机构的建设应符合国家、地方医疗卫生服务体系规划相关要求，配置与其建设规模、业务和管理相适应的智能化、信息化系统。建筑应设置防雷系统，计算机网络机房、大型仪器分析室等有特殊要求的场所宜设置独立的防雷系统；按有关规定设置完善综合布线、计算机网络系统、楼宇自控系统和安全防范系统。有条件的宜配置与实验活动相关的设施、设备的智能化运行管理系统等安全防范设施。

第三节 完善和规范疾病预防控制机构实验仪器设备配置和管理

本节参照《疾病预防控制机构实验室仪器设备配置和管理》标准编写。适用于省、市、县三级疾病预防控制机构实验室仪器设备配置的总体要求和基本原则。

一、配置要求

各级疾病预防控制机构根据机构职能、工作任务和发展需要合理选择、配置仪器设备。仪器设备配置应满足实验室所从事实验活动的质量、能力和安全要求。各级疾病预防控制机构实验室主要仪器设备配置要求分为A类和B类两种。A类中标有数量的仪器设备为根据工作职责任务需配置的仪器设备，各级疾病预防控制机构应按照标准中的种类和不低于配置数量要求进行配置。B类为根据工作需求、工作量及发展规划可选择增加配置的仪器设备。B类仪器设备和未列入标准的仪器设备，可根据实际工作需要或发展要求，在专家论证的基础上进行配置（表4-4）。

医学诊断类仪器设备，应按照国家有关规定要求，在工作职责范围内配置、使用和管理。

省、市、县级疾病预防控制机构承担原同级卫生健康监督职能的，根据所承担的专业类别、工作类型、职责和任务应配备的现场检测及执法设备装备，参照表4-5执行。

表4-4 疾病预防控制机构实验室主要仪器设备配置要求

单位：台（套）

序号	仪器设备名称	省级		市级		县级	
		A类	B类	A类	B类	A类	B类
1	微生物鉴定及药敏测试系统	1	√	1	√	1	√
2	全自动药敏试验菌液接种判读仪	1	√	1	√		
3	微生物鉴定质谱仪	1	√	1	√		√
4	多病原快速筛查鉴定系统	1	√	1	√		√
5	致病菌分子分型和基因组数据处理终端	1	√		√		
6	食源性致病菌全基因组快速鉴定及溯源系统	1	√		√		
7	全自动微生物核酸检测系统	1	√	1	√		√
8	酶联免疫光谱分析仪	1	√		√		
9	多聚酶链式反应扩增仪	2	√	1	√		√

续表

序号	仪器设备名称	省级		市级		县级	
		A类	B类	A类	B类	A类	B类
10	实时荧光定量多聚酶链式反应扩增仪	5	√	3	√	1	√
11	电泳系统	2	√	1	√		√
12	脉冲凝胶电泳仪	2	√	1	√		√
13	酶标仪	3	√	2	√	1	√
14	自动洗板机	3	√	2	√	1	√
15	空气微生物采样器	5	√	5	√	5	√
16	水中微生物膜过滤装置	3	√	2	√		√
17	正置显微镜	8	√	5	√	2	√
18	解剖显微镜	2	√	1	√	1	√
19	倒置显微镜	4	√	2	√		√
20	荧光显微镜	2	√	1	√		√
21	暗视野显微镜	1	√	1	√	1	√
22	核酸蛋白测定仪	1	√		√		
23	自动凝胶成像仪	2	√	1	√		
24	核酸自动提取仪	4	√	2	√	1	√
25	病毒载量测定仪	1	√		√		√
26	核酸测序仪	1	√		√		
27	普通离心机	6	√	3	√	2	√
28	低温高速离心机	3	√	2	√	1	√
29	真空冷冻干燥机	1	√		√		
30	压力蒸汽灭菌器（生物安全型）	4	√	3	√	1	√
31	干热灭菌器	1	√	1	√	1	√
32	恒温培养箱	8	√	5	√	3	√
33	生化培养箱	4	√	2	√	2	√
34	霉菌培养箱	1	√	1	√		√
35	二氧化碳培养箱	5	√	3	√	1	√

续表

序号	仪器设备名称	省级		市级		县级	
		A类	B类	A类	B类	A类	B类
36	厌氧培养装置	1	√	1	√		√
37	三气培养箱	1	√		√		
38	快速培养仪	1	√		√		
39	恒温水浴箱	5	√	3	√	2	√
40	恒温摇床培养箱	3	√	2	√		√
41	全自动染色仪	1	√		√		√
42	涡旋振荡器	6	√	4	√	1	√
43	水平摇床	2	√	2	√	1	√
44	金属浴	2	√	1	√		√
45	超速离心机	1	√		√		
46	低速大容量离心机	1	√	1	√		√
47	正压式呼吸器	2	√		√		√
48	多道移液器	3	√	5	√	3	√
49	流式细胞仪	1	√	1	√		√
50	蛋白印迹仪	1	√	1	√		
51	组织切片制作系统	1	√		√		
52	全自动生化分析仪	1	√				
53	相差显微镜	1	√		√		√
54	遗传分析扫描系统	1	√				
55	多标记微孔板检测仪	1	√				
56	全自动移液工作站	1	√				
57	组织破碎仪	1	√		√		
58	尿液分析仪	1	√				
59	全自动血液分析仪	1	√				
60	全自动血凝分析仪	1	√				
61	显微镜成像分析仪	1	√				

续表

序号	仪器设备名称	省级		市级		县级	
		A类	B类	A类	B类	A类	B类
62	双扉脉动真空蒸气灭菌器	1	√		√		
63	组织匀浆机	1	√		√		
64	紫外 / 可见分光光度计	2	√	2	√	1	√
65	原子吸收分光光谱仪	2	√	1	√	1	√
66	原子荧光分光光度计	1	√	1	√	1	√
67	散射式浊度仪	1	√	1	√	1	√
68	总有机碳测定仪	1	√		√		
69	气相色谱仪	3	√	2	√	2	√
70	气相色谱 - 质谱联用仪	2	√	1	√		√
71	气相色谱 - 质谱 - 质谱联用仪	1	√	1	√		√
72	高效液相色谱仪	2	√	1	√		√
73	超高效液相色谱仪	1	√		√		√
74	液相色谱 - 质谱 - 质谱联用仪	1	√	1	√		
75	电感耦合等离子体质谱仪	1	√	1	√		√
76	液相色谱 - 电感耦合等离子体质谱仪	1	√	1	√		
77	离子色谱仪	2	√	1	√	1	√
78	全自动氨基酸分析仪	1	√		√		√
79	顶空进样装置	3	√	2	√	1	√
80	吹扫捕集装置	2	√	2	√	1	√
81	吹氮浓缩装置	3	√	2	√	1	√
82	全自动索氏提取仪	1	√		√		
83	热解析仪	1	√	1	√		√
84	固相萃取装置	2	√	1	√		√
85	固相微萃取系统	1	√	1	√		
86	微波消解仪	2	√	1	√	1	√
87	pH/ 离子选择电极测定仪	2	√	1	√	1	√

续表

序号	仪器设备名称	省级		市级		县级	
		A类	B类	A类	B类	A类	B类
88	电导率测定仪	1	√	1	√	1	√
89	流动注射仪/连续流动分析仪	1	√	1	√		√
90	臭氧测定仪	1	√	1	√		√
91	旋转蒸发器	1	√	1	√		√
92	有害气体快速检测仪	2	√	1	√		√
93	蛋白质测定仪	1	√		√		
94	全自动纤维素测定仪	1	√		√		
95	全自动脂肪测定仪	1	√		√		
96	水样采样箱	3	√	3	√	3	√
97	智能多参数水质分析仪	1	√		√		√
98	身高计、体重计、脊柱侧弯测量仪	2	√	2	√	2	√
99	手传振动测定仪	1	√	1	√		√
100	电磁辐射仪	2	√	1	√		√
101	频谱分析仪	1	√	1	√		√
102	声级计	3	√	2	√	1	√
103	照度仪	2	√	2	√	1	√
104	激光测距仪	2	√	2	√	2	√
105	空盒气压表	4	√	3	√	1	√
106	高温炉（或马弗炉）	1	√	1	√	1	√
107	一氧化碳红外测定仪	2	√	1	√	1	√
108	二氧化碳红外测定仪	2	√	1	√	1	√
109	流量校准仪	1	√	1	√	1	√
110	声级计校准器	1	√	1	√	1	√
111	湿球黑球温度指数仪	1	√	1	√	1	√
112	低本底α、β放射测量系统	1	√	1	√		√
113	医用诊断X线机性能检测设备	1	√	1			

续表

序号	仪器设备名称	省级		市级		县级	
		A类	B类	A类	B类	A类	B类
114	数字 X 射线摄影设备（DR）性能检测设备	1	√	1	√		
115	数字血管造影设备（DSA）性能检测设备	1	√	1	√		
116	乳腺摄影机设备性能检测设备	1	√	1	√		
117	牙科摄影机设备性能检测设备	1	√	1	√		
118	X 射线计算机体层摄影设备（CT）性能检测设备	1	√	1	√		
119	医用加速器设备性能检测设备	1	√		√		
120	立体定向放射外科治疗系统性能检测设备	1	√		√		
121	钴 -60 远距离治疗机设备性能检测设备	1	√		√		
122	后装治疗机设备性能检测设备	1	√		√		
123	正电子发射型断层扫描（PET）装置性能检测仪	1	√		√		
124	单光子发射型计算机断层扫描（SPECT）装置性能检测设备	1	√		√		
125	α、β 表面沾污测量仪	2	√	1	√		√
126	χ、γ 射线巡测仪	2	√	1	√		√
127	低本底实验室高纯锗 γ 谱仪	1	√		√		
128	便携式 γ 谱仪	1	√		√		
129	低本底液体闪烁测量仪（含电解浓缩装置）	1	√		√		
130	氡测量仪	2	√		√		√
131	氡 / 钍射气测量仪	1	√		√		
132	χ、γ、β 个人剂量测量系统	2	√		√		
133	个人剂量报警仪	4	√	2	√		√
134	灰化装置	1	√	1	√		√
135	大流量空气采样装置	1	√		√		√

续表

序号	仪器设备名称	省级		市级		县级	
		A类	B类	A类	B类	A类	B类
136	氡子体测量仪	1	√		√		
137	个人剂量监测照射器	1	√				
138	蛋白电泳仪	1	√		√		
139	颗粒物监测仪（含光散射和重量法）	2	√	1	√		√
140	超声波清洗仪	2	√	1	√		√
141	超净工作台	2	√	2	√	1	√
142	生物安全柜	10	√	5	√	2	√
143	液氮罐	3	√	2	√		√
144	恒温干燥箱	3	√	2	√	1	√
145	实验室空气消毒设备	1	√	1	√		√
146	4℃医用冰箱	10	√	5	√	3	√
147	普通冰箱	2	√	1	√		√
148	低温冰箱（-20℃）	15	√	6	√	3	√
149	低温冰箱（-40℃）	3	√	2	√	1	√
150	低温冰箱（-85℃）	3	√	2	√	1	√
151	微量振荡器	4	√	3	√	1	√
152	超声波细胞粉碎仪	1	√				
153	样品粉碎机	2	√	1	√	1	√
154	均质器	6	√	1	√	1	√
155	纯水处理器	2	√	1	√	1	√
156	超纯水装置	1	√		√		
157	1% 电子天平		√	2	√	1	√
158	1‰ 电子天平	2	√	2	√	1	√
159	1‱ 电子天平	2	√	2	√	1	√
160	1/10 万电子天平	1	√		√		√
161	甲醛测定仪	1	√	1	√	1	√

续表

序号	仪器设备名称	省级		市级		县级	
		A类	B类	A类	B类	A类	B类
162	空气采样装置	15	√	15	√	5	√
163	风速计	2	√	3	√	2	√
164	温湿度计	2	√	3	√	2	√
165	手持式采样定位记录器	1	√	1	√	1	√
166	全自动样品稀释仪		√		√		
167	毛细管电泳仪		√		√		
168	生物信息工作站		√		√		
169	冷冻切片机		√		√		
170	尿素测定仪		√		√		√
171	低本底多道 α 谱仪或大面积屏栅 α 谱仪（含其制样装置）		√		√		
172	门式放射性检测设备		√				
173	染色体自动收获仪		√		√		
174	染色体自动分析设备		√				
175	温度压力测定仪		√		√		√
176	定量采样机器人		√		√		√
177	氨测定仪		√		√		√
178	余氯分析仪		√		√		√
179	二氧化氯分析仪		√		√		√
180	微生物过滤检测系统		√		√		
181	真菌毒素浓缩器		√		√		
182	全自动荧光酶标鉴定仪		√		√		
183	贾第鞭毛虫和隐孢子虫检测系统		√		√		
184	放射免疫分析仪		√		√		
185	数字多聚酶链式反应仪		√		√		
186	微生物基因指纹鉴定系统		√		√		

续表

序号	仪器设备名称	省级		市级		县级	
		A类	B类	A类	B类	A类	B类
187	微生物定量检测仪		√		√		
188	电子显微镜		√		√		
189	超薄切片机		√		√		
190	核酸蛋白转膜仪		√		√		
191	杂交炉		√		√		
192	冷冻离心浓缩仪		√				
193	DNA 转导仪		√		√		
194	层析纯化装置		√		√		
195	高精度恒温恒湿箱		√		√		
196	厌氧工作站		√				
197	致病菌分子检测仪		√		√		
198	全自动微生物数码显微培养计数系统		√		√		
199	程控定量封口机		√		√		√
200	三磷酸腺苷荧光检测仪		√		√		√
201	蛋白质测序仪		√				
202	核酸质谱分析系统		√		√		
203	全自动酶免工作站		√		√		√
204	鸡胚培养装置		√		√		
205	样本自动化存储设备		√		√		
206	人工气候箱		√		√		
207	超低容量喷雾机		√		√		
208	大体积分液系统		√				
209	程序降温仪		√				
210	吸入染毒系统		√				
211	细胞计数仪		√				
212	病理切片扫描分析仪		√				

续表

序号	仪器设备名称	省级		市级		县级	
		A类	B类	A类	B类	A类	B类
213	血乳酸仪		√				
214	多导生理记录仪		√				
215	水迷宫仪		√				
216	穿梭箱		√				
217	裂隙灯		√				
218	免疫分析仪		√				
219	斑马鱼养殖、操作和分析系统		√				
220	正倒置一体化研究级显微镜		√				
221	菌落计数仪		√		√		
222	细胞能量代谢分析仪		√				
223	动物安乐处死装置		√				
224	笼具自动清洗设备		√				
225	低温恒湿密闭代谢笼		√				
226	蚊蝇饲养笼		√		√		
227	实验动物独立通风笼具饲养系统		√				
228	生物安全柜检漏设备		√				
229	尘埃粒子计数器		√				
230	全自动尿碘检测装置		√		√		√
231	红外分光光谱仪		√				
232	荧光分光光度计		√		√		
233	测汞仪		√		√		√
234	锌卟啉测定仪		√		√		
235	旋光测定仪		√		√		√
236	折光仪		√		√		√
237	气相色谱 - 高分辨质谱联用仪		√		√		
238	二维气相色谱 - 质谱 - 质谱联用仪		√		√		

续表

序号	仪器设备名称	省级		市级		县级	
		A类	B类	A类	B类	A类	B类
239	液相色谱 - 高分辨质谱联用仪		√		√		
240	液相色谱 - 原子荧光光谱仪		√		√		
241	二维除盐液相色谱质谱联用仪		√		√		
242	超临界流体色谱仪		√				
243	超临界萃取系统		√				
244	凝胶渗透色谱仪		√		√		
245	在线凝胶渗透色谱 - 气相色谱 - 质谱仪（包括串联质谱仪）		√		√		
246	同位素比值质谱仪		√				
247	磁质谱仪		√				
248	全自动多通道平行浓缩仪		√		√		
249	全自动固相萃取仪		√		√		
250	在线固相萃取装置		√		√		
251	快速溶剂萃取系统		√		√		
252	超声波萃取仪		√		√		
253	全自动消解装置		√		√		
254	智能电热消解装置		√		√		
255	全自动样品前处理平台		√		√		
256	激光粒度分析仪		√				
257	分散度测定仪		√		√		
258	便携式气质联用仪		√		√		
259	双向蛋白电泳仪		√				
260	化学发光仪		√				
261	血红蛋白仪		√		√		√
262	人体营养代谢测量仪		√		√		
263	体外仿生模拟消化仪		√				
264	便携式呼吸测定仪		√		√		

续表

序号	仪器设备名称	省级		市级		县级	
		A类	B类	A类	B类	A类	B类
265	全自动体成分测定仪		√		√		
266	骨密度仪		√		√		
267	全自动肌肉测定仪		√		√		
268	生物细胞 3D 打印仪		√		√		
269	便携式运动测试设备		√		√		
270	神经系统功能测定设备		√				
271	氧化还原电位分析仪		√		√		√
272	动压平衡自动跟踪等速烟尘采样仪		√				
273	溶解性总固体（TDS）测定仪		√		√		√
274	液液萃取仪		√		√		√
275	智能一体化蒸馏仪		√		√		√
276	硫化物酸化吹脱系统		√		√		√
277	数字 X 光机		√		√		
278	听力测试仪		√		√		√
279	B 超（甲状腺、腹部、心脏）		√		√		√
280	肺功能测定仪		√		√		
281	血流图仪		√				
282	肌电图仪		√				
283	脑电图仪		√				
284	有机气体测定仪		√				
285	气体采样及浓缩系统		√				
286	便携式分光光度计		√		√		√
287	超微量分光光度计		√		√		
288	电极电位仪		√		√		√
289	氧浓度快速监测仪		√		√		√
290	计算机 X 射线摄影设备（CR）性能检测设备		√		√		

续表

序号	仪器设备名称	省级		市级		县级	
		A类	B类	A类	B类	A类	B类
291	中子剂量当量测量仪		√		√		
292	中子射线个人剂量测量装置		√				
293	放射防护器材防护性能检测设备		√				
294	石材样品粉碎设备		√				
295	放射性气溶胶粒径测量装置		√				
296	全身计数器		√				
297	固体径迹探测装置		√				
298	微量铀分析仪		√				
299	人员放射性污染洗消装置		√		√		
300	蛋白纯化仪		√		√		
301	通风式试剂柜		√		√		√
302	制冰机		√		√		
303	紫外线照度测定仪		√		√		√
304	超低温冰箱（-140℃）		√				
305	1/100 万电子天平		√				
306	急性食物中毒检测箱		√		√		√
307	水质快速检测箱		√		√		√
308	突发事件有毒有害气体检测箱		√		√		√
309	核酸等温扩增设备		√				
310	多聚酶链式反应配液体系构建工作站		√		√		
311	硫化氢快速监测仪		√		√		
312	二氧化硫自动监测仪		√		√		
313	氯气快速检测仪		√		√		
	合计	345		206		91	

注：A 类中标有数值的为必须配置的仪器设备，有最低配置数量要求；B 类“√”项为根据工作需求、工作量及发展规划等在 A 类配置种类和数量基础上，可选择配置的实验室仪器设备，不限制配备种类和数量；非“√”项不作配置要求。

表 4-5　卫生健康监督现场检测及执法设备装备配置标准

单位：台（套）

序号	仪器设备名称	专业 / 检测对象	A 类			备注
			省级	市级	县级	
1	便携式气相色谱仪	公共场所	2	2	2	
2	一氧化碳测定仪	公共场所	2	2	2	
3	甲醛测定仪	公共场所	2	2	2	
4	可吸入颗粒物分析仪（PM_{10}）	公共场所	2	2	2	
5	氨气检测仪	公共场所	2	2	2	
6	氡监测仪	公共场所	2	2	2	
7	空气微生物采样器（六级）	公共场所	2	2	2	配数字流量校准装置
8	室内空气质量在线监测设备	公共场所				各级监督机构可以选配
9	总挥发性有机物测定仪	公共场所、职业卫生	2	2	2	
10	二氧化碳测定仪	公共场所、学校卫生	2	2	2	
11	声级计	公共场所、学校卫生	2	3	2	
12	数字式照度计	公共场所、学校卫生	2	3	2	
13	套帽式风量计	公共场所、室内环境	2	3	2	
14	数字温湿度计	公共场所、室内环境	2	3	2	
15	便携式风速仪	公共场所、室内环境	2	3	2	
16	测距仪	公共场所、学校卫生、职业卫生	4	4	4	
17	课桌椅尺	学校卫生	2	4	4	
18	便携式紫外线强度计	健康相关产品、医疗机构	3	3	2	
19	紫外线强度在线检测仪	健康相关产品、医疗机构	2	3	2	
20	便携式 pH 计	生活饮用水、游泳池水	4	4	4	
21	便携式浑浊度测定仪	生活饮用水、游泳池水	2	4	2	

续表

序号	仪器设备名称	专业 / 检测对象	A类			备注
			省级	市级	县级	
22	便携式电导率仪	生活饮用水	2	4	2	
23	便携式多参数水质测定仪	生活饮用水	2	2	2	
24	余氯二氧化氯检测仪	生活饮用水、游泳池水	2	3	2	
25	便携式氧化还原电位测定仪	生活饮用水、游泳池水	2	3	2	
26	水质在线监测设备	生活饮用水、游泳池水				各级监督机构可以选配
27	臭氧检测仪	游泳池水、健康产品、医疗机构、公共场所	2	3	2	
28	尿素快速检测仪	游泳池水	2	2	2	
29	温度计	游泳池水	2	2	2	
30	有效氯含量测定仪	医疗机构	2	4	4	
31	环氧乙烷分析仪	医疗机构	2	2	2	
32	ATP 荧光检测仪	物表洁净度、医疗机构、健康相关产品	2	4	2	
33	温度压力在线检测仪	医疗机构	2	2	2	
34	激光尘埃粒子计数器	医疗机构、健康相关产品	2	2	2	
35	微压差计	医疗机构、健康相关产品	2	2	2	
36	便携式中子剂量仪	放射卫生	2	2		县区级监督机构可以选配
37	便携式多气体复合式检测报警仪	职业卫生	2	2	2	可根据相应检测项目配备相应检测器
38	总挥发性有机物检测仪	职业卫生	2	2	2	
39	个人剂量报警仪	放射卫生				各级监督机构可以选配
40	数字测尘仪（防爆）	职业卫生	2	2	2	

续表

序号	仪器设备名称	专业 / 检测对象	A类			备注
			省级	市级	县级	
41	检气管（有毒气体检测管）	职业卫生	2	4	4	配流量气泵
42	湿球黑球温度（WBGT）指数测定仪	职业卫生	2	2	2	
43	辐射巡测仪	放射卫生	2	2	2	
44	表面污染检测仪	放射卫生	2	2	2	
45	便携式红外光谱气体分析仪	职业卫生	2	2	2	
46	数字声级计 / 频谱仪（防爆）	职业卫生	2	2	2	配标准声源
47	微波漏能检测仪	职业卫生	2	2	2	
48	工频场强仪	职业卫生	2	2	2	
49	高频场强仪	职业卫生	2	3	2	
50	超高频场强仪	职业卫生	2	3	2	
51	执法记录采集站	监督执法	2	2	2	省级、市级可配置统一的执法音视频管理云平台
52	摄像机	监督执法	3	3	2	
53	现场执法包（含手持执法终端、便携式打印机）	监督执法	1套/2人			手持执法终端可选掌上电脑、智能手机等
54	执法记录仪	监督执法	1套/2人			各级监督机构相同标准配备
55	照相机	监督执法	2台/科室			各级监督机构相同标准配备
56	录音笔	监督执法	1支/科室			各级监督机构相同标准配备

注：上述省、市、县级卫生健康监督执法现场检测数量为达标要求，服务人口多、现场检测任务较重的省、市、县级疾病预防控制机构，可依据需要增加设备数量。

二、管理要求

（一）一般要求

各级疾病预防控制机构应制定实验室仪器设备的管理文件，内容包括仪器设备的安装调试、验收、性能监控、巡检计划、使用前核查、使用授权及限制、安全操作、消毒灭菌、禁止事项、量值溯源、功能核查、维护保养、转运、存放、标识、应急管理、信息与档案管理等。应识别实验室仪器设备可能产生的危害，进行风险评估，采取必要的风险控制措施，并进行效果验证，持续改进。风险评估过程应符合 GB/T 27921—2023《风险管理 风险评估技术》中的相关要求。不得使用技术性能不满足相关要求的仪器设备。实验室的建筑设备及内部环境应满足仪器设备的安装和使用要求。仪器设备使用过程中产生废气、废液或固体废物的，应有符合相关要求的收集、处置装置或措施。实验室仪器设备的管理应符合 GB/T 27025—2019《检测和校准实验室能力的通用要求》中的相关要求。

（二）安装、验收、使用与维护

应依据制造商的规范说明文件和机构的管理文件要求，安装、验收、使用和维护实验室仪器设备。必要时，仪器设备应由经过授权的人员进行操作和维护，操作和维护人员应经过相关培训并考核合格。仪器设备出现故障后应停止使用，并做明显标识；维修或移出实验室前应对有潜在污染风险的仪器设备进行无害化处理。应在每次使用前后对仪器设备性能进行确认和记录。当认为存在影响安全及检测结果准确性的情况时，应立即停止使用仪器设备，并做好状态标识。

（三）标识

应在仪器设备的显著部位标示出其设备名称、唯一性编号、仪器设备管理人员等信息。应对仪器设备状态进行标识。包括检定 / 校准 / 核查日期、下次检定 / 校准 / 核查日期、检定 / 校准 / 核查单位或人员。必要时，应标示出修正因子。应根据实验活动及仪器设备类型设置明确、醒目的安全标志，必要时应设置警告装置或标志。若设备存在危险部位，也应加贴明显标识。

（四）应急管理

仪器设备可能因故障或溢洒（包括生物、化学或放射性危险材料）等意外造成污染的，应制定相应的无害化处置规程。仪器设备在使用过程中可能导致火灾或爆炸的，应在实验室配备必要的防范措施。应配置适用的备用电源，电力供应时间应满足使用、应急处置和维护要求。

（五）信息与档案管理

应建立和维持仪器设备的档案，内容应包括（但不限于）：制造商名称、型号、系列号或其他唯一性标识（包括软件和固件版本）；产品合格证明文件；购买合同或服务合同（适用时）；验收标准及验收记录；接收日期、状态（新品、使用过、修复过）及启用日期；当前位置；制造商的使用说明；年度维护计划和记录；检定/校准/核查计划和记录；损坏、故障、改装或维修记录；预计更换日期或使用寿命；安全检查记录（适用时）。

应对仪器设备档案的标识、存储、保护、检索、保存和处置实施必要的控制。

可采用信息网络技术和人工智能工具，对仪器设备实施网络化、智能化管理。

本章小结

疾控机构现代化是国家公共卫生体系建设的要求，而设施条件和设备的现代化是实现疾控机构现代化的重要基础。为适应卫生与健康事业发展需要，亟待构建全国一体化的传染病疫情监测预警与应急指挥信息化体系，完善公共卫生检测监测实验室网络。为此，各级疾病预防控制机构应参照国家疾病预防控制局组织制定的《疾病预防控制中心建设标准（征求意见稿）》（2023版）、《疾病预防控制机构实验室仪器设备配置和管理》（WS/T 10001—2023）和《卫生监督快速检测通用要求》（WS/T 10010—2023）等有关文件要求，加快推进设施条件建设，根据机构职能、工作任务和发展需要合理选择配置仪器设备。并采用信息网络技术和人工智能工具实施对“人、机、料、法、环”的智能化管理，实现检测、监测数据采集、传输、存储、分析、利用的智慧化。

思考题

1. 当前我国疾控系统面临的挑战和机遇有哪些?
2. 疾控机构现代化的内涵是什么?
3. 公共卫生检测监测实验室的功能定位是什么?
4. 如何构建完善的公共卫生检测监测实验室网络?

（卢金星　马家奇　张必科　卢　昕）

第五章 疾病预防控制信息系统的现代化

疾控信息系统现代化既是疾病预防控制工作现代化的重要基础，也是疾病预防控制工作现代化的重要标志。通过应用先进的信息技术、硬件、管理制度和方法，建设现代化的疾病预防控制信息系统，能更好地收集、整合、分析、利用健康和疾病的大数据，推动疾病预防控制工作的科学研究和创新，提高疾病的监测、预测、预警、防控和应急响应的效率和质量，为疾病预防和控制决策提供科学依据。这能够全面提升健康促进和疾病预防控制工作的科学性、精准性和高效性，最大限度地减少疾病造成的伤害和社会经济损失，为保护公众健康、维护社会稳定和促进经济发展做出应有的贡献。

第一节　建立现代化的疾病与健康信息系统

一、疾病预防控制信息系统建设总目标和原则

（一）现代化疾控信息系统建设的总体目标

现代化疾控信息系统建设的总体目标是采用最新理念、先进且适宜的技术，构建多渠道、多模态的疾病与健康信息收集和共享体系，建立国家 - 省 - 地市多级的疾病预防与控制、健康促进、公共卫生教学和科研、卫生应急管理一体化的、开放的数字化平台，实现系统信息化、标准化、集成化、共享化和智能化，服务于国家疾病防控和健康促进事业。

（二）现代化疾控信息系统的建设原则

1. 全国统一建设标准，数据由国家、省两级汇聚 疾控信息系统建设采用国家统一设计原则和标准规范，各地在建设过程中需贯彻使用国家统一的标准规范体系和业务服务，依托国家统一的技术体系和架构，确保数据至少在国家和省两级集中，数据及时、准确、完整，方便统筹调度和全国共享互通。

2. 保障国家基本业务，分级自主建设部署 各地在国家基本要求的业务服务基础上，省级根据实际情况自主选择省级集中部署模式或省市两级部署模式，增补业务内容并自主选择服务商，自主开展本地疾控信息系统的设计、建设、实施和验收等工作，保证省、市、县各级疾控信息系统在省级实现数据集中，方便与国家级数据平台实现互联互通。

3. 服务功能齐备，性能安全高效 疾病与健康信息大数据平台是信息系统建设的重要内容，按照网络安全等级保护第三级进行安全防护设计，平台应该具备高效的数据治理能力，具有信息采集、数据质量控制、平台运行状态与资源监控能力，提供高性能的数据计算分析能力，同时具有用户管理与安全访问控制机制。平台根据用户获得的授权，向用户提供开放、标准的服务接口，满足各类应用的数据交互、数据分析的需求。

二、疾病预防控制信息系统总体建设内容

疾病与健康的主要信息内容包括疾病监测信息（法定传染病报告、传染病监测、免疫规划工作、慢性非传染性疾病监测、职业病监测、食源性疾病监测、重型精神障碍疾病监测），突发公共卫生事件监测信息（不明原因疾病暴发监测，传染病暴发监测，食源性疾病暴发监测，环境及职业场所群体性中毒事件监测，接种、预防性服药群体性反应监测，舆情监测），实验室检测检验信息，健康监测信息（生命统计、公共卫生健康危害因素监测、健康素养监测、心理健康），疾控机构综合管理信息。

疾控信息系统从架构上包括疾病与健康信息的收集、传输、加工、储存、更新和维护的数据治理体系，计算机硬件、软件、网络通信设备及其他办公设备等基础资源，以及信息安全保障体系。

（一）疾控信息系统现代化体系架构

疾控信息系统现代化多级部署架构，如图 5-1 所示。

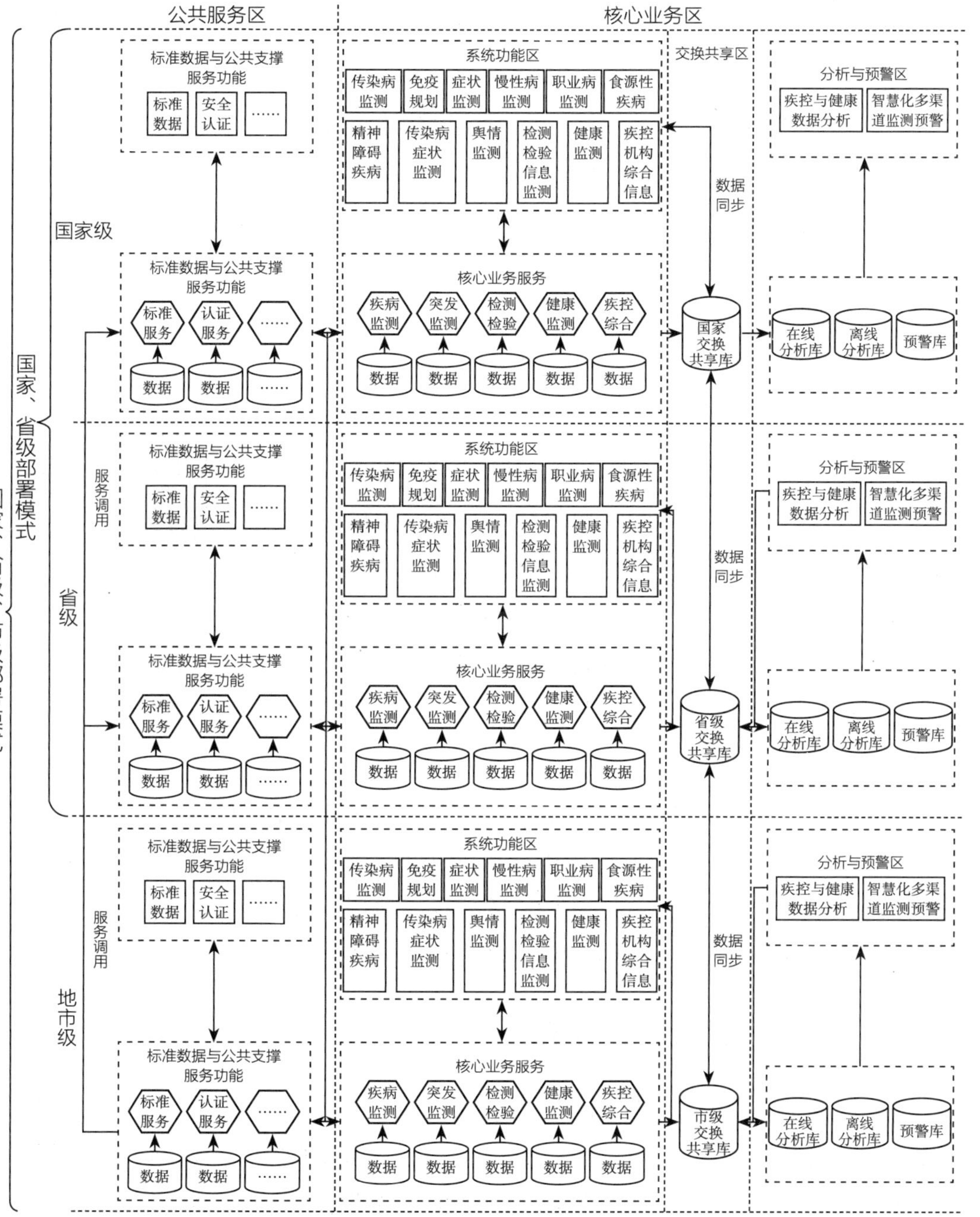

图 5-1　疾控信息系统现代化多级部署架构

从基础设施，应用、数据、技术、安全的架构五个维度出发，完善疾控信息系统的现代化建设。

1. 基础设施 包括服务器、存储、网络设备、安全设备等云基础设施，为整个平台提供计算、存储、网络、网络安全及虚拟化等服务。针对基础设施建设，各地可根据实际情况向各个云资源提供者（包括政务云、大数据平台、私有云等）租用或申请资源使用，也可自建云化数据中心。

按照医防协同要求，省统筹区域疾病与健康信息大数据平台与各级医疗卫生机构建设的信息平台或管理信息系统互联互通，实现医防融合和业务协同。

部门之间或部门内部数据资源共享，通过同级卫生健康信息平台或疾病预防控制中心健康信息大数据平台实现。

2. 应用架构 在完善疾病与健康基础数据采集和管理的前提下，统一建立和完善疾病与健康信息管理系统，进而围绕疾病监测、健康及其影响因素、预防控制等不同业务建立相应的应用信息系统。

3. 数据架构 通过建立国家疾病与健康信息总体数据标准与规范，进行数据质量综合管控，支持数据的全面共享和分级分类综合利用，支持多模态的数据开放，从而实现疾控工作的智能化，支持疾控机构的功能定位转变。

4. 技术架构 随着疾控信息系统现代化建设不断展开和完善，进一步规范信息系统应用蓝图和优化整合疾病预防控制信息基础设施，在建立完善的疾病与健康信息管理系统运行维护保障机制及信息安全策略的同时，建立信息系统容灾备份体系。

5. 安全架构 各地疾病与健康信息数据中心安全系统应采用分区域安全架构设计，可参考总体划分为核心业务区、内外网数据交换区、公共服务区、分析与预警区。应在各网络区域边界部署边界防护设备，加强疾病与健康信息核心业务网边界安全防护，实现安全可控的数据流访问和数据交换。

（二）系统运行和维护体系建设

突出“谁建设谁运营”的主体责任，明确各部门各地区各业务单元数据互联互通的边界责任，既要负责管理建设，也要负责互联共享。医疗机构信息系统既要解决医疗服务信息化问题，也要解决公共卫生信息管理问题，按照有关业务要求和信息安全要求系统地采集、共享公共卫生数据，在信息互联互通和数据共享方面体现医防融合。

国家制订系统运行和维护体系标准，明确系统运行维护的各项规章制度、建立健全系统管理体制、保证系统运行环境和数据的安全，对系统运行维护管理制度的流程、环境和基本内容框架进行建设，建立一个安全、合规、稳定、合理、可控的运行维护体系。各级疾控部门遵照落实国家制订的系统运行和维护体系标准，保证系统核心业务持续稳定运行、上下级信息互联共享。

（三）基础设施建设

统筹建设“国家疾控云”，建设应用支撑平台和核心业务信息系统，统筹疾控信息资源，开展云计算、物联网、移动互联网、大数据、人工智能、区块链等现代信息技术基础设施在疾病与健康监测业务领域的应用。各级疾控机构自建信息化基础设施，可申请加入“国家疾控云”资源池，亦可自建“本地疾控云”与“国家疾控云”实现统一管理。

1. 物理环境建设　各地统一管理的云资源，均可从“国家疾控云”中获取公用组件支撑，用于本地个性化开发、应用、分析。包括服务器、存储、网络设备、安全设备等云资源，为应用信息系统提供计算、存储、网络、网络安全及虚拟化等服务。针对基础设施建设，各地可根据实际情况向各个云资源提供者（包括政务云、大数据平台、私有云等）租用或申请资源使用，也可自建云化数据中心。

2. 本地化区域基础设施建设　省、地市级疾控机构可以依托本地已建卫生健康或政务服务基础云资源，用于疾控信息系统的开发、部署、应用与研究。业务应用覆盖区域管辖范围内的卫生健康机构、疾控机构、医院、基层医疗卫生机构。并与区域卫生健康部门、政务服务部门及其他部门进行信息资源的互联共享协同应用。

3. 双活数据中心建设　各地可以逐步建立双活数据中心，并行运行，互为容灾，进行生产维护、日常操作等工作。两个数据中心网络系统的总体设计保持一致。

4. 灾备系统建设　按国家标准《信息安全技术 信息系统灾难恢复规范》（GB/T 20988—2007）确认不低于（含）第 5 等级的实施方案，根据实际情况配套建设监控中心（含配套机房），双活数据中心须实现数据层和业务应用层容灾的自动无感切换。双活数据中心都应具备对称的基础设施和网络接入接出，保障数据管理层面、应用程序层面、访问通道层面都能够平滑切换。

5. 信息安全保障体系建设 信息安全保障体系按照国家信息安全等级保护第三级别要求建设。同时，要符合《中华人民共和国传染病防治法》《突发公共卫生事件应急条例》《中华人民共和国个人信息保护法》有关要求。

各地按照《信息安全技术 网络安全等级保护基本要求》(GB/T 22239—2019)文件第三级安全要求，在安全通用、云计算安全扩展、移动互联安全扩展、物联网安全扩展、工业控制系统安全扩展各方面，结合疾控业务实际，建设疾控业务信息系统，着重加强防病毒、网络态势感知、终端接入管理、身份认证密码等网络安全体系建设。

三、疾病预防控制业务信息系统功能设计

针对上述业务需求，分类设计疾病和健康信息的数据采集、传输、存储，分析、预警、服务、标准化和协同等功能。

(一)数据采集、传输和存储功能设计

实现“全人群、多维度、全生命周期”疾病、健康及其相关因素监测，系统掌握疾病、健康及影响因素分布特征和规律，实现动态分析、掌握国民健康相关信息。

建设疾控统一数据采集功能，提供手工填报、数据导入、数据库对接、自动化数据采集等方式。云计算、大数据、物联网、人工智能等技术是自动化数据采集的技术手段，数据采集格式支持结构化、文本、图形、音频、压缩包等多模态。基于可靠消息传输中间件技术，以消息队列的方式管理大量数据传输，实现数据有序、稳定地传输。多种传输更新策略，能够按照批量更新、增量更新、实时更新、定时更新等不同的更新策略，在数据传输中进行定制。基于数据规模及应用方式，实现业务数据、数据湖等数据存储功能，依据业务应用需要，提供业务数据存储、交换传输数据存储、预警数据存储、事件处置协同信息存储、融合应用数据存储等，数据存储功能支持动态配置、扩展功能。

1. 疾病监测数据采集、传输和存储

(1)传染病监测、传染病相关症状监测、传染病流行病学调查和筛查、病原学实验室监测检测、学校因病缺课、药店药物销售、预防接种管理、疫苗和冷链管理

以及食源性疾病监测等监测数据，通过填报、导入、抓取、接口服务等方式进行采集、传输，并存储在国家和省统筹区域信息平台，供国家、省、市、县各级查询和使用。

（2）心脑血管疾病、肿瘤、慢性呼吸系统疾病、糖尿病等慢性病的监测及干预、流行病学调查和筛查数据，通过填报、导入、抓取、接口，以及网络、公众平台、小程序等方式进行采集、传输，并存储在国家和省统筹区域信息平台，供国家、省、市、县各级查询和使用。

（3）职业健康及职业病监测、暴发调查、筛查数据通过填报、导入、抓取、接口等方式进行采集、传输，并存储在国家和省统筹区域信息平台，供国家、省、市、县各级查询和使用。

（4）重症精神障碍疾病监测数据通过填报、导入、抓取、接口等方式进行采集、传输，并存储在国家和省统筹区域信息平台，供国家、省、市、县各级查询和使用。

2. 突发公共卫生事件监测数据采集、传输和存储

（1）缺勤监测、环境因素监测、病媒生物监测、药物销售监测、电话咨询、疾病症状监测、医疗机构检测检验数据、影像数据等可能与不明原因传染病暴发，食物中毒事件、环境中毒事件、预防接种和预防服药群体性反应，以及其他突发群体性疾病关联的数据，通过填报、导入、抓取、接口等方式进行采集、传输，并存储在国家和省统筹区域信息平台，供国家、省、市、县各级查询和使用。

（2）舆情监测使用爬虫工具定点爬取指定网站的完整信息，并按照来源、类型、时间等进行非结构化存储，使用智能语义分析技术提取数据核心内容，使用关键词提取技术二次验证数据核心内容有效性，使用关联度匹配算法判断信息与关联词的匹配度，结合其他人工智能算法多次对数据进行多方面、多角度地验证，最终进行数据筛查工作，去除互联网上大量无效、低质量、低效率、低信效的密集度数据，保障舆情监测的有效性。

3. 检验检测数据采集、传输和存储　采集、传输、存储实验室病原微生物检验检测、理化检验检测、毒理检验检测、媒介生物鉴定信息，以及与实验室质量控制、生物安全等相关信息，包括影响实验室质量的各种要素（人、机、料、法、环），进行全面管理和控制，有效地规范和监控实验室的工作流程，实现以实验室为核心的整体环境的全方位管理信息。

4. 健康监测数据采集、传输和存储 新生儿出生登记、出生缺陷登记、居民死亡及死因等生命统计数据通过在线填报、导入、接口等方式进行采集和传输，并存储在国家和省统筹区域信息平台，供国家、省、市、县各级查询和使用。

环境健康（包含气象、空气、土壤、水、环保等）、职业健康（包含粉尘、噪声、电离辐射等职业性有害因素）、饮用水（包含生活饮用水基础情况、水源类型及供水方式、饮用水水质监测）、放射卫生（包含个人剂量监测管理、医用辐射防护监测信息）、食品安全（包含食品化学污染物风险监测和食品微生物风险监测、检测信息）等健康危害因素监测数据，通过在线填报、导入、接口等方式进行采集和传输，并存储在国家和省统筹区域信息平台，供国家、省、市、县各级查询和使用。

基本健康知识和理念、健康生活方式与行为、基本技能等健康素养监测以及心理健康调查等数据可通过在线问卷调查、导入、接口等方式进行采集、传输，并存储在国家和省统筹区域信息平台，供国家、省、市、县各级查询和使用。

5. 疾控机构综合管理数据采集、传输和存储功能 采集、导入和管理人员基本信息、基础建设、仪器设备、信息化建设、财务收支等数据。科研项目数据、科研成果数据等疾控机构综合管理数据可通过填报、导入、接口等方式进行采集、传输，并存储在国家和省统筹区域信息平台，供国家、省、市、县各级查询和使用。

（二）数据分析和预警功能设计

数据分析功能由数据挖掘引擎、内存分析引擎、实时在线数据处理引擎和流处理引擎组成，支持分布式部署，在不同场景下为不同分析功能提供支撑。数据分析功能以融合人工智能能力的组件、大屏、图、表等方式进行可视化展示，对疾病监测数据、突发公共卫生事件监测数据、检验检测数据、健康监测数据和疾控机构综合管理数据进行综合、系统、多维分析，实现自动生成相关疾病和健康信息分析报告、工作简报及自定义统计报表及图表，并通过电脑、手机、大屏多终端等方式实现综合辅助决策分析功能。

对传染病监测、传染病相关症状监测、实验室检测、学校因病缺课、药店药物销售等数据，以及食源性疾病监测、健康危险因素监测等监测数据，通过多维度的数据分析，探索适合的模型。通过人工智能模型，不断调整完善参数，最终形成适用的预警研判模型，如自回归滑动平均模型（ARIMA 模型）、传染病动力学模型、专业大语言模型，智能分析出可能出现的异常情况，及时发出预警信号，最终通过即时通信工具短信、邮件、APP 外呼平台通知相关人员进行现场核实与处置。

1. 疾病监测数据分析及预警　以疾病与健康信息大数据平台为基础，根据不同的业务应用需求建立相应的数据分析预警软件系统，提供及时、快速、智能化的分析应用功能，满足各专业部门的业务工作需要。提供按时间、地区、人群等维度的传染病及食源性疾病的发病、死亡实时分析，趋势分析和综合分析及其自定义的统计报表、图表和简报；提供各类病原监测和主要病原耐药情况监测实时分析、趋势分析和综合分析及其自定义统计报表、图表和简报。

疾控信息系统的预警模块，能利用多元数据、人工智能技术获取传染病监测、传染病症状监测、传染病病原监测、传染病影响因素监测和舆情监测数据和信息，以及地理、环境、交通、居住等多维度数据和信息，实现传染病智慧化多渠道监测和多点触发预警。通过人工智能技术驱动的自然语言处理工具自动形成初步的监测预警研判报告，自动生成预警信号和预警简报，实时通过多方式（如 APP 自动提示、系统提醒框，以及短信提醒等）进行传染病早期智慧化预警，把预警信号和预警简报第一时间通知到各层级传染病预警监控工作人员。

疾控信息系统需要为免疫接种工作设计相应的分析利用模块，满足其业务工作需要。定期提供各年龄组各疫苗接种监测数据的统计、分析和评价报告及其定制图表；实时提供疫苗调运、存储和使用监测数据的统计、分析及其定制图表；实时提供冷链设备运行状态、温度等数据的分析报告及其定制图表；实时提供预防接种副反应监测数据的统计、分析和评价报告及其自定义的统计报表、图表和简报。利用上述监测数据分析接种率、疫苗存量，通过冷链温度监控进行早期智慧化预警，自动生成预警信号和预警简报，实时通过多方式（如即时通信工具 APP 自动提示、系统提醒框，以及短信提醒等）把预警信号和预警简报第一时间通知到各层级预防接种监控人员。

利用心脑血管疾病、肿瘤、慢性呼吸系统疾病、糖尿病等慢性病和伤害的监测数据，进行发病、患病、病情进展、干预、危险因素变化、治疗、住院、康复、死亡等情况的实时分析、趋势分析和综合分析，提供自定义的统计报表、图表和简报，并提供多种可视化组件辅助分析功能。

利用职业病监测提供的各类职业病、职业危害因素监测数据及各类中毒报告数据，进行职业病和中毒的发病、患病、病情进展、职业危险因素干预、治疗、住院、康复、死亡等情况的实时分析、趋势分析和综合分析，提供自定义的统计报表、图表和简报，以及多种可视化组件辅助分析功能。还可利用以上数据进行早期智慧化预警，自动生成预警信号和预警简报，通过多方式（如即时通信工具 APP 自动提示、系统提醒框，以及短信提醒等）把预警信号和预警简报第一时间通知到各层级职业病和中毒控制监控人员。

利用重症精神障碍疾病监测数据，统计分析建档情况、报病情况、流转迁移情况、管理随访情况、体检情况、服药情况、出入院情况、质控情况、应急处置情况等，并提供自定义的统计报表、图表和简报。

2. 突发公共卫生事件信息的分析与预警 根据卫生应急对疾病及其危险因素等监测数据分析利用的需求，在疾病与健康信息大数据平台设计相应的突发公共卫生事件信息的分析与预警系统模块，满足各专业部门的预警业务工作需要。利用症状监测，医疗机构就诊、检验、用药数据，缺课缺勤报告数据、药店药物销售数据、流感样病例监测和发热门诊监测的数据，突发公共卫生事件信息管理系统收集的各级各类事件数据，对不明原因疾病暴发、传染病暴发、不明原因中毒事件（包括环境与职业场所中毒、食物中毒等）进行三间分布、疾病特征描述和分析，对突发事件可能波及的范围和危害程度作出初步判断，利用预警平台的各种预警模型分析研判触发预警并产生预警信号，通过即时通信工具 APP 自动提示、短信、邮件、外呼平台等通知相关人员，实现及早现场核实与处置的目的。

根据预防接种业务对监测数据分析利用的需求，在疾控信息系统设计相应的模块，利用接种、预防性服药群体反应监测数据，对患者接种疫苗或服药后出现症状时间、发病和死亡人数、症状与体征，以及接种的疫苗、药物数据进行分析，产生自定义的统计报表、图表和简报。还可利用以上数据进行早期智慧化预警，自动生成预警信号和预警简报，实时通过多方式（如即时通信工具 APP 自动提示、系统提醒框，以及短信提醒等）把预警信号和预警简报第一时间通知到各层级疫苗和药物副反应监控人员。

利用舆情监测提供的爬取数据量、关键词触发数、数据筛查留存量、数据监测量等不同渠道数据量，产生自定义的统计报表、图表和简报，以及提供多种可视化组件辅助分析功能。还可利用以上数据进行早期智慧化预警，自动生成预警信号和预警简报，实时通过多方式（如即时通信工具APP自动提示、系统提醒框，以及短信提醒等）把预警信号和预警简报第一时间通知到各层级舆情监控人员。

3. 检验检测信息的分析与预警　根据各专业部门提出的对病原微生物和理化检验检测数据分析利用的需求，在疾控信息系统设计病原微生物和理化检验检测数据分析利用模块，对接各类实验室信息管理系统，满足各专业部门对检验检测结果的分析利用。实验室信息管理系统需要满足对整个实验室管理体系运转情况的统计分析，包括仪器和试剂使用量统计、工作量统计、绩效统计、报告时限统计分析等，自动生成自定义的统计报表及图表、简报，以及提供多种可视化组件辅助分析功能。同时，具备针对病原体及其变异、化学毒物检测异常情况的早期智慧化预警模块，利用微生物和理化检验检测数据，发现异常，自动生成预警信号和预警简报，实时通过多方式（如即时通信工具APP自动提示、系统提醒框，以及短信提醒等）把预警信号和预警简报第一时间通知到相关部门的监控人员。

4. 健康监测信息的分析与预警　为满足生命统计数据的分析和预警的需要，在疾控信息系统中设计相应的业务系统模块，对出生、出生缺陷、死亡（包括新生儿、孕产妇、慢性病早死）及死因等生命统计数据和报告质量数据进行分析，自动生成自定义的统计分析报表、图表和简报，以及提供多种可视化组件辅助分析功能。同时，具备分析死亡异常苗头的预警模块，自动生成预警信号和预警简报。

针对环境空气监测、水源水和饮用水水质监测、食品微生物和化学污染物监测、职业健康危害因素监测、放射卫生监测等公共卫生健康危害因素监测数据的分析和预警需求，设计实时的、趋势性的分析功能模块，自动生成自定义的统计分析报表、图表和简报，以及提供多种可视化组件辅助分析功能。同时，还能发现健康危害因素异常苗头，及时自动生成预警信号和预警简报。

在疾控信息系统中设计心理健康状况和健康素养数据分析模块，满足心理健康状况、健康素养数据实时分析和综合分析的需要，能自动生成自定义的统计分析报表、图表和简报，能提供多种可视化组件辅助分析。还可考虑设计针对健康素养得分较低、生活方式与行为不健康、吸烟频率高等人群进行预警提醒的功能。

5. 疾控机构综合管理信息分析与预警　疾控机构综合信息管理模块应提供疾控人力资源分析、设备与物资管理分析、信息化建设分析、财务收支分析，以及科研项目统计分析、科研经费统计分析、科技论文发表情况、科研成果鉴定、申请奖励、获奖情况等分析和展示功能，自动生成自定义的统计分析报表、图表和简报。卫生应急物资管理模块应具备更新提醒、预警的功能。

（三）数据服务功能设计

数据服务利用数据交换、隐私计算等技术手段提供服务，实现数据适配接口、文件适配接口、服务适配接口等功能。实现对外授权与部门间信息共享，对内有效提升公共卫生科学研究水平，如监测预警技术研究、检验方法研究、诊断试剂研制、疫苗研制、消杀及治疗药品研制、防控策略研究及优化等；实现信息资源综合开发利用和信息共享，支撑疾病与健康信息战略决策和精细化服务管理。充分利用优势资源，优化健康管理大数据布局，加强临床和科研数据资源整合共享，提升医学科研及应用效能，推动智慧公共卫生发展。

1. 疾病监测数据服务 疾病监测管理提供传染病报告、人群流行病学调查、病原检测等数据交换服务调用机制。

传染病症状监测管理根据五大综合征监测（发热呼吸道综合征、发热伴出疹综合征、发热伴出血综合征、腹泻综合征、脑炎脑膜炎综合征）、流感样病例监测，学校因病缺课监测，药店药物销售监测等数据要求，定义指标数据和电子病历数据采集标准规范，进行数据实时、分时、定时的标准接口开发；提供从门急诊和住院电子病历诊疗信息中提取症状进行自然语言疾病筛查服务。提供与农业农村部门的动物疫病监测信息、自然资源部的野生动物和植物病虫害监测信息、海关部门的入境人员和进口食品检验检疫信息、教育部门学生健康状况监测信息、科技部门重大科研项目监测信息的数据交换服务。

免疫规划管理提供预防接种个案管理、疫苗电子告知书、产科新生儿预防接种管理、流动受种者免疫规划管理、群体与应急接种、成人接种、犬伤接种、犬伤信息管理、实体单位管理、疫苗信息、疫苗注册器生产企业、疫苗生产企业信息的数据交换服务。

慢性病监测管理根据新发病例报告管理、现患病例治疗随访管理、死亡病例补报发病管理、病例追踪随访管理要求进行数据定时标准接口开发，针对协同标签数据进行实时数据库存储的建设，记录数据采集及上报等情况信息，将有效信息存入数据库，并建立索引进行全文检索。

职业病监测管理提供用人单位信息管理，以及尘肺病报告、职业病报告、重点职业病报告等的数据交换服务。

食源性疾病监测管理提供怀疑由进食食物引起的感染性或中毒性患者和生物采样的腹泻患者监测报告、暴露信息报告、生物标本采集检测的数据交换服务。

2. 突发公共卫生事件监测数据服务　突发公共卫生事件管理为各级医院、乡镇卫生院、村卫生室、社区卫生服务中心（站）和专业公共卫生机构提供群体性不明原因疾病的日常监测的数据交换服务，同时应当对接农业、海关、教育等部门数据平台。

食源性疾病暴发、环境（包括职业场所）群体性中毒事件监测提供从门急诊和住院电子病历诊疗信息、疾病预防控制机构调查信息、实验室检测结果的数据交换服务。

疫苗接种、预防性服药群体性反应提供从门急诊和住院电子病历诊疗信息、疾病预防控制机构调查信息、药监部门对疫苗及药品鉴定检验的数据交换服务。

舆情监测提供与网络和宣传部门的舆情监测信息、医学和科研情报监测信息的数据交换服务。

3. 检验检测数据服务　检验检测信息监测管理提供实验室病原体在线检测宏观微观一体化分析追溯能力服务；提供监测人群、食品、环境等样本采集 - 送检收样 - 检测结果判定等服务；提供病例信息、样本采样信息、样本送检信息、检测信息、复检信息、环境样本信息的数据交换服务。

4. 健康监测数据服务　提供对气象资料、环境空气质量资料、医院和基层医疗卫生机构诊疗数据等的数据编码、标准化处理服务。提供生活饮用水基础情况、水源类型及供水方式、饮用水水质监测、饮用水放射性监测的数据交换服务。提供食品化学污染物风险监测和食品微生物风险监测的采集信息、检测信息、监测任务制定、监测数据管理的数据交换服务。

5. 疾控机构综合管理数据服务　提供疾控机构人员基本信息、工作能力、实验室检测能力、基本建设、仪器设备、信息化建设、财务收支、科研项目库、试验数据库、获奖情况统计、标准及专利库、论文库等的数据交换服务。

（四）标准数据与公共支撑服务功能设计

为各行政区域和各类卫生健康机构的传染病监测标准、病原体监测检测标准、免疫接种信息标准、慢性非传染性疾病监测标准、职业病监测标准、食源性疾病监测标准、突发公共卫生事件监测标准、公共卫生健康危害监测标准、疾控机构监测能力基本情况监测标准、互联网舆情监测标准、各类数据采集标准、各业务协同标准、各业务数据服务标准制订相关编码规范，明确编码和赋权规则、动态调整机制和管理制度。各地做好国家编码规范落地工作，开展省级动态维护工作。

基于标准数据管理体系，实现标准数据的注册、管理、应用、安全等管理功能，建立标准数据资源目录，实现数据的申请、下载、版本管理、发布订阅等功能，实现公共支撑服务功能。

实现标准数据动态维护功能，上级单位或疾控行业发布最新标准数据规范后，支持相关数据集的实时更新。

通过数据前置物理共享、标准数据订阅服务共享等支撑方式，加强对基础信息的管理，推进对机构信息、基础编码、业务编码的管理与维护。

（五）协同信息共享

协同信息共享是疾病与健康监测信息交互的现代化特征，其目的是实现不同监测业务间的信息共享互通、业务运转协同，以及监测业务与外部其他部门信息的共享。

1. 各级业务部门需要根据国家对疾病监测、突发公共卫生事件监测、检验检测信息监测、健康监测、疾控机构综合管理信息的标准规范和业务服务进行建设，实现国家级 - 省级 - 市 - 县级间的协同信息共享。

2. 以业务和管理需求为导向，进一步优化业务流程，构建医院、疾控、社区业务信息协同模式，提高疾病监测预警能力、疫情形势分析研判能力、新发突发传染病防控救治能力。

3. 与全民健康保障平台进行协同信息共享，共享门急诊 / 住院诊疗数据，包括症状、检验、影像、诊断、药物、疾病转归与结局等。

4. 与教育部门实现学生健康状况监测协同信息共享，共享托幼机构和学校因病缺课缺勤和群体性疾病相关信息；与药监部门进行药品销售协同信息共享，共享相关必要药品销售数据、购药人信息；与农业农村部门实现动物疫病监测的协同信息共享，共享具有潜在感染人的动物新发疾病信息；与自然资源部实现野生动物和植物病虫害监测的协同信息共享，共享有潜在感染人的野生动物新发疾病信息，以及有毒病虫害监测结果等信息；与海关部门实现入境人员和进口食品检验检疫的协同信息共享，共享对国内具有潜在公共卫生威胁的入境人员与物品的信息；与科技部门实现重大科研项目监测的协同信息共享，共享传染病和突发公共卫生事件相关科研中发现的潜在公共卫生威胁信息；与网络和宣传部门实现舆情监测信息的协同信息共享，共享传染病、突发公共卫生事件、异常健康事件的舆情信息；与通信和交通运输部门实现协同信息共享，共享人群流动信息；与临床医学及其科研部门协同信息共享，共享全球主要医学和科研期刊、学术会议中反映的突发急性传染病和突发公共卫生事件风险信息；与气象部门、环保部门、全民健康信息平台、区域内急救中心进行协同信息共享，共享气象资料、环保资料、人口资料、空气质量补充监测等信息。

5. 与疫苗电子监管系统协同信息共享，通过疫苗电子监管码与冷链设备编码，在入库时把疫苗和冷链设备相关联，实现疫苗电子监管码与儿童编码在接种时扫码关联的协同。提供预防接种信息同步和互认的协同。

第二节　建立现代化的疾病与健康信息管理制度和机制

一、现代化疾病与健康信息管理的相关制度

（一）监测数据管理制度

根据管理和数据分析的要求，进一步规范监测数据量表、报表格式。根据公共卫生管理对疾病报告、突发公共卫生事件监测、病原体监测、健康监测管理的需求，统筹跨业务、多部门、多渠道的数据采集、信息传输、信息加工和信息存储管理的总体要求，确保数据的安全性、利用的便捷性和使用效率。

（二）监测信息质量控制制度

制定疾控信息采集标准、采集制度，以及信息报告的技术要求及规程，利用信息技术实现对监测信息质量的审核与控制，不断提升监测数据的质量。

（三）监测数据利用管理制度

根据《中华人民共和国数据安全法》及各部门的信息安全规定，在确保信息安全前提下，实现基于业务用途的监测数据分级分类共享，在同一数据标准、同一交换规范下，实现横向纵向多级数据共享，形成有效、稳定运行的信息共享制度和监控机制。在数据利用过程中，除完全数据开放共享之外，积极推进利用同态加密、联邦学习、多方安全计算以及可信计算等不同的隐私计算技术，实现多种基于场景的数据可用不可见共享。

（四）定期发布监测报告制度

根据国家主管部门的要求，制定定期、多渠道权威信息发布的制度。

二、疾病预防控制信息系统运行的保障机制和措施

（一）管控机制

为了实现国家疾控信息系统的现代化建设，疾控机构需要从人员、组织、流程、管理、投资等多方面提供支持，同时这也是公共卫生管理与服务从疾病预防控制向全人群健康促进转变的重要抓手。

1. 提高信息资源在公共卫生工作体系的整体地位，将数据资源作为战略性资产进行规范化、集中化管理。

2. 形成以业务目标、流程为导向的信息系统现代化建设新思路，同时将信息系统支撑功能从单纯服务本地疾控机构内部管理，到向下级疾控机构和外部利益相关方赋能。

3. 采用集中统一与分布个性化相融合的信息化管理措施，实现对IT规划、IT投资、IT整体架构的有机融合管理，打破业务部门间的信息壁垒，实现“同一个规划，同一个目标”。

4. 巩固和加强信息化管控体系，建立信息化工程建设管理以及整体架构管理专业团队，建立有效的信息化管理流程，为持续的信息化建设提供保障。

（二）协同共享机制

1．国家级疾病与健康监测信息系统下发标准数据与公共支撑服务，各级业务生产系统与同级基础信息管理进行基础信息的实时交互，基础信息实现国家级 - 省级 - 县级间的实时共享。

2．各级业务工作系统需要根据国家层面的疾病监测、突发公共卫生事件监测、检验检测信息监测、健康监测、疾控机构综合管理信息的标准规范和业务服务进行建设，制订区域业务生产数据与上级疾控机构的协同共享机制。

3．建立辖区内各级各类医疗卫生机构源头统一采集、自动采集的协同共享机制，保证与本地疾控监测信息同步实时共享和动态更新，实现疾病与健康监测“一数一源”闭环管理。

4．建立症状监测预警制度，依托“前置软件”对各级医疗机构的电子病历数据进行自动提取与分析，实现不明原因疾病、新发传染病和暴发疫情的早期发现。

5．建立病原微生物实验室、专业科研院所、第三方检测机构、其他部门相关实验室等的检验检测信息共享网络，以新发、突发、急性、高致病性、输入性等病原为重点监测内容，制订各级机构相关实验室的标准化数据采集协同共享机制。

6．建立与农业农村部门关于动物疫病监测信息在常态化和应急态时的协同共享机制，及时共享可能潜在感染人的动物新发疾病信息。

7．建立与自然资源管理部门关于野生动物和植物病虫害监测信息在常态化和应急态时的协同共享机制，及时共享可能潜在感染人的野生动物新发疾病信息，以及病虫害监测结果等信息。

8．建立与海关部门关于入境人员和进口食品检验检疫信息在常态化和应急态时的协同共享机制，及时共享在入境人员与物品中发现的具有潜在公共卫生威胁的信息。

9．建立与教育部门关于学生健康状况监测信息在常态化和应急态时的协同共享机制，及时共享托幼机构和学校因病缺课缺勤和群体性疾病相关信息。

10．建立与科技管理部门关于科研项目监测信息的协同共享机制，及时共享传染病和突发公共卫生事件相关科研中发现的潜在公共卫生威胁信息。

11．建立与网络和宣传部门关于舆情监测信息在常态化和应急态时的协同共享机制，及时共享传染病、突发公共卫生事件、异常健康事件的舆情信息。

12．建立与医学和科技情报管理部门协同共享的机制，及时共享全球主要医学和科研期刊、学术会议中反映的突发急性传染病和突发公共卫生事件风险信息。

（三）人员保障机制

各级疾控机构设立专门的信息管理部门，配备相当数量的专业人员。通过技术服务、知识产权转化，提高绩效工资待遇，保证高素质信息化建设人才留驻。

（四）经费保障机制

保障信息系统建设、数据管理和应用性研究经费。以项目方式投入建设很重要，持续投入以保持系统运转和更新换代更为重要。要改变“重建设、轻运维、不利用”现象。

第三节　现代化疾病与健康信息管理

一、各级疾病预防控制行政管理机构的信息管理

各级疾病预防控制行政管理机构贯彻落实党中央关于疾病预防控制工作的方针政策和决策部署，在履行职责过程中坚持党对疾病预防控制工作的集中统一领导。

（一）国家级疾病预防控制行政管理机构

负责国家现代化疾病预防控制信息系统的顶层规划设计和疾病健康信息管理工作的体制机制建设，领导地方各级疾病预防控制信息系统建设和信息管理工作。组织拟订传染病监测预警、免疫规划、流行病学调查、检验检测、传染病疫情应对、传染病医疗机构及其他医疗机构疾病预防控制工作监督管理，环境卫生、学校卫生、公共场所卫生、饮用水卫生监督管理和职业卫生、放射卫生监督，以及疾病预防控制应急信息体系建设、科学研究和能力提高等工作的信息管理法律法规草案、政策、规划、标准。指导传染病疫情监测预警体系建设，组织大数据、云计算、人工智能等现代科技在公共卫生领域的应用性研究。组织开展公共卫生监测、风险评

估和信息发布工作，建立健全跨部门、跨区域的公共卫生信息通报和共享机制。

（二）省级疾病预防控制行政管理机构

按照国家规划设计的框架，负责省级现代化疾病预防控制信息系统的顶层规划设计和疾病健康信息管理工作的体制机制建设，领导省级及以下疾病预防控制信息系统建设和信息管理工作。贯彻执行国家传染病监测预警、免疫规划、流行病学调查、检验检测、传染病疫情应对、传染病医疗机构及其他医疗机构疾病预防控制工作监督管理，环境卫生、学校卫生、公共场所卫生、饮用水卫生监督管理和职业卫生、放射卫生监督，以及疾病预防控制应急信息体系建设、科学研究和能力提高等工作的信息管理法律法规草案、政策、规划、标准，制定适合当地健康和疾控信息管理的法规、政策、规划和标准，推进省级及以下传染病疫情监测预警体系建设，组织开展公共卫生监测、风险评估和信息发布工作，建立健全辖区跨部门、跨区域的公共卫生信息通报和共享机制。

（三）地市级、县级疾病预防控制行政管理机构

按照国家、省级的现代化疾病预防控制信息系统的顶层规划设计和疾病健康信息管理工作的法律法规、政策、规划、标准，建立和完善疾病预防控制信息系统，加强信息管理工作的体制机制建设，开展公共卫生监测、风险评估和信息发布工作，实现辖区跨部门、跨区域的公共卫生信息通报和共享机制。

二、各级疾病预防控制中心现代化信息中心职能

建设能级有别、系统完整、责权清晰的疾控现代化信息管理体系，涵盖分级建设、运维管理、协同使用、合作研究、推广应用等主要现代化管理的重点要素。

（一）国家疾控中心的信息管理职能

在国家疾病预防控制局领导下，负责国家级信息化建设的技术规划和指导；遵循统一设计、统一标准、统一技术架构、统一业务规范，建设国家疾控信息管理系统；组织制定、实施疾控信息系统技术标准和规范；管理、运维国家疾控信息管理系统，维护国家疾控信息管理系统安全；负责国家健康和疾病预防控制数据资源汇

聚与治理；负责国家公共卫生信息管理和发布，开展大数据、云计算、人工智能等现代信息技术在公共卫生领域的应用性研究与服务；为全国疾控机构提供信息化建设和管理的技术指导；支持横向纵向业务协同和信息共享；为国家健康和疾病防控工作提供信息化支持和保障。

（二）省级疾控中心的信息管理

在国家的顶层设计和规划框架下，负责省级疾控信息化建设的技术规划和指导；为全省疾控机构提供信息化建设和管理的技术指导；组织实施国家有关疾控信息系统的技术标准和规范，并制定、实施地方技术标准和规范；建设、运维、升级、管理省级疾控信息管理系统，维护疾控信息管理系统安全；负责省级健康和疾病预防控制数据资源汇聚、治理；负责省级疾控信息系统与国家级疾控信息系统数据同步、核心业务实时协同交互；负责省级公共卫生信息管理和发布，利用现代信息技术开展公共卫生研究、应用与服务；支持横向纵向业务协同和信息共享；为当地健康促进和疾病防控工作提供信息化支持和保障。

（三）地市、县级疾控中心的信息管理

在国家、省的顶层设计和规划框架下，负责当地疾控信息化建设的技术规划和指导；组织实施国家、省有关疾控信息系统的技术标准和规范；建设、运维、升级、管理当地疾控信息管理系统，维护疾控信息管理系统安全；负责市、县健康和疾病预防控制数据资源汇聚、治理；负责本级疾控信息系统与上级疾控信息系统数据同步、核心业务实时协同交互；开展公共卫生信息研究、应用与服务；支持横向纵向业务协同和信息共享；为当地健康促进和疾病防控工作提供信息化支持和保障。

现代化的疾病与健康信息系统，是国家疾控工作体系现代化的关键支撑。随着科技的迅猛发展，疾控信息化将为健康促进和疾病防控工作带来巨大的变革和进步。疾控信息系统建设不仅要充分利用数字化、大数据分析、人工智能应用等现代科技手段，提高数据的准确性和实时性，帮助公共卫生决策，及时采取公共卫生措施，减少疾病危害，提高健康促进疾病防控工作的效率、精确性和质量；还要通过建设现代化的疾控信息系统，促进不同部门和机构之间的信息交流和共享，提高疫情联防联控的整体效果，促使健康促进、疾病防控工作在多部门间的合作和协调；

还要为及时发布疫情及处置的相关情况，公开信息提供技术支撑，以增强公众对疫情防控工作的信任和支持，增强公众自我防护意识，主动参与疾病防控工作。

疾控信息系统现代化建设实现数字化、智能化、协同化和公众化，将为健康促进和疾病防控业务领域和管理工作创新提供选项，推动创造高质量的疾病预防控制工作新模式、新做法、新成果和新工具，建成全面维护和促进全人群健康的新系统，更好地防控各种疾病，保障公众的健康和安全。

本章小结

疾病与健康信息管理现代化是国家疾病预防控制工作现代化的重要支撑和重要标志。大数据、云计算、物联网和人工智能等现代信息科技的迅猛发展为健康促进和疾病防控工作变革和进步带来机遇。本章系统地描述了疾控信息系统现代化建设的目标和原则，业务信息系统建设的主要内容，系统平台应具备的数据采集、传输、存储功能以及系统应具备的数据分析和利用功能；提出了疾病与健康信息现代化管理的制度和机制，并对相关机构现代化疾病与健康信息管理的职能和主要工作任务提出了建议。疾病预防控制和健康促进工作实现了数字化、智能化、协同化，将在更好地防控各种疾病，保障公众的健康和安全，建设健康中国方面起到重要作用。

思考题

1. 信息管理现代化对疾病预防控制工作的重要意义。
2. 顶层设计和规划对国家疾病防控信息管理现代化建设的重要性。
3. 疾控信息管理系统建设的主要内容。
4. 疾控信息现代化管理的主要制度和机制。

（杨维中　刘继增　吕　炜）

第六章

疾病预防控制科研能力的现代化

疾病预防控制是保障人民健康的重要基石。党的十八大以来，我国疾控事业取得长足发展，疾病防治能力显著提高。然而，随着人口老龄化、城镇化进程加速，传染病和慢性病防控形势依然严峻。面对新时代新任务，必须认识到科技创新在疾控发展中的核心地位。

当前，我国疾控系统在科研评价体系、成果转化、科研投入等方面仍在不断完善。为进一步增强疾控科研实力，需要坚持问题导向和需求导向，持续深化科技体制改革，持续强化疾控领域科技攻关和成果转化，集中优势资源和力量，重点解决重大疾病防控在基础研究和应用实践关键技术上的“卡脖子”问题。通过打通科研成果转化应用通道，助推疾控领域“产学研用”有序发展，为建设健康中国提供坚强科技支撑。这是新发展阶段疾控体系建设的重要任务，需要上下同心、共同努力。

第一节　以需求为导向推进疾病预防控制系统的有组织科研

一、有组织科研形成背景

2022 年 9 月 6 日，中央全面深化改革委员会第二十七次会议审议通过了《关于健全社会主义市场经济条件下关键核心技术攻关新型举国体制的意见》，要求瞄准事关我国产业、经济和国家安全的若干重点领域及重大任务，明确主攻方向和核心技术突破口，重点研发具有先发优势的关键技术和引领未来发展的基础前沿技术。

2018 年中国科学院第十九次院士大会、中国工程院第十四次院士大会上，习近平总书记指出，要强化战略导向和目标引导，强化科技创新体系能力，加快构筑支撑高端引领的先发优势，加强对关系根本和全局的科学问题的研究部署，在关键领域、“卡脖子”的地方下大功夫，集合精锐力量，作出战略性安排，尽早取得突破。2020年，习近平总书记在科学家座谈会上强调，要发挥我国社会主义制度能够集中力量办大事的优势，推动有组织科研，优化配置优势资源，针对重要领域关键核心技术和“卡脖子”问题开展攻关。

疾控系统的有组织科研，首先需要服务于疾病防控，具有应用型和实战型的特点，以解决实际问题为导向，以理论指导实践，以实践验证理论，科研成果最终服务于公众健康。

二、有组织科研为服务国家重大战略提供重要支撑

（一）有组织科研推动了疾病控制的重大进展

1. 消灭天花 1950年，第一届全国卫生工作会议指出，对天花等严重危害人类健康的疾病要贯彻预防为主的方针。同年国家签发了《政务院关于发动秋季种痘运动的指示》，在全国掀起了普遍种痘的高潮。天花疫苗研发工作，经历了几代科研人员的不懈攻关。20世纪50年代初到60年代初，中国进行了三次强制性全民种痘和两次接种，五亿多人口共发放了18亿剂疫苗。1961年，中国最后一名天花患者痊愈出院；1975年，世界卫生组织宣布，亚洲有史以来第一次消灭天花。

2. 消灭脊髓灰质炎 1959年，我国成立脊髓灰质炎活疫苗研究协作组，顾方舟担任组长，带领团队进行脊髓灰质炎疫苗的研究工作。1960年，2 000人份疫苗在北京投放，Ⅱ期临床试验结果表明，疫苗安全有效。1960年底我国开始为全国11个城市的儿童接种脊髓灰质炎减毒活疫苗，1965年向全国农村逐步推广，1978年我国开始实行计划免疫，在疫苗的推广下，该疾病发病率明显下降。1990年，全国消灭脊髓灰质炎规划开始实施，动员全社会的力量，加强计划免疫，取得了明显效果。1994年消灭了最后一例由本土野病毒引起的病例。2000年，世界卫生组织宣布中国为无脊髓灰质炎状态。

3. 消除丝虫病 1978年，全国丝虫病防治工作会议讨论研究防治丝虫病的状况、对策和部署。1982年开始，由中国预防医学科学院寄生虫病研究所牵头，与有关省（自治区）防治机构协作，组成全国丝虫病传播阈值研究协作组，按不同的

丝虫和蚊媒种类以及微丝蚴率和微丝蚴密度的不同梯度，在达到基本消除丝虫病标准地区，全面开展纵、横向结合的主动监测，按消除丝虫病标准的要求，规范地进行消除丝虫病审评，直至实现全国范围消除丝虫病。2007 年，世界卫生组织致函确认中国消除丝虫病。

4. 消除克山病 克山病亦称地方性心肌病，因在中国黑龙江省克山县发现，由此得名。为明确克山病发病原因，1964 年，中央决定建立克山病研究室，由于维汉同志牵头组织建起了克山病防治观测站，对 1.6 万人开展了长达 22 年的综合性研究，最终发现克山病与贫困条件下长期单一饮食有关，创新提出了克山病是营养性生物地球化学性疾病，随后在全国推广指导预防诊治，当地自 1991 年以来已经没有急性克山病发生。

5. 消除疟疾 20 世纪六七十年代，我国建立区域联防联控机制，实施以全人群服药、控制传染源为主的策略，大大降低了疟疾的流行，发病率也随之降低。其间，我国启动“523 项目”，对治疗疟疾的新疗法展开全国性研究。屠呦呦担任课题组组长，研发抗疟中草药，最终带领团队找到了青蒿素。除了科研上的进步，我国在消除疟疾过程中首创了“1-3-7”工作模式，有力控制了疟疾的传播。从蚊虫滋生水塘的消毒处理，到民众基础防控设施的建立，我国加大公共卫生领域的投入，采取因地制宜的措施，取得了显著防疫成果。21 世纪初，我国疟疾发病率降到万分之一以下，2010 年我国正式启动了消除疟疾的行动计划。2017 年，我国首次实现本地疟疾感染病例全国零报告，2018 年继续保持了无本土原发病例的纪录，2021 年 6 月 30 日，中国正式获得世界卫生组织消除疟疾认证。

6. 防治麻风病 中华人民共和国成立后，我国将麻风病列为重点防控疾病，组建了专业的麻风防治队伍，推进麻风防治各项工作。在“预防为主”方针的指引下，全国实施大规模的以县为单位的流行病学调查与线索调查，“查、收、治、管、研”的综合性防治措施得以推行，使麻风病的发病率和发现率逐年下降。中国医学科学院皮肤病研究所和北京热带病研究所的麻风防治科研小组在 20 世纪 80 年代初，分别在江苏、云南、山东、贵州等省的部分麻风流行县（市、区）开展麻风的联合化疗试点，取得良好效果，随后在全国推广，麻风防治随之进入联合化疗新时代。20 世纪末，中国终于取得了举世瞩目的成绩——基本消灭麻风病。

7. 防治血吸虫病 中华人民共和国成立初期，面对血吸虫病的肆虐，毛泽东主席发出了“一定要消灭血吸虫病”的号召，有关部门通过科学的调查并根据血吸虫病的流行规律和不同地区的特点，进行了大规模的防治工作。全国血吸虫病疫区患者治愈率达 85% 以上，死亡率降低到 0.1‰。我国自行合成治疗血吸虫病的新药——吡喹酮，1982 年正式投放市场，进一步实现了对血吸虫病的治疗和控制。党的十八大以来，在以习近平同志为核心的党中央的带领下，我国血吸虫病防治工作取得举世瞩目的成绩，全国实现了血吸虫病传播控制目标。截至 2022 年，全国 75% 的血吸虫病流行县（市、区）达到了消除标准，正向着实现《“健康中国 2030”规划纲要》提出的“全国所有流行县达到消除血吸虫病标准”目标逐步推进。

（二）新时代赋予疾控系统有组织科研新使命

疾病预防控制事关人民生命健康，事关公共卫生安全，事关国家发展战略。党的十八大以来，在党中央的坚强领导下，我国不断完善疾病预防控制体制和体系建设。当前，已建成全球最大、横向到边、纵向到底的疾病和健康危险因素监测网络，传染病、常见病及健康危害因素监测与干预体系日趋完善。

新型举国体制的“有组织科研”推动了疾控系统科研体系的变革。传统的疾控系统的科研组织主要以科层组织为单位，以研究者兴趣为驱动，各研究方向之间较难形成研究合力。“有组织科研”则是重大任务驱动的研究，着力破解科研方向与国家需求衔接不紧密的问题，着力破解跨学科、跨单位组建科研团队难的问题，着力破解评价激励机制不完善的问题。习近平总书记多次通过撰文和讲话对公共卫生事业的发展提出了明确的要求，强调要“整体谋划、系统重塑、全面提升”，织牢织密公共卫生防护网。2023 年 12 月 26 日，国务院办公厅印发《关于推动疾病预防控制事业高质量发展的指导意见》，聚焦推动疾控事业高质量发展和实现健康中国战略目标，从整体谋划事业发展、系统重塑治理体系、全面提升核心能力、加强人才队伍建设、着力加强组织保障等方面对新时期全国疾控事业发展提出了具体的实施路径。

推动有组织科研，需要给予疾控体系更多的投入，为建立高水平的疾病预防控制系统科技自立自强提供根本支撑。我国的疾控机构是国家公益性事业单位，长期依靠国家的财政投入保障基本运转。但现实情况是，可持续的经费保障机制对于大多数疾控机构开展有组织科研难以实现。在受制于地方政府财政约束的条件下，疾控机构缺乏科技创新的动力和活力是逻辑的必然。而如何减轻对外部资本和仪器设备等硬实力的过度依赖，同时培养新的动力和发展增长点，以更好地开展有组织科研，是疾控机构面临的现实挑战。目前，我国虽有针对慢性病、传染病、疫苗研发等的专项，但并没有设立疾病防控领域的科技专项。开展有组织科研，迫切需要在国家层面围绕公共卫生和疾病防控领域面临的重大科学问题和关键技术开展研究，设立公共卫生领域科技专项，有利于更好地聚焦和解决实际问题，有利于组织本领域的基础研究与应用研究，有利于锻炼和形成固定的研究队伍。

党的十九届五中全会指出，“坚持创新在我国现代化建设全局中的核心地位，把科技自立自强作为国家发展的战略支撑”。因此，疾控系统不能仅依靠政府财政投入解决基本的生存问题，必须以创新驱动核心竞争力的打造和培育为切入点，狠抓核心技术创新，突破发展思路上的瓶颈和障碍，推动信息化建设，将生物技术、信息技术与健康风险因素监测、检验检测、流行病学调查、应急处置、风险评估等疾病防控技术深度融合，以人才要素和数据要素为突破口形成自身独有的核心技术和核心竞争力。另外，要推动内部治理现代化建设，通过有效的激励不断激发不同学科多层次人才价值的实现，通过创新促进疾病防控质量的提升；通过主动融入社会治理，主动创新服务模式并向社会提供高质量的技术服务，深刻促进疾病防控相关劳动、资本、技术、数据等基础要素的快速合理流动。最终，在更高的平台上进一步创新，更好地开展有组织科研，以适应国际化、现代化、个性化、差异化、品质化的疾病防控和健康需求。

三、“揭榜挂帅”制度是疾病预防控制系统有组织科研的重要载体

2016 年 4 月，习近平总书记在网络安全和信息化工作座谈会上提出：可以探索“揭榜挂帅”，把需要的关键核心技术项目张出榜来，英雄不论出处，谁有本事谁就揭榜。“揭榜挂帅”制度是有组织科研的重要载体，亦是“十四五”科技计划项目改革的重点。“揭榜挂帅”的科研任务对揭榜单位无注册时间要求，对揭榜团队负责人无年龄、学历和职称要求，并明确榜单任务资助额度，简化预算编制；通过实施签订“军令状”，“里程碑”考核等管理方式压实责任，使科技计划能够更加聚焦有组织科研，服务国家战略需求，增强研究团队攻坚能力。

因此，疾控系统中解决紧急突发问题的应急攻关及我国关键核心技术（尤其是

“卡脖子”问题）都适合实行“揭榜挂帅”制度。此外，不唯论文、职称、学历、奖项，没有门槛限制，这是“揭榜挂帅”组织方式的特色之一，也适合于疾控系统，尤其是地方疾控机构。

然而，值得注意的是，“揭榜挂帅”是一种新型的科研项目组织方式，具体管理做法和举措还需要在探索中逐步探索和完善。一是确定好“揭榜挂帅”制度在疾控系统科研领域的定位和适用范围，明确国家和地方不同层面“上榜”的榜单指导标准。二是制定“揭榜挂帅”项目和经费管理办法及激励措施，以更好地促进项目实施。三是建立疾控系统“揭榜挂帅”信息平台，促进信息共享及攻关成果在全国范围内推广应用。四是注重对成果的考核。

第二节　瞄准国际前沿推动疾病预防控制科研实力的跨越式发展

一、国内外疾病预防控制机构科研实力比较及举例

科技论文是对科研工作的阶段性总结与分享，是科研实力的重要表现形式之一。高水平论文的被引用情况可以一定程度上反映出一个机构论文的受关注程度，体现其对其他科学研究的贡献和影响，也是该机构科学研究活跃度和影响力的重要指标。

基于科学引文索引（Science Citation Index，SCIE/SCI）数据库分析2016—2021年中国疾病预防控制中心学术影响力，数据显示：此期间中国疾病预防控制中心共发表期刊文章4 925篇，共被引132 110次，篇均被引26.8次；其中以第一作者或通信作者发表论文3 068篇，高被引论文134篇，在顶尖杂志发表论文99篇。中国疾病预防控制中心与175个国家或地区合作发表论文，主要合作国家为美国、澳大利亚、英国等。研究方向广泛，在传染病防控方面研究优势较为明显，主要立足疾病防控的关键问题，紧密围绕着疾病的发病、流行及其危险因素等开展研究。上述已发表的文章中，中国疾病预防控制中心人员为第一作者或通信作者的文章占六成。在134篇高被引文章中，41篇的第一作者或通信作者为该机构

人员，99 篇顶尖杂志论文中，第一作者或通信作者为该机构人员的占 1/3。可见，中国疾病预防控制中心作为我国疾控科研的主力战队，已经在国际引领性的高水平研究中具有相当的影响力，但全球范围内的行业主导作用仍需加强。

数据分析也显示，2016—2021 年，中国疾病预防控制中心牵头获 16 项重点研发计划资助，牵头国家重点实验室 1 家，获得杰出青年基金资助或创新团队支持共 8 人。近两年来，作为疾病预防控制的国家级主力队伍，中心在高水平研究团队、基地建设、人才引进与培养等方面的科技硬实力有了进一步加强，培养了多名国家级高层次人才，也参与实施“常见慢性病的病因基础与精准预防”基础科学中心项目，标志性成果也在国际高水平期刊发表，引领了行业发展。

数据分析提示，2016—2021 年，中国疾病预防控制中心在众多的研究方向中，传染病防控领域发文占 67.1%，学科优势明显。然而，当前非传染性疾病负担日益沉重，职业病及伤害、全球化及人口老龄化等引发的重大公共卫生问题与生物安全风险等也同样威胁我国全民健康，疾控体系在这些研究领域仍存在一定的薄弱环节，学科发展的不平衡性日益凸显，亟须开展有组织科研，持续加大科研投入力度，培养科研领军人才，以推动我国疾控整体科研实力发展。此外，据中国疾病预防控制中心成果统计年报，2016 年以来共取得各类专利 158 项，但成果转化不足一成，需培养和引进专业的成果转化服务队伍，强化科研人员的转移转化意识，加强成果的宣传和展览展示，加强与相关机构、企业的合作，优化科研价值评估导向，使得科研成果切实为疾控实力提升和人民健康服务。

与此同时，笔者也对比了美国疾控系统的科研投入。美国的国家疾病控制与预防中心成立于 1946 年，是疾病防控和突发公共卫生事件应对的核心部门和协调中心，也是国际上重要的公共卫生组织之一。该中心年度预算超过 120 亿美元，经费预算经国会批准后，完全由美国联邦政府拨款；除中心本身预算外，纳入其工作计划的还有国际组织的工作项目和经费，该项经费一般是本级经费预算的一倍多。

基于 SCIE 数据库分析 2016—2021 年美国疾病控制与预防中心学术影响力，研究结果显示，其间该中心共发表期刊文章 16 116 篇，主要合作国家为英格兰、瑞士、加拿大、肯尼亚等；研究方向广泛，在传染病防控方面研究优势较为明显，其次为环境与职业健康、卫生保健等。

二、通过交叉融合协同创新推动跨越式发展

疾病防控科研攻关作为一项重大而紧迫的任务，综合多学科力量，统一领导、协同推进，在坚持科学性、确保安全性的基础上加快研发进度，大幅度提升疾控跨学科合作和协同创新能力势在必行。

（一）推动创新性科研（基础研究）与应用型科研（技术攻关）的创新能力提升

科技创新是疾病预防控制中心强化内涵建设，实现高质量发展的必然选择。疾控机构通过开展有组织科研，主动对接国家重大战略需求，紧扣国家公共卫生和健康安全，鼓励基础创新与应用创新相结合，攻克“卡脖子”问题，是提高我国疾病预防控制中心核心竞争力的重要路径。

疾控机构承担公共卫生领域科技发展的重任，是在疾病防控、突发公共卫生事件应急及公众健康等方面开展科学研究和应用开发的主力军。疾控机构创新性科学研究是指从事疾病防控新理论的研究；应用型科学研究是指开展新方法、新技术、新体系的研究，更注重于实际的应用。开展创新性和应用型科学研究是疾控机构科研工作的“一体两翼”。因此，疾控机构开展科学研究的产出，除科技论文外，形式也应是多样的。例如，在疾病管理领域，研究成果形式多为应急管理体系、质量管理体系、生物安全管理体系的建设；在疾病防控领域，研究成果主要体现在疾病监测体系、疾病防控策略、计划免疫接种方案、病原快速检测和溯源技术等方面；在公共卫生领域，研究成果主要包括主动健康实施方案、食品安全风险监测体系、健康危险因素监测体系等。

科技部《关于破除科技评价中“唯论文”不良导向的若干措施（试行）》明确指出，“对于应用研究类的科技活动和科研项目，不把论文作为主要的评价依据和考核指标”。同时，在科技奖励评审中，除自然科学奖外，其他奖项也不把论文作为主要的评审依据。因此，疾控机构的科研管理，也应立足基础创新性科研工作和转化应用型科研工作的特点，遵循政策导向，不断调整和改进，引导科研人员有序开展科研工作，注重科研成果的原始创新性、可转化性和应用性。

开展疾病预防控制与公共卫生技术推广应用是疾控机构的主要职能之一，应不断提高专业技术水平，提升服务国家重大战略需求能力，以适应新形势下公共卫生

事业发展。创新性研究主要针对疾控工作中尚未解决的重大基础问题开展科研攻关，成果的推广方式包括科技论文、学术交流等。除了创新性研究外，疾控机构亦应积极开展应用型研究，例如病原快速检测和疾病溯源新技术、疾病监测和防控新策略、突发公共卫生应急处置新方法、食品污染及有害因素监测能力、智库战略决策咨询服务能力等，并着力推动科技成果应用和转化，更好地履行职能。

（二）鼓励交叉融合、协同创新，促进疾控体系科研的跨学科深度合作

疾控机构通过开展有组织科研，树立“大卫生、大健康”理念，围绕公共卫生重大前沿科学问题，推动公共卫生与其他学科的深度交叉融合，着力加强“医防融合，医工、医理、医文交叉”的疾控体系建设，组建高层次创新研究团队，集中力量开展核心技术攻关，着力提升解决复杂健康问题的能力。以下列举了当前疾病防控科研领域常见的多学科合作模式。

1. 数字公共卫生多学科交叉支撑疾病防控管理与决策 数字公共卫生是以信息技术和网络传输为途径，遵循一系列国际或国家标准，把公共卫生信息及数字化设备通过信息化进行管理，并纳入到网络数据库中，实现卫生资源的高效配置、卫生技术的即时转化、卫生信息的科学利用、卫生服务的便捷可及、卫生体系的互联整合。

数字公共卫生涉及医学、理学、工学等多个学科，经过多年的科研攻关，已通过互联互通技术将既定的公共卫生理论与新的数字概念和工具相结合，已广泛应用于免疫规划、风险预警、网络直报、卫生保健等战略方向，覆盖传染病和慢性病预防与控制、食品药品安全与卫生监督、妇幼卫生、健康宣教、环境监测和公共健康产品评估维护及公共卫生干预等诸多重大的公共卫生领域。

数字公共卫生体系的建立，有助于及时了解和掌握人群健康状况的动态变化特征和信息，甄别预测健康与疾病的风险因素，提升健康风险的预警预测能力，提升国家和相关卫生部门的公共卫生管理能力，建立“用数据说话、用数据决策、用数据管理、用数据创新”的管理机制，实现基于数据的科学决策和治理，推动“健康融入所有政策”的实践和发展。

2. 大型队列多学科研究促进重大疾病精准防控 队列研究有助于阐明暴露与健康结局的关系。基于大样本人群的前瞻性设计和长时间的随访观察，能够有效控制各类偏倚，重复性好、科学性强，能探讨暴露与效应的因果关系。因此，队列研

究是国际上公认的探讨常见重大疾病致病因素和干预措施评价的有效方法，也是从基础研究到人群防治实践的转化医学研究的重要途径。

大型队列的有效实施，需要来自医学（基础、临床、预防医学）、化学、环境科学等多学科团队的共同参与，应用暴露组学、基因组学、表型组学、代谢组学等方法和技术，从问卷调查、体检、数据录入、样品存储、结果查询到随访和结局事件发现等多方面，融入计算机和数据库等手段，以多学科视角和整体观进行病因学探索，有效促进重大疾病的精准防控。

3. 提高公共卫生监测能力，完善预警制度　优化“纵向到底，横向到边”的传染病和突发公共卫生事件直报网络，建立智慧化预警多点触发机制；推动医疗机构等信息系统与传染病监测系统数据交换；加强数据联动监测和实时共享，打通多部门数据和信息壁垒；完善预警制度和信息发布制度，加强协同监测、快速识别、会商通报。

4. GIS/物联网/互联网多学科交叉开拓疾病防控新领域　基于地理信息系统（geographical information system，GIS）的时空大数据分析技术，通过整合时间、空间与人群疾病等因素，将疾病防控领域和计算机领域的专家紧密和深度结合，开拓了疾病防控新的研究手段；目前已广泛应用于传染病扩散风险、大气污染与健康结局评估等领域。

有别于传统的现场环境和疾病数据采集，通过“医工”领域的多学科交叉和物联网/互联网技术的深度融合，通过可穿戴式环境、健康传感设备，高效、准确地采集人群健康及环境危险因素，拓展了疾病防控新领域。

第三节　推进疾病预防控制系统科技成果转化应用

一、疾病预防控制系统科研水平及转化应用现状

针对疾控系统的科研平台、科研奖励、专利申报等情况，笔者采集数据公司收录数据（截止时间为 2022 年 9 月），另结合中国疾病预防控制中心、各省（自治区、直辖市）疾病预防控制中心官方网站的数据（主要以官方展示的、国家级的数

据为主)，出于安全考虑，若有疾控系统数据未被网络数据展示，则不在本文归纳统计。由此整理分析大平台、重大项目、大人才、大奖项数据。

(一)疾控系统高水平科研平台情况

全国各地疾控系统的高水平实验室总体数量不足，国家级平台主要集中在中国疾病预防控制中心。拥有国家重点实验室2个、国家国际科技合作基地2个、世界卫生组织参比实验室5个、国家研究中心2个、省部级重点实验室/工程研究中心4个(表6-1)。

表6-1 疾控系统高水平科研平台分布情况

单位名称	指标名称	实验室名称
中国疾病预防控制中心	国家重点实验室	病毒基因工程国家重点实验室
中国疾病预防控制中心	国家重点实验室	传染病预防控制国家重点实验室
中国疾病预防控制中心	国家国际科技合作基地	艾滋病和新发再发传染病合作基地
中国疾病预防控制中心	国家国际科技合作基地	热带病国际联合研究中心
中国疾病预防控制中心	世界卫生组织参比实验室	WHO 流感参比和研究合作中心
中国疾病预防控制中心	世界卫生组织参比实验室	WHO 西太区脊灰参比实验室
中国疾病预防控制中心	世界卫生组织参比实验室	WHO 西太区轮状病毒参比实验室
中国疾病预防控制中心	世界卫生组织参比实验室	WHO 西太区麻疹风疹参比实验室
中国疾病预防控制中心	世界卫生组织参比实验室	WHO 西太区乙脑参比实验室
中国疾病预防控制中心	国家研究中心	国家朊病毒检测中心
中国疾病预防控制中心	国家研究中心	中国微生物菌毒种/医学病毒保藏管理中心
中国疾病预防控制中心	省部级重点实验室	卫生部寄生虫病原与媒介生物学重点实验室
中国疾病预防控制中心	省部级重点实验室	卫生部微量元素与营养重点实验室
中国疾病预防控制中心	省部级重点实验室	卫生部医学病毒和病毒病重点实验室
中国疾病预防控制中心	省部级工程研究中心	卫生部微生物基因组研究中心

（二）疾控系统高水平科研奖项情况

国家级奖励，在全国各地疾控系统总体数量不多，主要集中在中国疾病预防控制中心，2014—2018 年，中国疾病预防控制中心以第一单位获得国家科学技术进步奖一等奖 1 项，获国家最高科学技术奖 1 人次（侯云德院士）；参与国家科学技术进步奖特等奖 1 项，国家科学技术进步奖二等奖 2 项，国家自然科学奖二等奖 1 项（表 6-2）。

表 6-2 疾病预防控制机构获得高水平科研奖项情况

单位名称	类别	项目名称 / 获奖人	年度	奖项类型	等级
中国疾病预防控制中心	第一单位	我国首次对甲型 H1N1 流感大流行有效防控及集成创新性研究	2014	国家科学技术进步奖	一等奖
中国疾病预防控制中心	第一单位	侯云德	2017	国家最高科学技术奖	最高奖
中国疾病预防控制中心	参与单位	日本血吸虫寄生和致病分子基础的系统生物学研究	2013	国家自然科学奖	二等奖
中国疾病预防控制中心	参与单位	我国艾滋病新流行形势下的综合防控策略及应用研究	2015	国家科学技术进步奖	二等奖
中国疾病预防控制中心	参与单位	以防控人感染 H7N9 禽流感为代表的新发传染病防治体系重大创新和技术突破	2017	国家科学技术进步奖	特等奖
中国疾病预防控制中心	参与单位	水中典型污染物健康风险识别关键技术及应用	2018	国家科学技术进步奖	二等奖

（三）疾控系统专利申请与授权数据分析

全国疾控系统的专利申请量逐年增加，其中，发明专利申请由 1998 年的 1 件增长至 2022 年的 282 件，实用新型专利申请由 2000 年的 1 件增长至 2022 年的 345 件；截至 2022 年 9 月，累计共提交各类专利申请 6 529 件（发明 2 815 件、实用新型 3 714 件）（表 6-3）。

表 6-3 1998—2022 年疾控系统专利申请情况

申请年份 / 年	发明专利 / 件	实用新型专利 / 件
1998	1	0
2000	0	1
2002	6	1
2003	28	10
2004	27	9
2005	42	23
2006	32	40
2007	56	54
2008	51	85
2009	50	57
2010	106	156
2011	92	166
2012	115	160
2013	100	129
2014	135	156
2015	208	135
2016	168	168
2017	162	254
2018	225	281
2019	225	303
2020	346	572
2021	358	609
2022	282	345
合计	2 815	3 714

全国疾控机构的获批专利总量偏少，且具地区差异。以发明专利为例，北京、浙江、江苏、广东、上海的疾控系统的专利拥有量占全国的 85% 以上，与这些省市拥有较多的研究院所有一定关系。此外，江苏、浙江等地的市、区级疾控中心均有一定数量的发明专利，反映以上地区科研创新潜力较强。尽管近几年疾控系统专

利申请量呈现显著增长，但获批专利的拥有量仍显不足，截至 2022 年 9 月，全国疾控系统共拥有有效发明专利 732 件，有效实用新型专利仅 1 766 件，发明专利获批总量偏少。参照医科类高校来看，仅首都医科大学，其拥有专利数目和申请专利数目已达 1 193/4 046，疾控系统的成果转化能力有待提升。

（四）标准制定情况分析

各地疾控中心的各类标准和规范的制定情况，在一定程度上也反映上述疾控中心的科研能力。截至 2022 年 9 月的数据统计结果显示，各地疾控中心标准制定情况为：国家标准共计 875 个，行业标准共计 162 个，地方标准共计 377 个，且具有一定的地域差异，中国疾病预防控制中心遥遥领先，此外，以广东、北京、浙江和吉林等地区较为突出。

二、推进疾病预防控制系统科技成果转化

充分发挥疾控系统科研成果产出和技术指导作用，强化疾控系统科技成果尤其是知识产权类成果的创造、运用、保护与管理，加快建设一批能创造高质量科研成果、高效益运用科研成果的试点示范疾控中心，根据示范中心研究特色，在若干关键核心技术领域形成一批高价值知识产权组合，在重大疾病防控领域建立一批可操作可推广的标准指南，充分发挥引领带动作用，推动公共卫生与预防医学学科发展，增强维护人民生命健康能力，为创新驱动发展战略实施提供有力支撑。

（一）加快提升科研成果转化的管理水平

1. 健全科技成果转化协调机制　提倡建立中心领导、科研（知识产权）管理部门、项目组等多层级联动的管理体系，配备专职成果转化管理服务人员，加强专业市场化服务支撑机构建设和引进，完善单位主要领导负责、各部门分工合作的科技成果转化运用统筹协调工作机制。

2. 强化知识产权全流程管理　结合疾控系统知识产权管理现状和需求，明确与战略目标相一致的知识产权工作目标，建立科学、规范、系统的知识产权管理体系，确保知识产权管理活动的适宜性和有效性。提倡由国家疾控中心牵头，建立健全统一的知识产权文件管理、组织管理、资源管理、获取、运用、保护、检查和改

进等制度。

3. 强化绩效考核的科技成果转化导向 倡导建立科技成果转化运用与职称评定、岗位聘任、人才评价、绩效考核等相挂钩的评价指标体系，突出创新成果科技成果转化运用的结果导向和实绩导向，将科技成果绩效评价纳入省级以上疾控中心绩效考评的指标。

（二）着力提升高质量科研成果的产出能力

1. 加强原始创新与技术突破 以“四个面向”为指引，以疾病防控需求和问题为导向，突出疾控实践应用特点，鼓励疾控机构与医疗机构、高等学校、科研院所、生物医药企业开展联合攻关，优化科技资源配置，共享科研平台，在生物材料、医工交叉、疫苗研发、先进设备制造、数字生命等领域建立多学科交叉融合机制，推动原始创新与技术突破，探索新的疾病预防控制方案。

2. 加强高质量专利类产出 试点引入专业知识产权机构，协助建立专利导航工作机制。在科技攻关中，明晰产业发展格局、技术创新方向和研发路径，提高研发创新起点，做好专利精准布局，围绕“卡脖子”技术，培育一批战略性高价值知识产权组合，形成知识产权储备。强化单位优势特色研究领域，产业发展深度融合，面向疾病防控需求重点技术领域，协同企业、高校、科研机构等开展合作研发，加快推进科技成果与技术的转移转化。

（三）着力提升科研成果的转化运用能力

1. 加快构建“需求牵引、研究突破、转化应用”的创新链协同体系 以解决疾病预防控制中的实际问题为目标，构建任务导向的科研模式，通过承担国家重大科研项目，与行业领军企业、国内外高水平科研机构联合攻关等方式，集成医药产业链优势力量，面向如疫苗、基因治疗、原创新药、生物技术药物、临床新疗法、医疗装备等国家重大战略需求，推动构建重大科研成果全链条转化协作机制，促进产学研深度融合，加快基础研究成果在疾病防控工作中的应用和相关产品的直接转化。

2. 拓展知识产权承接转移新模式 加强科研、财务、法务、资产、信息服务、产业等部门的协同联动，倡导建立集知识产权管理、技术转移转化、投资经营等功能于一体的知识产权承接转移模式。积极推动知识产权许可和转让，探索建立疾控系统统一的市场化知识产权运营中心，充分利用产业、资本和服务资源，推进知识产权打包许可和协同运用，促进知识产权投资孵化和高端运营。完善知识产权收益分配激励机制。完善职务发明收益分配制度，建立兼顾单位、科研团队、运营团队各方利益的知识产权收益分配激励机制。

第四节　创建适应公共卫生特色的科研绩效评价体系

当前，疾病防控研究领域仍面临着旧传染病死灰复燃、新传染病不断出现、慢性病防控压力不断加大的形势。习近平总书记指出，“人类同疾病较量最有力的武器是科学技术，人类战胜大灾大疫离不开科学发展和技术创新”。因此，构建起强大的公共卫生体系必须强化科技支撑，科研能力提升对疾控系统的发展有着至关重要的作用。

“实施科教兴国战略，强化现代化建设人才支撑。”党的二十大报告将教育、科技、人才“三位一体”统筹安排、一体部署，明确了科教兴国战略在新时代的科学内涵和使命任务。推动我国疾控体系改革发展，既要提高人才队伍“软实力”，也要提升实验室及科研平台建设“硬基础”。要坚持以强化国家战略科技力量为导向，进一步提升国家级疾控机构的科技基础能力建设水平。

目前，我国疾控体系科研创新能力评价指标体系尚在不断完善，以往的工作考核会兼顾承担科研项目、发表论文、学科带头人等单个指标进行比较，较难全面反映疾控体系的科研创新整体实力，也不符合新时期科研创新评价的总体需求。本节综述当前疾控体系科研评价现状、发展方向及需求分析，提出未来科研评价体系的构建建议。

一、当前公共卫生科研评价体系仍面临挑战

（一）科研评价体系较为单一，应用性不足

公共卫生与预防医学是一门应用性较强的学科，其科学研究的主要目的应为“面向人民生命健康”，增强疾病预防控制、应对突发公共卫生事件能力，促进环境

与职业健康，为国家制定公共卫生相关政策法规提供科学依据。2012年，卫生部印发的《疾病预防控制工作绩效评估标准》仅有三项关于科研的考核指标，分别是科研项目、科研成果及论文发表。而将文章发表刊物的级别、承接科研项目的级别和经费数额等指标作为评估的导向，并不足以概括疾控机构的科研情况，也不利于鼓励学者潜心地对某一个领域、某一种疾病的防控开展深入研究，整体上不利于公共卫生与预防医学学科长期高质量、内涵式发展。

（二）科学研究针对性不强，转化率不高

疾控体系最大的特点是公益性和专业性，科研工作并不是单纯的理论或基础研究。当前，科研工作过多关注基础研究、机制研究，关注现实的需求、实际问题的解决较少，内容偏向于基因、细胞、动物实验和分子机制等基础研究，淡化了公共卫生的实践应用功能，高校公共卫生学科和实践与疾病防控和卫生应急有一定的偏离和脱节。同时，当前科研成果转化率不理想，呈现出“成果多、转化少、推广难”的局面。

（三）科研“价值”多元化，需要更全面的科研评价体系

习近平总书记指出：“要改革科技评价制度，建立以科技创新质量、贡献、绩效为导向的分类评价体系，正确评价科技创新成果的科学价值、技术价值、经济价值、社会价值、文化价值。”当前，根据不同价值取向所构建的标准并不相同，需要出台既全面又科学的科研评价体系，能够综合考察疾控科研成果的科学价值、技术价值、经济价值、社会价值、文化价值。

（四）科研评价激励机制不够，活力不强

2022年，中共中央办公厅、国务院办公厅印发了《关于完善科技激励机制的意见》。当前，疾控系统中仍存在导向激励不足、一线科技人员和团队的获得感不强、科研稳定支持不足、青年科技人员成长环境保障不足等短板。部分学者认为疾控机构科研评价激励机制不够完善，导致科研活力不强。

二、以创新驱动公共卫生学科高质量发展

（一）公共卫生领域科技创新工作应紧紧围绕“四个面向”

习近平总书记于 2020 年 9 月 11 日在科学家座谈会上提出“四个面向”要求，激励着广大科学家和科技工作者肩负起历史责任，“坚持面向世界科技前沿、面向经济主战场、面向国家重大需求、面向人民生命健康”，不断向科学技术广度和深度进军。坚持创新在公共卫生学科高质量发展中的驱动地位，营造崇尚创新的科研氛围。以重大科学问题和重大社会需求为牵引，以满足人民对美好生活的向往作为落脚点，从“学科导向”向“问题导向”转变、从“论文导向”向“需求导向”转变，研究预防医学真问题，解决预防医学真需求；大力弘扬新时代科学精神和工匠精神，推进提升原始创新能力，在突出关键共性技术、前沿引领技术应用的同时，也要加强“从 0 到 1”的基础研究，提升原始创新能力。在关键领域产出一批可以领跑的高水平科研成果，形成一批具有自主知识产权的创新成果。积极承接国家重大科技项目攻关，产出高价值发明专利、技术标准与高水平论文。加强管理创新，以管理创新吸引人才，促进公共卫生队伍建设，提升疾病防控能力。

（二）积极推进以高质量成果为核心的分类考核评价方式

重点评价学术贡献、社会贡献以及支撑公共卫生学科建设、人才培养情况，建立以创新能力提升、标志性成果质量为核心的评价导向。尊重科学研究规律，针对不同类别的科技活动，实施分类考核评价，完善考核评价标准。在高校、疾控机构及医疗机构等不同公共卫生单位中，根据机构性质、工作职责等，实施差异化的科研考评机制，着力克服“唯论文、唯职称、唯学历、唯奖项”倾向，打破旧有条框与束缚，既是尊重科研规律的体现，又将避免“只用一把尺子衡量”的弊端。

（三）准确理解 SCI 论文及相关指标

SCI 论文是发表在 SCI 收录期刊上的论文，相关指标包括论文数量、被引次数、高被引论文、影响因子、基本科学指标数据库（ESI）排名等，不是评价学术水平与创新贡献的直接依据。2016 年，习近平总书记提出：“广大科技工作者要把论文写在祖国的大地上，把科技成果应用在实现现代化的伟大事业中。”2020 年 2

月23日，教育部、科技部印发《关于规范高等学校SCI论文相关指标使用 树立正确评价导向的若干意见》，明确提出规范使用SCI论文指标，探索建立综合评价体系，克服“五唯”思维。在绩效考核、资源配置、人才培养、人员聘用、考核奖励中，不宜设置仅仅与SCI直接挂钩的指标，不宜仅看SCI论文数量和影响因子。应树立、引导和鼓励发表高质量论文，包括发表在具有国际影响力的国内科技期刊，注重应用型成果的产出。

（四）坚持质量优先、突出转化导向、强化政策引导，提升知识产权质量

鼓励在公共卫生相关领域制定标准、指南、器械批件等高质量知识产权；杜绝不以保护创新为目的，不以真实发明创造活动为基础提交各类专利申请、代理专利申请、转让专利申请权或者专利权等行为。不将专利申请量、授权量等作为考核指标，树立专利不转化是最大损失的理念，突出转化应用导向，加大专利转化运用绩效的考核评价权重。不断完善有利于提升知识产权质量、强化转化运用的各类政策和措施。

三、强化分类评价的创新质量和绩效导向

1. 评价基础类研究应注重新发现、新观点、新原理、新机制等标志性成果的质量、贡献和影响，把解决重大科学前沿或重大疾病防控问题的突破性成果作为评价的重要内容。对论文评价实行代表作制度，鼓励高质量成果的产出。

2. 评价应用类研究注重新技术、新标准、新指南等创新标志性成果的质量、贡献和影响，把突破关键核心技术、保障人民生命健康等方面的重大标志性成果作为评价的重要内容，论文不作为主要的评价依据和考核指标。

3. 评价科技成果转化应注重成果应用的社会价值，把重大科技成果转化对疾病防控技术的提升应用、对人民生命健康的改善作用及医疗防治费用支出的减少等指标作为评价的重要内容，不应将经济效益和论文作为公共卫生领域成果转化的主要评价依据和考核指标。

四、建立健全多元长效的评价机制

（一）建立健全多元评价机制

建立公平、公正、公开完善的评价规则，在科研绩效评价中突出学术贡献和影响力，实行定量评价与定性评价相结合方法，将人才培养成效、科技创新质量、同行认可与社会贡献作为评价的重要参考。鼓励将科研评价改革与人事制度改革相结合，在岗位聘任和考核、资源配置、学科评估、研究生教育等工作中合理使用科研指标。

（二）建立健全长效评价机制

根据科研类型、研究机构和科研成果的不同特点，适当延长评价周期，简化评价程序，注重评价实效，不断提高科研评价的科学性、针对性和长效性。注重过程评价与结果评价、短期评价与长期评价相结合，突出中长期目标导向，鼓励持续研究和长期积累，克服评价考核过于频繁的弊端。

五、完善科研经费绩效评价体系

（一）构建符合公共卫生机构特点的科研经费绩效评价体系

建立科研经费绩效评价有助于提高科研经费使用效率，提高科研管理水平和科学研究效率。评价的体系帮助公共卫生机构实际工作中科研经费绩效工作顺利地开展，评价的结果与科研工作者的考核奖励、绩效评估相挂钩，指标体系也可成为主管部门对公共卫生机构科研经费使用评价的“指挥棒”。科研经费绩效评价指标体系坚持可操作性、合理性和稳定性，在评价形式上应坚持以自评为基础，定量、定性评价相结合。公共卫生机构也可将绩效评价运用到实际科研经费管理中进行监督和评价。科研经费绩效评价指标体系可以从决策、管理、产出及成效等方面综合考虑。

（二）科研经费绩效评价坚持分类具体原则

科研项目经费绩效评价工作要坚持健全公共卫生体系科研绩效管理机制，强化绩效导向，加强分类绩效评价，健全差异化的绩效评价体系。对于不同经费来源的横向和纵向经费，要根据不同经费投入主体、预期科研产出进行综合衡量；对于产出和绩效难以货币化的情况，或者成果产出的效益难以准确界定，譬如公共卫生服务产出的非排他性特点，要科学、全面地梳理衡量；对于不同分类的科研项目，包括基础研究类、应用研究类和试验发展类科研项目，研究分类的指标与标准进行衡量；对于不同主体的公共卫生机构，包括各级疾控机构、卫生监督所、妇幼保健机构等，应结合机构功能定位进行综合考量。

六、建立针对不同公共卫生机构的分类评价体系

（一）遵循科学的评价原则

1. **导向性原则** “质量”“创新”“实践”是目前乃至未来一段时间疾控体系科研发展的方向。科研体系应注重提升科研质量，致力于科研创新，服务基层实践。

2. **系统性原则** 科研体系涉及人、财、物等要素，各要素构成一个复杂的整体，相关要素要相互补充，相互呼应。因此应全面审视各构成要素之间的关系和作用。

3. **科学性原则** 科研体系评价是一种科学研究的活动，应遵循科学的原则和科学的规律，体系能彰显评价的公信力、科学性。

4. **育人性原则** 人才是科教工作的根本。对于研究机构而言，科研的本质之一要回归到人才的培养，因此科研体系应凸显科研的育人作用。对于疾控机构，完成学历教育阶段的教学实践，以及本单位的人才培养也是重要内容。

5. **可量化原则** 评价指标体系应做到可量化、可操作，才更具有评价的效能，因此应将尽量抽象的指标转化为相对可测量可量化的指标，对于无法量化的指标可通过专家咨询等其他评价方式综合考量。

（二）科学设置评价指标体系

科学设置评价指标体系对科学评价具有重要意义。我国医院的科学研究体系开展较早，且评价齐全。其中有代表性的如中国医学科学院提出的科技量值（science and technology evaluation metrics，STEM），其从科技产出、学术影响和科技条件三个维度构建评价体系。其中，科技产出维度包括期刊论文及引用，专利、标准和指南等；学术影响维度包括科技奖励、杰出人才和团队以及学术任职等；科技条件维

度包括科研项目和科研平台等。评价结果不仅针对综合科技量值；还细分为学科科技量值。运用该指标体系，中国医院科技评价结果于2014—2023年连续十年发布。

因此，疾控体系的科研评价体系应强调科研的全过程管理和评价，应覆盖科研条件、科研产出、学术影响三个方面。其中，科研条件中应覆盖科研管理、科研平台（硬件和信息化等）、科研队伍等；科研产出应覆盖科研立项、论文发表、授权专利、专利转化、专著出版、标准制定、科普宣传、复杂疑难问题的专题报告、政策建议被行政部门采纳等；学术影响应覆盖科研获奖、高层次人才、高影响力学者、学会任职、期刊任职、学术交流的主办与参与、学科建设和专业建设等。

（三）不同公共卫生机构的分类评价

1. 针对高校公共卫生学科和专业公共卫生研究机构，应以“大突破”为目标，侧重产出走在世界前列的、促进国家和全球卫生健康发展的前沿科技成果，评价重点聚焦在关键核心技术、数字公共卫生、“从0到1”重大原创和关乎国计民生的“卡脖子”技术突破；应以“大健康”为指导，侧重评价科研成果对疾病筛查与健康监测、传染病预测预警与卫生应急、环境风险评估与健康促进、建言献策与健康科普等社会卫生健康服务体系的贡献以及对高水平公共卫生人才培养体系的支撑作用。

2. 针对疾病预防控制机构，应结合省、市、县三级疾控功能发展定位。

针对省级疾病预防控制机构，不但应注重评价其原始创新和解决国家重大需求的实效，还应根据机构特色和地域特点形成优势发展领域，加强对新技术应用推广和为基层疾控机构提供资源共享、基础支撑和条件保障指标的评价。

对市县疾病预防控制机构，应注重评估其满足社会需求和保障人民生命健康的支撑能力，侧重评估对新技术应用转化的支撑保障能力是否满足重大预防保健需求，以及应对当地卫生健康主要问题的能力。

本章小结

推进疾控科研能力现代化建设，是提升我国公共卫生安全保障能力的重要举措。要着眼于建立适应我国疾控系统的科研评价体系，注重质量导向，立足疾病防控实际需求，鼓励原创性研究和应用型研究并重；要坚持分类评价，完善过程考核和结果考核相结合的长效机制；要构建差异化的评价指标体系，区分不同类型公共卫生机构的侧重点；要加强科研经费使用的过程监管和效果评估。

我国疾病预防控制事业发展已经进入新的历史阶段，新质生产力的提出，为疾病预防控制事业高质量发展提供了关键动力和战略抓手，应通过持续深化科技体制改革，不断激发科研活力，提升原始创新能力和成果转化能力。建立常态化参与国家科技战略决策机制；集中优势资源和力量，重点加强重大疾病和健康危害因素防控策略措施、核心技术、关键设备等科研攻关；打造一批科技创新支撑平台和重点实验室，提升疾控科技创新能力；支持与医疗机构、高校、科研院所、企业共建“产学研用”对接平台，提高科技成果转化和应用能力。

思考题

1. 如何进一步完善疾控科研体系，更好地提升科研质量？

2. 以“揭榜挂帅”制度为例，谈谈如何推进疾控系统有组织科研，以更好地服务国家战略需求？

3. 请简述如何建立适应我国国情的疾控系统科研评价体系，不同类型疾控机构的科研评价体系应注重什么？

（顾爱华）

第七章 疾病预防控制人才队伍的现代化

党的二十大从中华民族伟大复兴战略全局和世界百年未有之大变局的角度，对现代化建设的人才支撑作出战略谋划，目标就是要通过深入实施人才强国战略，为经济社会高质量发展和中国式现代化提供强力支撑。在全面建设社会主义现代化新征程上，习近平总书记特别强调，要把全国疾控体系建设作为一项根本性建设来抓，加强各级防控人才、科研力量、立法等的建设，推进疾控体系现代化。

第一节 疾病预防控制人才队伍现代化概述

现代化的核心是人的现代化。人才以其先进的思想观念和知识、技能及实践推动国家治理走向现代化，而现代化也为人才队伍发展创造条件和提供保障。党的二十大报告强调要“强化现代化建设的人才支撑”，就是对现代化与人才队伍之间紧密内在联系的准确定位。构建强大的公共卫生体系，推动实现健康中国的宏伟目标，人才队伍现代化在新时代我国疾病预防控制体系现代化中排在首位。

一、疾病预防控制人才队伍现状

“疾病预防控制”概念在我国诞生于 20 世纪 90 年代。从 1953 年经政务院第 167 次会议批准“全国各省、自治区、直辖市以及地市、县旗、区建立卫生防疫站”开始，疾病预防控制人才队伍经过 70 多年建设，从无到有、从弱到强，队伍规模、人员素质、区域分布持续优化，在历次重大传染病疫情和突发公共卫生事件应对中发挥了不可替代的作用。

（一）人才队伍总量有所增加

作为政府举办的实施疾病预防控制与公共卫生技术管理和服务的公益事业单位，在国家、省、市、县四级疾病预防控制机构广泛设置的管理、专业技术和工勤技能 3 类岗位中，人才队伍建设一般主要关注的是专业技术人员中的卫生技术人员。这些从事科学研究、技术操作和管理工作的专业人员是疾病预防控制人才队伍的主力军，其职责包括但不限于疾病监测、流行病学调查、预防策略制定、疫苗研发、健康教育与宣传等。

相对于全国疾病预防控制机构数量从 2018 年开始的持续下降趋势，疾病预防控制机构人员总量、卫生专业技术人员总量在 2020 年已经开始出现恢复增长趋势（表 7-1）。

表 7-1 2018—2021 年我国疾病预防控制机构（CDC）人员数变化

年份 / 年	CDC 数量 / 家		CDC 人员数 / 人		CDC 卫生技术人员数 / 人	
	总量	年净增长数	总量	年净增长数	总量	年净增长数
2018	3 443	/	187 826	/	140 491	/
2019	3 403	–40	187 564	–262	139 839	–652
2020	3 384	–19	194 425	6 861	145 229	5 390
2021	3 376	–8	209 550	15 125	158 475	13 246

注：数据来自各年《中国卫生健康统计年鉴》。

（二）人才队伍结构持续优化

除男女性别比为 4 : 6，继续保持了各级疾病预防控制机构长期以来“女多男少”的趋势之外，疾病预防控制队伍的年龄结构、职称结构都出现了难得的持续优化。从年龄结构看，2021 年全国疾控机构在职人员中 35 岁以下占比为 27.4%，比 2018 年的 21.0% 提高了 6.4 个百分点，队伍活力得到明显提升。从工龄结构看，5 年以下工作年限人员占比从 2018 年的 7.4% 大幅提高到 2021 年的 14.2%，尤其是这一数据在 2020 年仅为 9.1%，说明再次出现了类似 2003 年“非典”疫情后的一波新进人员补充高峰。

职称结构方面，虽然以中级和初级职称为主，但 2021 年高级职称人员比例为 14.4%，相比 2018 年的 12.5%，提高了近 2 个百分点。另外，拥有高级职称资格与获得聘任的差距有所缩小，由 2018 年的 3.4% 减少到 2.7%，显示“有职无岗”现象正在逐步得到缓解。

（三）人才队伍质量稳步提高

2021 年全国疾病预防控制机构专业技术人员中 8.1% 有研究生学历，本科学历占比也提高到 44.5%，较 2018 年的 6.8% 和 37.4% 均有明显提升。本科及以上学历人员比例首次超过 50%，标志着在《关于印发疾病预防控制中心岗位设置管理指导意见的通知》（国卫疾控发〔2015〕88 号）“新聘用的卫生技术人员应当具有所需岗位相关专业大学本科或以上学历”规定实施以后，我国疾病预防控制机构人才队伍学历素质提升已经进入新的阶段。

与此同时，全国疾病预防控制机构人才队伍专业性也在逐渐加强。北京、浙江、安徽、江西等省份卫生技术人员占比已经超过 80%，以医学专业背景人员为主，其中预防医学背景人员比例逐渐增大的趋势已经愈发明显。

二、疾病预防控制人才队伍建设面临的主要问题

面对新发传染病疫情和未来其他公共卫生事件的不确定性挑战，面对新时代人民群众对健康美好生活的向往追求，我国疾控人才队伍短板弱项依然突出。

（一）疾病预防控制机构人员总量不足

人才数量充沛是保障疾控体系高效运行的关键，直接与国家公共卫生高品质服务水平挂钩。按 2014 年中央编办、财政部和国家卫生计生委联合下发的《疾病预防控制机构编制标准指导意见》中关于疾控机构人员以 1.75 人 / 万人比例核定的规定，全国各级疾控机构人员理论上应该达到 24.5 万人，但实际情况却是 2019 年每万人口配备疾控中心人员的比例甚至下降至 1.33 人。虽然 2020 年以来为打赢疫情防控攻坚战，各级疾控机构积极推进疾控人才队伍现代化建设，调整招聘计划人数并给予福利津贴以吸引人才，疾控队伍总体人数接近 21.0 万，可新冠疫情防控应对初期以及病例快速出现之际，疾控机构人员不足而从其他单位抽调人手的情况

仍广泛出现。

人才储备不足尤其是高质量疾控人才缺乏，会严重限制公共卫生服务水平的深度与广度。国家要求“把保障人民健康放在优先发展的战略位置，坚持预防为主”，但整个医疗卫生领域“重治轻防”现象仍较为普遍。一方面，公共卫生专业相关学科的社会关注度偏低、就业渠道狭窄、待遇不高，导致毕业生进入疾控行业的意愿不高，学生就读意愿不强导致生源质量持续不好，招生数量以及质量不高，最终导致人才队伍的输入受限。另一方面，疾控机构薪酬待遇一般，只是医院同职称人员的三分之一左右，再加上疾控机构工作内容的外部性极强，专业技术人员在工作中取得的成就难以得到直观反馈，易造成工作满足感降低，导致部分疾控机构专业技术人才流失，尤其是高素质高学历人员难引进、留不住。据统计，2002—2019 年全国医疗卫生机构卫生技术人员总数从 426.98 万人增加至 1 015.4 万人，增长率为 137.81%。其中，医院和基层医疗卫生机构卫生技术人员人数分别增长了 408.85 万和 146.67 万，而同期疾控机构卫生技术人员却从 15.68 万人降至 13.98 万人。

（二）人员结构比例失衡与专业能力欠缺

我国疾控人才不仅在数量上难以满足疾控体系的现实需求，结构比例失衡和专业能力欠缺的问题同样需要重视。从性别结构看，2021 年全国疾控机构工作人员男性占比 41.3%，大幅低于 2010 年的 48.2%，性别比例失衡趋势进一步加大。从年龄结构看，2021 年全国疾控机构工作人员年龄以 45 ~ 54 岁、35 ~ 44 岁年龄段最多（分别占 32.5% 和 26.9%），两者合计接近六成，他们工作经验丰富，但“老龄化趋势”等问题不可忽视。尤其是较 2010 年全国疾控机构 55 岁及以上工作人员比例从 9.7% 提高到 18.5%，年龄结构老化明显，长此以往不利于疾控事业健康发展。

与此同时，疾控人才队伍专业能力也无法跟上现实社会不断提升要求的步伐，复合型公共卫生人才稀缺，综合能力素质欠缺。尤其是各级疾控中心作为专业公共卫生机构的重要组成部分，因工作专业性要求较高而对人才队伍中专业技术人员比例有着严格规定。《关于疾病预防控制中心机构编制标准的指导意见》中明确要求，“专业技术人员所占编制不得低于总额的 85%”，而目前我国疾控机构卫生专业技术人员占比还远未达到这一比例要求，严重影响了疾控机构的整体专业水平。尤其是 2002—2019 年，各省（自治区、直辖市）属级、地级市（地区）属级疾控机构卫生技术人员数量逐年小幅度增加，县属级疾控机构卫生技术人员同期却从 6.91 万人下降到 5.04 万人。其中，执业（助理）医师和技师等中坚力量下降幅度达到 27.55%，基层疾控机构网底薄弱问题突出。

（三）财政投入相对不足

充足的经费投入是疾控机构高效运行的重要保障，经费的实际支出能较为准确地反映各卫生机构的运行情况。从纵向来看，我国疾控机构经费支出由 2010 年的 321.37 亿元到 2021 年的 1 305.35 亿元，增长了约 4.1 倍，甚至高于同时期医院经费支出由 2010 年 9 835.49 亿元到 2021 年 39 144.12 亿元的 3.98 倍的增长速度，绝对值增长较快。但增长速度主要体现在 2019 年 748.65 亿元到 2020 年 1 304.39 亿元，可能是由于抗击疫情投入需要的快速增长。但如果对比用到疾控人员经费的增速，则 12 年间疾控机构总费用中的人员经费从 2010 年 94.06 亿元到 2021 年 322.86 亿元的增幅为 3.43 倍，而同期医院总费用中的人员经费则上涨了 5.85 倍，反映出疾控机构卫生人员的经费投入增速明显低于卫生健康领域的总体水平。究其原因与机构改革密不可分。2003 年“非典”疫情以来，疾控中心逐步退出市场化经营项目，虽然财政投入增加了，但其投入远小于原有经营收入水平，各级疾控中心收入水平整体下降。而在新一轮事业单位改革中，疾控中心成为公益一类事业单位，其经费只能来源于财政拨款和事业性收入，使本来就偏低的收入再次下降。

三、疾病预防控制人才队伍现代化趋势

疾控事业高质量发展离不开一支高质量的人才队伍。2021 年国家疾病预防控制局成立以来，高度重视疾病预防控制人才队伍建设，成立了人才工作领导小组，专门召开了全国疾控人才工作会议，进一步明确了未来一个时期疾病预防控制人才队伍建设工作思路。

（一）人才培养

重点是建立培养体系。推进院校教育，继续做好高水平公共卫生学院建设，并将公共卫生与预防医学相关学科专业纳入“国家关键领域战略人才储备招生计划”。推进毕业后教育，在试点的基础上，健全完善并大力推进公共卫生医师规范化培

训，加强公共卫生人员临床相关知识的培训。推进继续教育，依托高等学校和科研机构，对各级疾控机构中级以上专业技术人员进行培训。

（二）人才使用

重点是建立管理机制。通过建立信任机制，健全人才自由探索与有组织科研相结合的制度，鼓励创新、宽容失败，最大限度管控风险。通过建立应急攻关机制，实施应急状态下的人才使用方式，实行目标导向的“军令状”制度。通过建立交流锻炼机制，推动公共卫生专业技术人员和医疗卫生机构临床医师双向流动，综合运用挂职锻炼、博士服务团、定点帮扶等方式，引导疾控人才向艰苦边远地区和基层一线流动。

（三）人才评价

重点是建立符合疾控工作特点的评价制度。突出工作实绩，完善职称评价标准，坚持分层分类评价。突出基层导向，对基层疾控机构实行专业技术高级岗位总量控制、比例单列。突出专业分类，在原有专业分类的基础上，建立完善卫生工程、检验检测技术系列职称晋升通道。

（四）人才激励

重点是调动积极性。在职业发展上，继续做好公共卫生人才培养支持项目、分领域首席专家培养等工作，推动有关地方结合实际适当提高疾控机构的中、高级专业技术岗位比例。在薪酬待遇上，推动各地按照“两个允许”的要求，科学合理确定绩效工资水平，进一步提高疾控人才特别是科研人员的待遇。在社会荣誉方面，将建立表彰奖励机制，加大先进典型宣传力度。

第二节 疾病预防控制人才队伍能力现代化

发展是第一要务，人才是第一资源，创新是第一动力。疾控体系现代化所囊括的思想观念现代化、体制机制现代化、法律法规现代化、设备条件现代化、信息系统现代化、科研能力现代化、国际合作现代化、应急处置现代化、文化建设现代化，都离不开疾控人才队伍现代化，尤其是人才队伍能力的现代化。

一、疾病预防控制人才核心能力

“核心能力”概念最早是由美国学者普拉哈拉德和英国学者哈默于 1990 年提出的。2009 年世界卫生组织把核心能力定义为构成所有健康促进角色共同基线的最低能力集，即“所有健康促进从业者都被期望能够在该领域高效、有效和恰当地工作”。

21 世纪初，核心能力理论被引入我国卫生健康领域并得到了广泛应用。在公共卫生领域研究框架中，国际上提出的“公共卫生 3.0”概念强调跨部门合作，通过采取环境、政策和系统层面的行动改变健康相关的社会决定性因素。面对新冠病毒感染全球大流行给人类健康带来的前所未有的挑战，2021 年世界卫生组织汇聚各方意见，站在全球角度重新勾画了基本公共卫生功能（the essential public health functions）框架，包括公共卫生应急管理等 12 项内容，以确保实现全民健康覆盖和卫生安全（表 7-2）。

表 7-2　世界卫生组织提出的 12 项基本公共卫生功能（2021 年）

编号	功能
1	监控和评估人群健康状况、卫生服务利用、风险因素和健康威胁
2	公共卫生应急管理
3	保障有效的公共卫生治理、监管和立法
4	支持有效和高效的卫生系统以及多部门规划、筹资和管理以促进大众健康
5	保护民众免受健康威胁，包括环境和职业危害、传染病威胁、食品安全、化学和辐射危害
6	促进预防和早期发现疾病，包括非传染性疾病和传染性疾病
7	促进健康和福祉以及采取行动解决更广泛的健康和不平等决定因素
8	保障社区投入、参与和社会动员以促进健康和福祉
9	确保公共卫生人才的充足数量和质量
10	保障卫生服务的质量和可及性
11	推进公共卫生研究
12	确保公平获得和合理使用基本药物和其他卫生技术

鉴于现代公共卫生工作多学科、多领域、高度专业等属性，疾病预防控制人才队伍除流行病学等以外，还需大量数理统计、环境科学、实验室分析、信息技术和媒体沟通等方面的专业人才，并与临床医学、康复医学、心理学等其他医学学科深度融合。

二、国外疾病预防控制人才核心能力要求

（一）美国公共卫生人员的核心能力

美国公共卫生人员的核心能力由美国学术与公共卫生实践联系委员会（Council on Linkages Between Academia and Public Health Practice，CLAPHP）提出，依据美国的10项基本公共卫生服务内容来确定，反映了公共卫生服务人员应该具备的在公共卫生教育、服务实践和研究方面的核心技能和能力。

1991年美国公共卫生部门/机构论坛（Public Health Faculty/Agency Forum）制订了公共卫生服务普遍能力。2001年学术与公共卫生实践联系委员会和其他致力于公共卫生的学术和实践组织发布了核心能力第一版。经过2010年、2014年的不断完善，2021年发布了第四版。该体系认为核心能力是指为充分提供“基本公共卫生服务”所必需的一系列个人技能，包括8个技能领域的56种核心能力，覆盖了公共卫生所有学科领域。8个领域分别是分析/评价技能、政策制定/项目计划技能、沟通技能、健康公平技能、社区合作技能、公共卫生科研技能、管理和财务技能、领导和系统思维技能。56种核心能力还对不同岗位（包括一线人员、高级人员和监督管理人员）做了相应的要求。

美国的公共卫生服务人员的核心能力现已被整合到教学和培训课程，作为制订人力资源培养发展和培训计划的参考，帮助公共卫生人员和相关机构确定培训需求，评价人力资源的知识和技能、工作描述和绩效评估，促进社区人群健康。

（二）加拿大公共卫生人员的核心能力

2005年，加拿大公共卫生署牵头组织，由加拿大公共卫生人力资源联合工作组制订了一套公共卫生人员核心能力草案。2006年，在与加拿大全国各地公共卫生组织（包括全国3 000多名从业人员）进行初步协商和讨论后，制订了第

二份核心竞争力草案，并作为加拿大公共卫生人员核心能力1.0版予以发布。该版本把加拿大公共卫生人员的核心能力分为公共卫生科学，评估和分析，政策和方案的规划、实施与评价，建立伙伴关系、协作和倡导，多样性和包容性，交流沟通和领导能力7个类别36条核心能力，并在实践层面为一线工作者、专家顾问、管理人员或监督者等三类人员制定了评价标准。该核心能力体系一直沿用至今。

（三）欧洲公共卫生人员的核心能力

为进一步加强欧洲公共卫生能力建设，促进欧洲公共卫生实践标准的提升，使整个欧洲大陆的公共卫生服务实现标准化，2006年，欧洲地区公共卫生学院联盟（Association of Schools of Public Health in the European Region，ASPHER）决定着手设计一套系统的适合所有公共卫生专业人员的核心能力清单，用于指导公共卫生教育、培训、研究以及公共卫生工作实践。

该能力清单经过不断修订完善，于2018年发布了第五版，包括6类能力：公共卫生方法，人口健康和社会、经济、政策决定因素，人口健康与其物质-物理、放射、化学和生物决定因素，卫生政策、经济学、组织理论、领导力与管理，健康促进、健康教育、健康保护和疾病预防，公共卫生伦理。每类能力又分为知识能力和实践能力，并对其内涵进行了详细界定。

（四）澳大利亚公共卫生人员的核心能力

为使公共卫生人员的培训更具有针对性，所应该达到的技能水平更加明确，1998年8—11月澳大利亚新南威尔士州卫生部代表国家公共卫生合作伙伴（The National Public Health Partnership，NPHP），以书面反馈、关键利益相关者论坛及农村电话会议三种方式，就澳大利亚全国公共卫生工作人员的发展问题进行了一次全州范围的咨询，确定了公共卫生人员应具备的核心知识和技能，共包括15个条目：管理技能、服务规划、多部门协作、卫生问题纳入所有政府相关政策、团队建设、社区咨询与规划、交流与谈判、互联网信息建立与维护技能、数据维护、流行病学描述和监测、传染病控制、循证实践、项目或服务评估、干预设计、健康促进。

（五）中南美洲公共卫生人员的核心能力

2013 年，泛美卫生组织（Pan American Health Organization，PAHO）等建立了美洲公共卫生核心能力框架，该框架包括健康状况分析，危险因素和威胁的监测与控制，健康促进与社会参与，政策规划、监管和控制，确保个人平等获得公共卫生服务与服务质量，全球健康 6 个维度。

三、我国疾病预防控制人才核心能力要求

（一）核心能力框架

我国针对公共卫生人员的核心能力也有较为广泛的探讨。但截至目前，尚未形成一致的、被社会广泛认可的、由权威机构发布的公共卫生人员核心能力要求。应充分理解我国公共卫生基本功能，并结合我国正在实施的 14 项国家基本公共卫生服务项目、基本公共卫生服务规范和有关政策、法规及文件精神，切实为基层医疗卫生机构提供业务指导。结合我国公共卫生工作的实际，并借鉴国外欧美地区发达国家经验，可建立我国公共卫生人员核心能力框架。如，关注公共卫生理论、政策、研究（流行病学、统计学和定性研究技能）、评估和领导力等领域；突出领导、规划、批判性思维和分析、流行病学技能、项目管理和卫生服务管理等能力。部分对公共卫生专业人员核心能力的研究（表 7-3），对疾病预防控制人才队伍核心能力建设具有一定参考价值。

表 7-3 公共卫生专业人员核心能力框架

一级指标	二级指标
公共卫生伦理和法律	公共卫生伦理素养
	卫生法律素养
	医学心理素养
	人文素养
公共卫生专业能力	公共卫生基础知识和技术
	突发公共卫生事件的应急反应能力
	健康教育和健康促进能力

续表

一级指标	二级指标
政策发展和实践能力	获取信息能力 分析评价能力 社区实践能力 政策发展和项目实践能力
领导能力	交流沟通能力 对多元文化的理解能力 领导力和系统思维能力

（二）核心能力建设新动向

突如其来的新冠疫情对全国各级疾控中心的应急处置能力是一次大考。习近平总书记明确提出，要提高疾病预防控制能力，改善基础条件，提升检验检测和信息化水平，增强对传染病病原体、健康危害因素和公共卫生事件处置的能力。习近平总书记尤为重视疫情监测预警能力，多次强调把增强早期监测预警能力作为健全公共卫生体系当务之急、重中之重，增强各类已知和新发传染病预警能力。通过建设平战结合的重大疫情防控救治体系，增强早期监测预警能力、快速检测能力、应急处置能力、综合救治能力，可全面提升我国应对重大突发公共卫生事件的能力和水平。

针对各级疾病预防控制机构一直存在的职责划分不够具体清晰的问题，国家疾病预防控制局对各级疾控机构职能做出调整，疾控机构专业人员核心能力的侧重点也会发生相应的变化。针对新冠疫情防控中暴露出的疾控机构对新发、突发传染病早期主动监测和预警能力不强，流行病学调查和检验检测能力不足，难以适应新形势和新任务的问题，疾病预防控制机构需要进一步强化在监测预警、风险评估、流行病学调查、检验检测、应急处置等方面的重要能力建设，同时加强信息化和大数据应用能力与科研能力建设。

因此，疾控机构专业人员在具备普适公共卫生人员核心能力的同时，结合各级疾控机构职能不同，必然会有自身侧重和强项。如疾病预防控制理论和实践能力，传染病监测、预警和疫情处置理论和实践能力，健康维护与促进理论和实践能力，健康大数据运用能力，公共卫生政策措施发展和实践能力，领导、动员和组织公共卫生实践的能力。

第三节 疾病预防控制人才队伍培养现代化

随着21世纪改革开放的逐渐深入和人民生活水平的不断提高，新发传染病频发和慢性病井喷交织，环境恶化引发的健康相关恐慌，食品药品安全事件和精神心理问题的快速攀升，我国公共卫生正面临诸多挑战。尤其是2020年全球暴发的新冠疫情，虽然在党中央的坚强领导下抗疫斗争取得了阶段性重大胜利，但其中暴露出来的传染病防治和突发公共卫生事件应对能力不足、基层防治网底薄弱等问题，提示我国公共卫生人才体系培养规模偏小、复合型人才不足、高级人才紧缺的同时，也对疾控人才培养现代化提出了新的更高要求。围绕公共卫生人才队伍建设和专业素质提升需要，需要院校教育、毕业后教育、继续教育三个相互联系又相对独立的环节紧密配合，共同形成疾控人才培养的终生连续过程。

一、院校教育

20世纪我国以医科类高校本科教育为主的公共卫生人才院校教育模式，曾以较低投入高效保障了公共卫生人才核心能力培养目标，是当时中国公共卫生取得重大成功的原因之一。面对新形势新挑战，公共卫生院校教育直接关系工作人员未来成长成才，影响疾病预防控制人才队伍的数量保证、结构优化、素质提升。

（一）本科层次公共卫生院校教育

我国公共卫生教育历史可溯源至20世纪初，上海德文医学堂德国江哥斯博士讲授的公共卫生学课程。中华人民共和国成立后，根据“预防为主”的卫生工作方针，1954年第十届全国高等医学教育会议确定从1955年起预防医学专业学制为五年，达到学业要求后，授予医学学士学位。直至目前，我国公共卫生高等教育仍以本科教育为主，有120多所公共卫生学院（学系）举办公共卫生本科教育，是世界上规模最大的公共卫生教育。

从本科招生专业角度来说，五年制预防医学专业仍是核心，也有部分高校开设了四年制公共管理（卫生方向）、卫生检验检疫、营养与食品卫生、儿少妇幼保健等专业。以公共卫生本科层次院校教育的主流专业——预防医学为例，尽管目前国内设置该专业的 90 多所院校在培养目标定位上稍有差异，但入学条件、课程设置、毕业要求乃至就业流向等仍基本延续了 20 世纪 50 年代苏联的教育模式。其中，多以理科高中毕业生通过国家高考作为入学条件；课程设置以基础医学、临床医学和预防医学三阶段培养为主；学生毕业要求多以完成课程学习、毕业实习，并通过一人一题毕业论文答辩为标准；完成本科教育后，既可选择进入国内外高校或研究所进行研究生教育，也可选择疾病预防控制中心等专业卫生机构或各级各类医院、基层医疗卫生机构，从事疾病预防控制、卫生监督、卫生事业管理等相关工作。

（二）研究生层次公共卫生院校教育

与欧美等发达国家公共卫生学科专业教育主要为研究生教育不同，虽然我国公共卫生研究生教育规模不断扩大、结构不断优化，但目前数量不足仍是首要问题。按照我国目前学科分类，“公共卫生与预防医学”一级学科下设流行病与卫生统计学、劳动卫生与环境卫生学、营养与食品卫生学、儿少卫生与妇幼保健学、卫生毒理学和军事预防医学 6 个二级学科；按照学历层次类型分，博士、硕士研究生均分为学术学位和专业学位两种。学术学位研究生以培养从事公共卫生基础理论研究人员为目标，侧重于学术理论和实验研究能力的培养；专业学位研究生以培养公共卫生高级应用型人才为目标，侧重于从事公共卫生实践工作能力的培养。

我国 MPH 教育早期曾广泛采取北京协和医学院公共卫生学院（2022 年更名为群医学及公共卫生学院）的经验，以在职人员为招生对象（不招收应届本科生），通过两年半课程学习并完成学位论文可取得硕士学位，学习期间保留原单位人事关系，毕业后返回原单位继续工作。为切实保障 MPH 培养质量，2009 年以北京大学、复旦大学为试点，开始面向应届本科毕业生招收全日制 MPH。随后全国具有 MPH 学位授予权的大学或研究机构逐步启动从在职培养为主过渡到脱产培养为主的转变，甚至纷纷停止在职 MPH 招生培养。

与学术学位博士相比，公共卫生专业博士（DrPH）培养目标是集中培养公共卫生、全民健康等方向的高级管理人才，更侧重于对实际应用能力的培养。在招生条件设置上对工作经验都有一定的要求，并且会对招收对象的实践能力、领导潜能等进行相应的评估。培养过程中，强调培养将理论知识转化于解决实际问题的能力，研究领域设置侧重于调查研究、社会科学研究、领导能力培养等方面。新冠疫情暴发后我国DrPH学位缺失问题再度引起讨论，2020年12月教育部办公厅、国家卫生健康委办公厅发文，批准北京大学、中国疾病预防控制中心等11个单位为高层次应用型公共卫生人才培养创新项目立项单位，2024年教育部批准了首批DrPH学位授权单位，培养了解中国卫生国情、学科交叉融合，具有全球健康视野、创新科研能力和协调管理潜力的高级复合型公共卫生人才。

（三）公共卫生院校教育新趋势

公共卫生院校教育需要树立一体化教育办学理念，突破创新原有教育模式，充分发挥高校在教学、科研、医疗、人才、信息和实验条件等方面的优势，通过搭建学历教育、职业技能培训、全科医学教育、远程教育等有机融合“立交桥”，推动院校教育职能由单一“学历教育”功能向公共卫生人才培训和储备、科技突破、发展智库、人才流动等多功能中心转化。

1. 高水平公共卫生学院建设 2021年12月国家印发《关于开展高水平公共卫生学院建设的通知》，标志着我国公共卫生教育迎来了新的战略发展机遇期。具体就是要通过构建公共卫生人才培养新范式、建设公共卫生科学研究新高地、开拓公共卫生师资发展新途径、提升公共卫生社会服务新高度、创建公共卫生教育管理新机制、开创公共卫生国际合作新局面等具体举措，打破传统发展模式和人才培养思路，经过10年左右时间建成若干所具有中国特色世界一流水平的公共卫生学院，形成适应现代化公共卫生体系建设的高质量教育发展体系，真正承担起立足中国、面向世界、服务社会、服务人类的使命。

2. 校地共建 针对在实践教学中存在的问题，国家遴选部分省级疾控中心与高校公共卫生学院，以成立预防医学科学院、设立联合教学实践基地等共建形式，强化公共卫生教学内容与实际工作的有机结合，探索并建立新型的“医防融合”公共卫生人才培养新模式。一方面，聘请联合教学基地具有丰富实践经验、副高级以上职称的专业公共卫生专家作为兼职教师或导师，以课堂教学、专题讲座的方式，向学生讲授疾病防控和卫生监督实际工作的经验、突发公共卫生事件的应急处理和现场流行病学调查的工作流程等，提高学生对公共卫生专业的认识和对理论知识的理解。另一方面，带领学生到企业、医院、学校、公共场所等开展各种现场实习，通过现场教学、现场监督和检测、实验室检验等训练学生的实际工作能力，学习撰写流行病学调查报告等。与此同时，还鼓励青年教师到联合教学实践基地进修，系统地学习公共卫生专业的相关技能，深入疾病防控工作第一线，熟悉疾病监测与控制、健康危害因素监测、突发公共卫生事件预警与处置、现场流行病学调查等工作流程与方法，提升理论和实践相结合的能力，将所学的技能和实践经验融入教学工作。

二、毕业后教育

毕业后教育是医学生从“准医师”到“医师”承前启后的关键过渡环节，从1993年起步之时我国就明确了“5+3”为主体的住院医师规范化培训体系。作为36个纳入住院医师规范化培训的专业之一，2017年当时的国家卫生计生委将“推动公共卫生医师规范化培训试点”列入落实《政府工作报告》重点内容，并于2018年9月印发《疾病预防控制机构公共卫生医师规范化培训试点工作方案》《疾病预防控制机构公共卫生医师规范化培训大纲（试行）》《疾病预防控制机构公共卫生医师规范化培训基地标准（试行）》等文件，在北京、上海、江苏、浙江、山东、湖北、湖南、广东、四川、新疆10个省（自治区、直辖市）启动试点。随着2021年青海、甘肃、重庆、江西纳入后，试点省份也增加到14个。

培训主要面向省、市、县级疾控机构入职未满3年，具有全日制预防医学专业或临床医学专业本科及以上学历，拟从事或已从事公共卫生医师工作的人员。围绕“为各级疾控机构培养具有良好的职业道德、扎实的预防医学和相关临床医学基础理论知识和实践技能，能依法、规范开展公共卫生实践的防治结合型公共卫生医师”的培训目标，培训内容由公共理论、临床理论和实践、公共卫生理论和实践三个方面组成。其中，公共卫生理论和实践培训内容及要求见表7-4。

表7-4　公共卫生理论和实践培训内容及要求

能力	内容	要求
1. 公共卫生监测	公共卫生监测包括疾病监测、因素监测、行为监测等。掌握公共卫生监测的基本定义、原理，掌握监测系统的结构、运行与管理、数据分析与利用（循证）、系统评估与改进建议的能力	至少掌握1个公共卫生监测系统全过程，熟悉2～3个监测系统的部分环节

续表

能力	内容	要求
2. 流行病学调查与公共卫生研究	流行病学调查包括个案调查、人群调查、暴发调查等。公共卫生研究包括病因与危险因素研究、干预研究、卫生服务研究。掌握流行病学调查与公共卫生研究的基本定义、类型和方法，基本熟悉流行病学调查和公共卫生研究的设计、实施、分析，提出公共卫生对策建议	全过程参与2个、负责1个现场流行病学调查，掌握现场流行病学调查步骤；熟悉1个公共卫生研究的设计、实施和总结评估等
3. 公共卫生干预（项目）实施	掌握公共卫生干预项目的设计原理，熟悉项目实施管理，了解质量评估方法	参与1～2个公共卫生干预的实施、总结和评估
4. 健康教育与促进	掌握健康教育、健康促进与健康传播的概念、意义，熟悉健康教育材料设计制作及使用评价方法，了解健康促进计划、实施与评价理论，能够将健康促进与健康传播相关理论运用于相关专业	参与制作2～3种（平面、公众号等）健康教育材料；参与组织1次健康教育与健康传播活动
5. 风险评估与卫生应急管理	掌握卫生应急管理的基本内容和基本知识，熟悉风险评估、演练等基本技能，了解各类突发事件卫生应急处置的策略和措施	全过程参与1起突发事件的卫生应急处置或演练；全过程参与1次突发事件公共卫生风险评估工作

三、继续教育

公共卫生继续教育是针对公共卫生从业人员，为知识更新、补充、拓展和能力提高而开展的各种教育活动，是公共卫生人才培养的重要组成部分。结合本国实际情况，世界各国的公共卫生继续教育并没有统一的范式。比较有影响力的培训方式，包括世界卫生组织倡导的现场流行病学培训项目（field epidemiology training program，FETP）、欧洲疾病预防控制中心的持续性职业发展计划（continuous professional development）等。培训大多针对从事疾病预防控制和其他公共卫生工作的专业人员，内容涵盖公共卫生各项主题，目标是受训者具备将公共卫生专业知识和证据传达到决策者、并使决策者能够理解的能力。目前，我国疾控机构从业人员继续教育主要模式包括继续医学教育项目、培训专项、岗前培训、学会/协会学术活动和在职研究生学位教育，也有少量境内外学习培训、非政府组织学术活动等。

（一）继续医学教育项目

可分为两类：一类是由国家、省、市三级继续医学教育委员会每年组织申报、评审、批准后开展的国家级、省级、市级继续医学教育项目；另一类是相关学会、协会组织开展的继续医学教育项目。继续医学教育项目强调将“四新”即新理论、新知识、新技术和新方法作为主要培训内容，并注重“三性”即针对性、实用性和先进性。各级医疗卫生机构、高校、科研机构、学术组织、培训机构等都可以申报继续医学教育项目。无论是国家、省、市三级继续医学教育委员会批准的相应级别的继续医学教育项目，还是中华医学会、中华预防医学会、中国医师协会组织开展的继续医学教育项目，很多都直接针对公共卫生从业人员，或与公共卫生从业人员密切相关。疾控机构从业人员均可根据自己的需要参加这些继续医学教育项目，进行学习和培训。但结合实际开展情况看，针对疾控从业人员的各类继续医学教育项目存在针对性不强、培训内容重复、吸引力不够，讲授多、实操少等问题。在项目实施层面，公共卫生相关单位自新冠疫情以来业务繁重，推进继续医学教育项目的组织实施精力不足；疾控机构从业人员工作繁重，缺乏时间和精力参与继续医学教育项目培训。

（二）培训专项

培训专项可分为两类：一类是有长期规划和安排、培训计划和方案细致、培训时间长、系统组织实施的专项培训，最具代表性的是中国现场流行病学培训项目（Chinese field epidemiology training program，CFETP）；另一类是应急组织的专项培训，如 2021 年在全国开展的中央抗疫国债基层疫情防控能力提升项目。

CFETP 是借鉴美国流行病学应对服务项目的培训模式和方法，根据中国国情特点，为我国培养高级现场流行病学人才的非学位制“特色培训”。该项目自 2001 年启动以来，已持续开展超过 20 年。目前，CFETP 在中国疾病预防控制中心的主导下已形成三级培训模式和网络：2 年制高级学员培训，9 个月制中级学员培训，3～6 个月制一线人员培训；全国范围内已建立了 25 个 2 年制现场培训基地；3～6 个月制一线人员培训自 2018 年启动，试点单位不断扩大，结合中央抗疫国债基层疫情防控能力提升项目，在全国范围内推广；中国疾病预防控制中心每年举办项目年会等各种学术会议活动，并对各省市项目提供技术支持。很多省份也开展了相应的地方现场流行病学培训项目，学员参与项目的积极性高，培养效果较好。

中央抗疫国债基层疫情防控能力提升项目是2020年中央抗疫国债支持的公共卫生体系建设和重大疫情防控救治体系建设项目的一个组成部分。该培训专项受国家卫生健康委的委托，由中国疾病预防控制中心牵头组织开发培训大纲和教材，培训省级师资，根据各省需要提供技术支持。其目的在于重点提升专业技术骨干人才现场流行病学调查处置、实验室检验检测等专业技术能力，以及指导基层提升基本公共卫生服务能力。

（三）岗前培训

岗前培训也是各级疾控机构针对新入职人员广泛使用的一种继续教育模式，通常采用讲座、科室轮转、实践操作、集中封闭拓展训练等具体方式，培训师资主要是本单位资深骨干人员。目前，有六成以上的疾控机构定期组织开展岗前培训。

第四节　疾病预防控制人才队伍管理现代化

更好发挥人才对疾病预防控制现代化的支撑作用，必须真正建立起既有中国特色又有国际竞争比较优势，能够促进人才队伍发展的现代化管理体制机制。习近平总书记强调，要加强公共卫生队伍建设，健全执业人员培养、准入、使用、待遇保障、考核评价和激励机制。

一、坚持党管人才原则

习近平总书记指出，做好人才工作必须坚持正确政治方向，不断加强和改进知识分子工作，鼓励人才深怀爱国之心、砥砺报国之志，主动担负起时代赋予的使命责任。无论是人才队伍发展，还是国家治理现代化，都不可能自发生成，必须有坚强的组织领导，实施正确的路线、方针、政策。实践证明中国共产党是唯一能担此重任的领导力量。这主要是由于人才队伍发展具有鲜明的未来指向性，尤其是当今世界正处于百年未有之大变局，不确定因素明显增加。面对以全球化、信息化为主要特征的现代化，要想从国家治理角度保障国家各项事业平稳健康发展，必须坚持中国共产党对中国特色社会主义事业的核心领导。只有坚持党的领导，才能解决好为谁培养人才、培养什么样的人才、怎样培养人才等重大理论和实践问题。

坚持党管人才原则，是确保我国疾病预防控制事业始终沿着正确方向前进的根本政治保证，也是新征程上引领疾病预防控制人才队伍建设继续前进的最大政治优势。需要强调的是，坚持党管人才原则既不是空喊口号、浮于形式，也不是事无巨细、大包大揽。新征程上坚持党管人才，应切实把握“管方向、管宏观、管政策、管协调、管服务”原则，充分发挥党统领全局、协调各方的作用，坚决落实疾病预防控制人才工作各项决策部署，推动实施更加积极、更加开放、更加有效的人才政策，为疾病预防控制现代化提供坚实人才支撑。

二、构建新时代公共卫生职业体系

作为“大健康”理念下推动全民健康的重要力量，公共卫生医师不仅是公共卫生服务的直接提供者，更是开发应用疾病预防控制新技术的主力军。《中华人民共和国职业分类大典》（1999 年版）对公共卫生医师的定义是“运用预防医学理论和技术，进行卫生防病和公共卫生监督监测的专业人员”。2015 年修订后，对从事卫生防病和公共卫生监督监测的专业人员更名为“公共卫生与健康医师”（含疾病控制医师、健康教育医师和公共卫生医师）。

（一）明确公共卫生医师执业领域

《中华人民共和国医师法》《医师资格考试暂行办法》等法律法规明确了公共卫生医师的法律地位，要求公共卫生医师必须是受过高等医学学历教育，通过国家公共卫生医师资格考试，取得执业公共卫生医师资格，经注册在医疗卫生机构中执业的公共卫生专业人员。

相较于传统流行病学卫生、营养与食品卫生、环境卫生、劳动（职业）卫生、放射卫生、儿少（学校）卫生以及其他公共卫生等划分方式，公共卫生医师核心职能可以总结为：①对人群健康的调查、诊断、干预和评估，即公共卫生调查（收集掌握人群健康信息）；公共卫生诊断（分析解读人群健康数据，做出人群主要健康问题和健康威胁的诊断）；②公共卫生处方（循证制订公共卫生干预策略和方案）；

③公共卫生干预（实施公共卫生干预）和公共卫生评估（评估干预效果，作出继续、修订或终止干预的判断和建议），以实现提升医疗卫生服务的质量、可及性、公平性和可负担性，最终提升人群健康水平的目标。公共卫生医师执业领域则可进一步明确为：以人民健康为中心，涵盖全人群全生命周期，不仅包括传染病、寄生虫病、地方病、慢性病、精神疾病和伤害防控，职业、环境、营养食品、学校和妇幼卫生（包括妇保、儿保），健康教育与健康促进，还包括卫生政策和体系、社会医学与卫生事业管理（卫生服务规划）以及“健康融入所有政策”（卫生政策制定）。

（二）公共卫生医师管理制度建设

打造一支数量规模适宜、分布结构合理、能力素质优良的专业化公共卫生医师队伍，并在其行业内能稳定发展，必须健全完善包括准入制度、培养制度、使用制度、激励制度等在内的公共卫生医师制度。

实行多环节的严格准入制度，严格实行公共卫生医师考试制度与注册制度并加强对公共卫生医师考试和注册的管理；在培养制度上，以“公共卫生医师岗位胜任力”为核心，构建协调一致的教育体系并以标准化为核心，探索建立公共卫生医师规范化培训制度；在使用制度上，明确公共卫生医师执业方式与范围，创新执业管理制度，完善公共卫生医师考核机制；在激励制度方面，深化公共卫生医师绩效工资制度改革，健全公共卫生医师薪酬制度，设计与明晰公共卫生医师职业发展规划，为公共卫生医师提供精神与物质的职业支撑。

（三）确保公共卫生医师处方权

处方权是对医师专业技术工作认可的标志，也是医师执业实践的基础。作为专门针对群体疾病和健康相关问题开展监测、调查、评估和干预的专业技术人员，公共卫生医师关注人群健康，但人群由个体组成，任何诊断、医疗、预防、保健措施的实施，都需完全落实到每个个体。不仅要用预防医学和临床医学手段开展三级预防具体活动，而且要对公共政策和卫生政策等进行深入探讨并向政府提供与公共卫生有关的全方位决策建议。赋予公共卫生医师相应的处方权，不仅是其法律地位和社会价值的体现，更是促进其提供高质量公共卫生服务的重要抓手。

但实际操作中，公共卫生医师常常不能与临床、中医、口腔医师一样，在执业地点取得处方权。这导致公共卫生医师在实际工作中，即使面对自己熟悉的专业问题，如传染病、职业病、地方病、营养失衡等的预防、诊治、保健相关问题，也不能开具具有法律效力的处方。这阻断了医师与服务对象之间的天然联系，降低了群众对公共卫生医师的信任和专业认可度、妨碍了公共卫生医师专业性的建立和发展，阻碍了公共卫生医师核心职能的发挥，导致了公共卫生医师很难获得服务对象和医学同行的认同。尤其是当公共卫生医师与其他类别医师受教育年限一样，培养成长过程相同，都要考取执业医师资格，需要承担职业义务也相同的情形下，公共卫生医师不能取得最具医师职业特点、最具法律效力的开具处方的权利，这种处境很大程度上削弱了社会对公共卫生医师的认可，降低了公共卫生职业吸引力，也影响了医防融合。由此造成的“医防分离”，已经和实际工作需求、群众健康需要脱节，在公共卫生一线、国家基本公共卫生服务（如慢性病管理、妇保、儿保、传染病防治等）工作中表现得尤为突出。

三、构建疾病预防控制机构激励机制

疾控机构是科研和应用并重的公益性事业单位，为调动发挥每个职工的工作积极性和主观能动性，需要有的放矢地实施激励措施。一般来说，高级职称专家的高层次需求占主要地位，表现为精神追求，会更多地关注学术地位和社会地位；中级职称的人才一般承担着具体的项目工作，比较注重职称评聘、科研获奖和工资报酬等；初级职称人员一般处于职业生涯早期，渴望通过更多地参与相关课题来获得职业成长的同时，对良好的科研环境和工资报酬等也较为重视。

（一）提高薪资待遇

调整薪资组成结构，提高员工的薪酬待遇，能够从根本上增强员工的工作积极性和主观能动性。作为较特殊的专业技术型机构，疾控机构员工需要随时随地快速出动应急任务，且随时需要面对各种传染病病原、微生物、有毒有害物质等暴露风险。

对于疾控机构中接触有毒有害物质，以及从事传染病、寄生虫病等防治的卫生工作人员，可出台相应特岗津贴及专项绩效工资发放方案，根据工作量、工作时长、工作条件艰苦程度、危害身体健康程度等因素，分别设置不同等级的卫生防疫津贴。对于疾控机构防疫工作人员在应对突发公共卫生事件时，及时有效监测、报告和处理等快速反应工作，可采取发放绩效增量奖金方式；对于流行病学调查、采样收样转运、检验、消杀以及后勤保障人员，则可按照出勤频率，发放相应增量绩效工资。

（二）拓宽晋升渠道

我国疾控机构员工的晋升途径大致有三类：第一类为转向本单位领导行政职务；第二类为通过专业技术资格考试取得相应技术职称；第三类为通过员工晋升量化考核实现级别晋升。

对目前已取得相应技术职称资格的员工，疾控机构可尝试放开单位聘任职数限制，将聘任与相应职称岗位空缺脱钩，通过机构内部聘任等方式，及时兑现职称工资薪酬。对未取得相应技术职称资格的员工，疾控机构可进一步细化晋升量化考核细则，激励员工不断学习新的专业技术知识，精进自身专业能力，从而尽早通过考核评价取得更高阶的专业技术职称，为员工提供更多的晋升机会。

（三）加强文化建设

加强疾控精神文化建设，建立公共卫生文化品牌效应，可以让疾控工作人员更好地感受到工作成就感、社会认可度和受尊重程度，从而激发其履行公共卫生服务职能的工作潜能和工作热情。

但公共卫生技术服务不同于其他临床医疗机构，培育形成独特的公共卫生文化，必须结合自身发展定位，在实践中不断更新，切实推动“重防病业务、轻文化建设”的思想转变，建立文化建设长效发展与激励机制。要加大对公共卫生工作的宣传，始终坚持“以人为本”的原则，对内做好疾控精神、抗疫精神、先进典型事迹宣传，展现疾控工作者不畏艰险、冲锋在前、科学防病的价值追求，以事感人、以绩服人、典型育人；对外做好疫情防控宣传、卫生防病宣传、青少年健康教育与促进，做好大众化、专业化健康科普知识传播，引导群众培养健康生活方式，树立良好的疾控形象。

（四）重视层次化动态化需求满足

人的需求具有多样性和动态性。处在不同阶段的人，其主导需求相对集中并会因时而变，由低层次向高层次动态转化。当前疾控机构的工作条件和环境明显改善，薪酬福利水平也有了一定程度的提高，解决子女入学入托难、薪酬福利水平低等问题，在满足青年疾控人才需求过程中起到关键性作用。由于人的低层次需求满足后，才会激活其对单位领导关怀、适度精神奖励、科研项目资助等高层次需求的关注，所以基本工作生活条件的改善对人才快速成长至关重要。

本章小结

面对我国疾控人才队伍建设存在的短板弱项，充分考虑现代公共卫生工作多学科、多领域、高度专业等属性，急需结合国外发达国家经验和我国公共卫生工作实际，建立我国公共卫生人员核心能力框架，紧密围绕公共卫生人才队伍建设和专业素质提升需要，强化公共卫生院校教育、毕业后教育和继续教育的紧密配合，持续推动疾控人才队伍培养现代化。同时，通过不断加大构建新时代公共卫生职业体系、增强疾控机构激励机制等工作力度，更好为保护人民健康、保障公共卫生安全、维护经济社会稳定提供坚实的疾控人才队伍保障。

思考题

1. 当前我国疾控机构人才队伍主要问题的表现是什么？试对导致问题的原因进行分析。

2. 我国疾控人才核心能力要求与欧美发达国家存在哪些相同和不同之处？

3. 疾控机构在疾控人才培养的院校教育、毕业后教育、继续教育三个环节中分别应该发挥何种作用？

4. 激发调动疾控人才队伍工作积极性和主动性可以从哪些方面入手？

（王　彤　李建涛　庄贵华）

第八章

疾病预防控制国际合作的现代化

国际合作是中国疾病预防控制工作的重要组成部分。疾控国际合作的现代化，就是立足自身国情和发展阶段，顺应时代需求，推动合作共赢——一方面，借助国际合作实现国内疾控领域高质量发展；另一方面，在发展自身的同时也惠及世界，为全球卫生事业发展和维护卫生安全贡献中国智慧、中国方案，推动构建“人类卫生健康共同体”。

中华人民共和国成立以来，疾控国际合作现代化的内涵和理念不断丰富，根据不同时期的国情特点、疾控事业发展阶段和合作需求，国际合作的重心从“引进来”逐渐过渡到“走出去”。“引进来”即在独立自主的和平外交政策的指导下，全方位、多层次开展疾病预防控制领域的国际合作和交流，引进新理念、新技术、新方法，加快中国疾病预防控制工作发展和各专业领域科学现代化，互学互鉴、博采众长，推进疾病预防控制事业和体系的建设发展。“走出去”即积极参与全球卫生治理，广泛开展疾病预防控制领域的多边、双边合作交流；秉持国际主义和人道主义精神，开展卫生援外，支持其他发展中国家的公共卫生体系建设，提升医疗卫生服务水平。党的十八大以来，在“人类卫生健康共同体”“健康丝绸之路”等新时代卫生外交思想的引领下，中国的对外援助顺应时代要求，向国际发展合作转型升级，在保障国家公共卫生安全和促进全球健康方面发挥重要作用。

第一节　国际合作推动中国疾病预防控制事业高质量发展

一、国际合作“引进来”概况

中华人民共和国成立之初，卫生基础十分薄弱，传染病肆虐，严重威胁人民健康。国家卫生工作面临的主要任务是构建国内的疾病防治体系，降低重大流行病的发病率和死亡率，提高人民健康水平。在此阶段，国际合作的重点是在中国独立自主的和平外交政策指导下，加强中国和世界各国在疾病预防控制领域的合作交流，引进和学习国外的先进技术和方法。但受制于当时特定的时代特点和中国对外关系状况，中国卫生外交的对象主要是社会主义国家。20 世纪 50 年代初，中国与苏联、东欧、拉美等一些国家和地区开展双边卫生合作交流。

1972 年，第 25 届世界卫生大会通过了恢复中华人民共和国在世界卫生组织中的合法席位的决议，这是中国正式融入国际卫生体系的里程碑事件。中国逐渐开始与专业性的国际组织开展公共卫生合作。1978 年，在北京签署了《中华人民共和国卫生部与世界卫生组织关于卫生技术合作的备忘录》，开展了多项卓有成效的合作，通过世界卫生组织引进了先进的技术和管理经验。世界卫生组织在疾病预防控制方面给予中国技术支持，设立了多所研究合作中心，涉及计划免疫、疟疾、腹泻、血吸虫病、丝虫病、病毒病、初级卫生保健、环境卫生、人兽共患病、职业卫生、精神卫生、防盲等诸多领域。除了世界卫生组织，中国和联合国人口基金会、联合国开发计划署、联合国儿童基金会、世界银行等国际组织均有公共卫生合作。自 1978 年以来，中国与美国、日本、英国、法国、德国、芬兰、丹麦、澳大利亚等国家开展了国际卫生合作项目。中国逐渐进入了全方位开展国际卫生合作的时期（图 8-1）。

开展疾病防控项目是中国接受国际援助和合作的主要方式。国际合作项目主要包括传染病和慢性病防控、免疫规划、人员能力建设等方面。国际合作项目在推动国际最佳实践策略本土化，探索、推广和落实有效的疾病防治措施方面作出了积极的贡献；同时，中国的疾病防控经验也为其他国家贡献了参考范例。主要表现在以

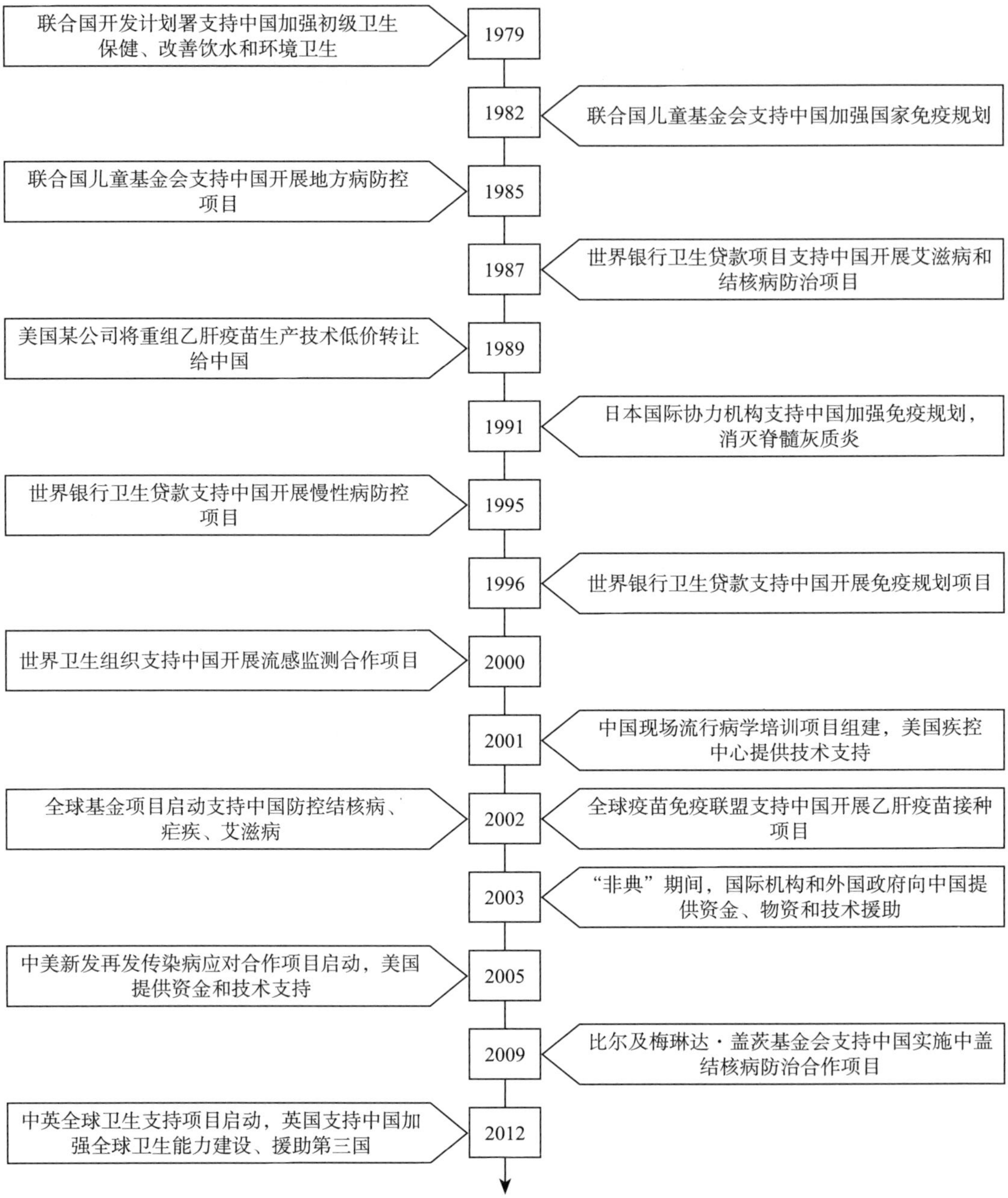

图 8-1 疾控国际合作“引进来”历程

下方面：一是引入国际先进的疾病防治理念、策略、技术和成功经验，完善和规范管理机制；二是弥补中国重点疾病防治经费的不足，有效整合防治资源；三是加强疾病防治和专业机构能力建设、提高整体防治和科研能力；四是积极扶植和推动社会组织的发展，促进社会组织参与疾病防治工作；五是搭建与国际社会交流合作的平台，扩大中国疾病预防控制工作的国际影响；六是寄生虫病现场防治经验、计划免疫工作经验等对世界的疾病预防控制作出贡献。

1979 年，中国与联合国开发计划署在初级卫生保健、饮水和环境卫生领域进行合作。1982 年起，联合国儿童基金会支持中国加强国家免疫规划。1987 年，卫生部提出制订中国 2000 年预防保健战略目标，经国务院引进国外智力工作领导小组办公室确认，列为世界银行卫一贷款项目资助软课题。通过世界银行卫生贷款，1988 年开始实施艾滋病防治项目，1992 年开始实施结核病控制项目。

2002 年，全球基金开始资助中国结核病和疟疾项目，2004 年批准了艾滋病项目申请。全球基金是一个由几十个国家政府和国际组织以公私合作模式（public-private-partnership）共同建立的国际援助机构，目标是加速终结艾滋病、结核病和疟疾这三种影响贫困人口的重大传染病。中国疾病预防控制中心是中国全球基金项目的中央执行机构，负责项目的具体实施与管理。2009 年，中国启动并完成了全球基金艾滋病、结核病和疟疾项目整合工作，同时整合了相同病种国际合作项目，实现了由“单病种多轮项目”向“单病种一个项目、支持一个规划”的转变。通过整合，理顺了艾滋病、结核病和疟疾三大疾病防治资源的统筹和项目管理机制。2014 年，随着中国经济发展水平的提高，全球基金全面退出中国。

近年来，我国卫生部门与国际组织和基金会等积极开展合作，应对全球健康和发展挑战，在结核病防治、推动中国卫生产品研发和国际可及等领域取得了显著进展。

二、主要国际合作项目

（一）抗艾滋病、结核病和疟疾全球基金项目

全球基金是 2002 年联合国秘书长安南倡议建立的一种由几十个国家政府和国际组织以公私合作模式（public-private-partnership）组建的一个全球医药卫生领域的国际性援助机构。全球基金旨在通过国际卫生融资帮助广大发展中国家抗击艾滋病、结核病和疟疾这三种影响贫困人口的重大传染病，并建立有效的卫生保障和疾病防控体系。全球基金的方案包括：致力于降低发展中国家的医药产品价格，提高药品的可及性；通过多种国际合作项目为项目受援国提供专业的卫生和疾病防控技

术指导等。中国曾是全球基金第二大受援国。根据全球基金的资料显示，自 2002 年以来，中国成功申请了 19 个全球基金项目，累计获得的资助达 8.02 亿美元，其中，艾滋病项目 3.23 亿美元，结核病项目 3.65 亿美元，疟疾项目 1.14 亿美元。4 项受援项目覆盖 31 个省（自治区、直辖市），项目内容涵盖了三大疾病防治的所有重点领域，包括艾滋病、结核病和疟疾的防治领域。全球基金也由此成为中国在公共卫生领域最大的国际合作项目。

2002—2013 年，中国成功申请了 5 个全球基金疟疾项目，累计赠款 1.14 亿美元，实施范围覆盖我国的 20 个省、762 个县区，此外还包括缅甸的中缅边境 5 个特区，项目受益近 5 亿人。活动内容主要包括：确保疟疾患者得到及时、准确的诊断和治疗服务；向居民提供更好的疟疾预防措施；加强健康教育和社区动员，增强疟防意识，促进需求和行为的改变；加强特殊人群的疟疾防治和管理；加强疟疾监测系统的建设，及时发现和报告疟疾病例；政府动员，加强项目管理，提高国家疟疾消除策略的执行质量。疟疾合作项目实施，一是有效控制了高传播地区的疟疾疫情，成功遏制了中部地区疟疾回升，并减轻中部、南部贫困地区和中缅跨边境地区的疟疾疾病负担。截至 2011 年，全国 88% 的一类县（市、区）疟疾发病率已降至万分之一以下，无本地感染病例的一、二类县（市、区）的比例分别达到了 21% 和 86%。二是弥补了疟疾防治经费缺口，及时补充了各级疾病预防控制机构和乡镇卫生院疟疾诊断、预防方面的物资。三是加强多部门合作机制与信息沟通交流，开展多部门合作的地区从中南部 6 省推广到全国 20 个省份，出入境检验检疫、教育、药监、红十字会、非政府组织、私营企业等部门积极配合，定期召开多部门协调会，加强信息沟通交流。四是各级疟疾防治能力和管理水平持续提高，通过技术培训全面提高了项目地区的镜检员、乡村医生、县乡级医疗机构医务人员、疟疾防治专业人员的综合防治能力。五是居民疟疾防治意识不断增强，提高了疟疾防治知识知晓率。六是边境疟疾防治工作得到有效改善，通过加强对跨境流动人口的疟疾防治和管理，有效地减少了输入性疟疾病例。

2003—2012 年，中国成功申请了 8 个全球基金结核病控制项目，这是中国获得的结核病防治领域资金量最大的无偿援助项目，实施范围覆盖全国 31 个省（自治区、直辖市）和新疆生产建设兵团，援助资金累计到账近 3.65 亿美元，占同期全国结核病防治经费的 17.5%。“中国全球基金结核病项目”旨在通过提供高质量的结核病防治服务和控制耐多药肺结核，降低中国结核病的发病率和死亡率。项目的实施内容主要包括：加强现代结核病控制策略和关注脆弱人群，以提高结核病卫生服务的可及性；开展定点医院结核病防治试点工作；提高流动人口结核病的防治工作；加强结核菌 / 人类免疫缺陷病毒双重感染防治；引入并扩展耐多药肺结核防治加强模式；开展司法行政系统结核病防治试点工作，以及药品生产系统的能力建设等多个工作领域。在全球基金的支持下，获得耐多药结核病高质量诊断治疗的机会从 2006 年 2 个省 2 个试点项目迅速扩大到 2013 年 30 个省的 92 个试点项目。截至 2014 年 6 月底，已有 9 000 名患者开始接受耐多药结核病治疗。这些项目的实施，一是成为国家防治规划的有力支持，带动国家防治经费的投入，作为全球基金项目的国家配套经费，2010 年我国政府投入 8.8 亿元人民币用于结核病防治，2011 年配套经费 11.5 亿元人民币。二是助力国家结核病防治规划的落实，传染性肺结核患病率和死亡率分别从 2000 年的 122/10 万、9.8/10 万下降至 2010 年的 47/10 万、4.1/10 万；根据全球基金的评估，中国项目地区发现和治疗的肺结核病者占同期全球基金援助国家指标贡献的 30%。三是促进了防治新策略的试点，在定点医院、流动人口、结核菌 / 人类免疫缺陷病毒双重感染、耐多药结核病防治、司法行政系统结核病防治以及卫生系统加强等领域开展了开拓性的试点工作。四是提高了结核病防治机构和人员的能力，为定点医院、流动人口、结核菌 / 人类免疫缺陷病毒双重感染和耐多药肺结核防治等领域的项目点聘用业务人员，缓解了各级机构人力资源不足的现象；通过开展有针对性的培训活动，提高各级人员的结核病防治工作能力。

2004—2013 年间，中国成功申请到 6 个全球基金艾滋病项目，累计到账经费 3.23 亿美元。项目在控制艾滋病传播，为感染人群和高危人群提供综合预防、治疗和关怀服务，加强民间组织以及非政府组织的能力，促进社会组织参与方面发挥了特殊的支持作用。同时，项目提高了国家和地方政府对艾滋病防治工作的认识和重视程度，促进加快了机构建设进度，提升了国家和省级主管部门制定和落实相关政策、指南和规范的能力，建立了艾滋病防治应急机制并完善了中国艾滋病防治组织体系和督导评估体系等。项目的最后一个轮次旨在将项目工作整合到国家艾滋病防治管理体系中，实现了计划、资源、实施、管理和督导等各项职能的全面整合和优化，有力地促进了我国减少新发感染和降低病死率指标的实现。项目运用先进的国际项目管理规则，建立了严格的数据核查和经费管理机制，为此后国家和地方艾滋病防治经费的有效管理提供了借鉴。

（二）新发传染病防控国际合作

2003 年，新型呼吸道传染病“传染性非典型肺炎”（以下简称“非典”）疫情在中国暴发并迅速传播到全球多个国家。中国发生“非典”疫情以来，一些国际机构和外国政府向我国提供了资金、物资和技术等形式的援助，据商务部统计，中国累计接受各类无偿援助金额约 3 800 万美元，来自日本、德国、英国、意大利、澳大利亚、加拿大、韩国、新西兰等国家，以及联合国儿童基金会、联合国开发计划署、世界卫生组织等国际机构。世界卫生组织开展了国际调查，在查找病原体、绘制病毒基因组序列、寻找传播媒介、制造检测仪器、确定治疗方案等方面与中国卫生部门展开密切合作。在经历了“非典”疫情最严峻时期之后，中国政府主动参与到区域国际卫生合作进程中，具体包括：参与多次区域和全球性防治“非典”疫情的特别会议，建立了中国 - 东盟卫生部长会议机制，建立中国 - 东盟公共卫生基金，加强与东盟国家在疫情信息通报、疾病预防控制、科研攻关研究诊疗办法、出入境管理、突发疫情应对机制等方面的合作。

2005 年，为了应对未来可能暴发的多种新发和再发传染病对人类健康的威胁，提高中美两国卫生医疗科研技术人员的专业能力，促进传染病关键问题研究，中美双方于 2005 年 10 月签署了《中华人民共和国卫生部和美利坚合众国卫生与公众服务部关于建立新发和再发传染病合作项目的谅解备忘录》，合作开展“中美新发再发传染病应对合作项目”，并于 2010 年和 2015 年两度续签。项目旨在加强中国及时发现、应对和处理新发及再发传染病的能力，主要包括提供技术支持，培训国家和地方各级公共卫生人才，支持传染病的流行病学、预防、控制、诊断和治疗等方面的科学研究和应用，推动疾病监测系统、实验室体系和卫生应急机制建设及完善。2005 年以来，中美在新发和再发传染病领域开展了联合研究、监测、应对和能力建设等工作，开展了积极合作，取得了显著成效，主要体现在以下方面。

一是通过开展培训，提高对新发传染病的监测、实验室检测、流行病学调查、研究及控制的能力。培训领域包括监测流感、禽流感、不明原因肺炎、现场流行病学、项目管理、快速检测病原体技术引入、人兽共患病、结核、肝炎、依托实验室开展食源性疾病的实验室能力建设、实验室质量管理、风险沟通等。二是促成技术专家互访和材料交换，增强针对突发传染病威胁的准备和快速应对。支持卫生应急领域人力资源建设，提高中国卫生应急准备、应对和管理能力。开展高级访问学者项目，促进中美技术人文交流合作。中美疾控中心共同应对 2009 年甲型 H1N1 流感、2013 年人感染 H7N9 禽流感以及 2014 年埃博拉等重大传染病疫情，提升了两国发现、预防和应对国内和国际新发传染病的能力，也为全球卫生安全作出贡献。三是有效推广关于新发和再发传染病的公共卫生和临床实践信息，分享研究成果。在高通量快速实时监测呼吸道多病原方法、降低医院感染风险、“同一健康”、提高省级传染病监测和应急实验室网络建设等方面开展合作研究。四是促进预防和控制传染病的战略研究，加强循证决策能力。开展苏州地区儿童流感疾病负担与疫苗有效性研究，辅助儿童流感防控政策制定。加强医疗卫生机构结核病感染控制，开发了适用于中国结防机构的第一本结核感染控制手册。严重急性呼吸道感染病例监测项目为国家流感防控策略的制定和完善提供直接证据。

（三）免疫规划国际合作

20 世纪 90 年代以前，中国免疫规划工作接受国际支持的方向主要是冷链建设、硬件支持。截至 1995 年，联合国儿童基金会共提供了 3 000 多万美元的冷链设备、培训和宣传经费。20 世纪末，国际伙伴大力支持中国开展消灭脊髓灰质炎工作，联合国儿童基金会、世界卫生组织、日本政府、国际扶轮社等向中国援助了 1 750 万美元，用于购买 4.83 亿人份的脊髓灰质炎疫苗，日本国际协力机构对以山东省为中心的北方五省和云南等南方五省的消灭脊髓灰质炎活动给予了技术援助，并加强了全国脊髓灰质炎实验室网络的建设。进入 21 世纪，国际合作有了新的转换，资金、设备支持减少，技术交流与高级专业技术人员培训更加频繁，国际合作内容也更加丰富，涉及政策制定、接种率评价、风险沟通、新疫苗引入等众多领域。

免疫规划领域的主要国际合作伙伴和支持项目如下。1982—2012 年，联合国儿童基金会加强全国冷链系统建设和地震灾区儿童预防接种信息化建设。1989 年，美国某公司将重组乙型病毒性肝炎疫苗生产技术低价转让给中国政府，使中国具备了在本土大量生产高质量乙型肝炎疫苗的能力。1991—2011 年，日本国际协力机构对山东、云南等 16 省（区）消灭脊髓灰质炎给予技术援助。1996—2004 年，利用世界银行贷款，在甘肃等 10 个省（区）开展冷链装备建设、卫生人员培训、计划免疫管理和监测、信息传播和社会动员等项目。2002—2009 年，全球疫苗免疫联盟和中国卫生部开展合作项目，双方共投入 7 600 万美元，支持西部和中部省份开展乙型肝炎疫苗预防接种和安全注射，项目效果显著，乙型肝炎疫苗全程接种率由 2002 年的 71% 上升至 2009 年的 93%。2011—2012 年，中澳卫生与艾滋病项目支持疫苗上市后评价体系建设及新疫苗免疫策略研究。2012 年，世界卫生组织和美国疾病控制与预防中心支持开展儿童监护人关于预防接种的态度、关注的问题及信息获取途径评估项目。2012—2014 年，比尔及梅琳达·盖茨基金会资助的脊髓灰质炎合作项目在 8 省（区）实施。

（四）现场流行病学培训项目

现场流行病学培训模式起源于美国 1951 年建立的两年制流行病学情报服务项目（epidemic intelligence service，EIS），起初以突发公共卫生事件应急能力培训为主，现已拓展为对众多公共卫生领域实用型高级人才培训的旗舰项目。经世界卫生组织倡导，该培训模式向全球推广。为了培养和国际接轨的人才队伍，我国卫生部于 2001 年 10 月组建了 CFETP，中国疾病预防控制中心具体组织实施，每年在全国招收一届学员，进行为期两年“干中学”的现场实践培训。CFETP 是全球流行病学培训项目与公共卫生干预网络（training programs in epidemiology and public health interventions network，TEPHINET）的 75 个国家和地区成员之一，旨在采用全球的通用模式为我国培养高级现场流行病学人才。应中方邀请和建议，美国疾控中心派出专家来华担任长期顾问，2004—2019 年间为 CFETP 提供了大量的技术支持，包括：课件开发、授课以及对学员的现场指导等；构建和完善中国现场流行病学培训的“三级金字塔形”网络，指导两年制结核与慢性病方向的专项培训、西部地区 FETP、一线人员 FETP 试点；在 CFETP 申请国际认证的过程中发挥了重要作用。

经过 20 多年的发展，CFETP 目前已发展为全球第二大国家级 FETP 项目，并根据中国国情特点，成功建立了中国特色 FETP 三级培训模式和网络，成为中国公共卫生在职教育的重要模式和品牌项目，也被誉为培养应用型公共卫生人才的“黄埔军校”。毕业生作为国家和地方公共卫生机构的业务骨干，为传染病等突发公共卫生事件的病因调查、应急处置和政策制定发挥了关键作用。

CFETP 已逐渐成为重大公共卫生事件应对和公共卫生政策制定的重要资源。自成立以来，历届学员已在全国范围内开展了大量应急调查、疾病监测和专题研究等培训实践活动，提出了很多疾病防控和完善公共卫生政策措施的建议，被国家和地方采纳，对保障公众健康和生命安全发挥了重大作用。在 2003 年举国应对“非典”流行的关键时刻，CFETP 师生发挥了极其重要的作用，培训模式、培训理念因此受到了广泛认可。此后，在诸多疑难复杂、悬而未决的突发事件中，由于 CFETP 团队的参加，在病因调查方面取得的重要突破，对疾病防控和事件处置起到了关键作用。如率先提出了云南不明原因肺炎疫情为原发性肺鼠疫的论断；证实了云南不明原因聚集性猝死由一种国际学术界尚不认识的野生菌引起；提出了被长春新碱（禁止鞘内注射药品）污染的甲氨蝶呤和阿糖胞苷（鞘内注射药品）是导致多名患儿瘫痪的原因；多次调查表明，早期使用吡唑酮类退热药、激素是手足口病、甲流病例的重症危险因素，以促进合理用药等。另外，CFETP 在国际舞台也积极发挥作用，如对蒙古国、塞拉利昂的 FETP 的建立和培训提供技术支持，并对西非埃博拉出血热疫情应对、2016 年安哥拉黄热病疫情应对、2017 年马达加斯加肺鼠疫应对及 2020 年吉尔吉斯斯坦的新冠疫情应对提供了现场技术支持等。

（五）慢性病和地方病防控国际合作

1995—2001 年，卫生部引进世界银行贷款卫七项目，在北京、上海、天津、成都、洛阳、柳州、威海 7 个城市和云南省实施以健康促进为内容，以行为干预为手段的非传染性慢性病防控项目。通过多年的项目实践，引进了国际先进理念与模式，探索了在中国开展慢性病防控的可行途径，培养了大批从事慢性病防控的人才，为中国持续、有效开展慢性病防控工作奠定了坚实基础。

中国慢性病前瞻性研究（Kadoorie Study of Chronic Disease in China，KSCDC；后更名为 China Kadoorie Biobank，CKB）项目是与英国牛津大学联合开展的慢性病国际合作项目。项目旨在通过建立基于血液的基础健康数据库，从遗传、环境和生活方式等多个环节深入研究危害中国人群健康的脑卒中、冠心病、癌症、糖尿病、高血压等重大慢性病致病因素、发病机制及流行规律和趋势，为研发新的干预治疗手段，制订慢性病防控对策提供科学依据，是目前世界上最大的涉及长期保存血液样本的前瞻性人群队列研究之一。

全球老龄化与成人健康研究 Ⅰ 期现场调查是世界卫生组织在 2002—2003 年的世界健康调查（world health survey，WHS）的基础上，在中国、加纳、印度、墨西哥、俄罗斯和南非六国开展的一项调查，目的是探索 50 岁及以上人群的健康状况变化趋势及变化模式，加深社会、经济、卫生保健服务和政策改变等因素对当前和未来人群健康影响的认识。

中国疾病负担研究与美国华盛顿大学、澳大利亚昆士兰大学合作研究作为全球疾病负担研究的重要组成部分，采用失能调整生命年（disability-adjusted life year，DALY）指标对2010年因各种疾病、伤害、危险因素导致的早死损失寿命年（years of life lost，YLL）及其疾病发病、患病导致的伤残损失寿命年（years lived with disability，YLD）进行以人群为基础的测量，并与全球各国进行比较。为中国卫生政策制定和资源有效配置，以及卫生干预效果评价提供依据。

此外，在性病、血吸虫病、慢性病等领域分别积极开拓与世界卫生组织、有关国家、各类基金等国际组织及科研院校建立科研合作、学术交流、人员培训等多种形式的国际合作学术交流平台，提高了中国疾病防控各领域的科研和疾病防控技能，使中国疾病预防控制在分子水平的研究、流行病学与实验检测新方法新技术的应用评价等方面接近或基本达到或领先国际水平。同时，培养出多名在国际上有一定影响力的专业领域专家，在作为世界卫生组织顾问参与国际相关领域防治策略和技术指南的制定、提供对周边国家的技术支持等方面发挥了重要的作用。

在地方病防治方面，自20世纪80年代中期，加强了同世界卫生组织、联合国儿童基金会等国际组织的协作与交流，完成了几十项合作项目。1985年开始与联合国儿童基金会合作开展地方病防控工作。1990年完成大骨节病病例对照调查研究；1991年完成了维生素C和补硒防治大骨节病效果观察；1993年推进全民食盐加碘策略的实施、碘缺乏病监测实验室装备完善、项目培训等工作；1994年完成谷物烘干和晾晒防治大骨节病效果观察；2001—2005年加强对西部和沿海重点省份的重点干预；2006年以后，针对中国碘缺乏病防治重点问题，开展全国碘缺乏病高危地区调查、沿海地区碘营养调查、孕妇碘营养调查和高碘地区防控策略研究等项目。1989—1991年，与世界卫生组织合作进行了大骨节病病因流行病学研究历史资料的收集、梳理、归纳和交流。2002—2006年，与联合国儿童基金会合作完成全国水砷筛查工作，建立了全国高砷地区地理信息系统（geographical information system，GIS）。利用项目资金开展了地方性砷中毒防治知识宣传、人员培训、实验室能力建设和地方性砷中毒诊断图谱的编制等工作。

第二节　疾病预防控制国际合作“走出去”改善全球健康

中国在借助国际合作实现国内疾控领域高质量发展的同时，始终坚持“走出去”，为其他发展中国家和全球疾病预防控制事业的发展贡献中国智慧、中国方案、中国力量，开展卫生发展援助，积极参与全球卫生治理。中华人民共和国的对外援助始于20世纪50年代，依托于中国对外战略的总体规划，一贯坚持平等相待、相互尊重的原则，维护国家利益和发扬国际主义精神是并行的两条主线。中国的对外援助属于南南合作范畴，是发展中国家间的相互帮助。卫生对外援助是中国整体援助战略中的领域之一，随着全球化的发展、全球卫生安全形势的演变、中国综合国力的提升及一系列重大全球倡议的提出，卫生援外的重要性不断提升，从单一的双边援助向多种途径的国际发展合作转型升级，合作对象不断扩展，合作形式不断丰富，合作规模逐步增大，疾控国际合作的现代化程度不断提升。

有学者将我国对外援助的发展历程划分为三个阶段。一是初期发展阶段（1950—1978年），中国出于履行无产阶级国际主义义务的考虑，坚持无偿援助的原则，支持相同意识形态的国家争取独立和发展。在卫生领域，从1963年起向第三世界国家派出援外医疗队。二是调整发展阶段（1979—1999年），国际大环境的相对改善以及国内的改革开放，促使援外工作更加注重结合本国发展状况和受援国的实际需求来开展，更加强调讲求实效和谋求共同发展。在卫生领域，更加注重支持受援国能力建设，如援建医疗卫生基础设施、邀请受援国人员来华培训和研修。三是迅速拓展阶段（2000年至今），随着中国综合国力的显著提升，援外规模不断扩大，方式也渐趋多样化，中国更加积极主动分享发展经验，并积极推动建立国际政治经济新秩序。2000年，中非合作论坛正式成立，为南南合作树立了典范。2014年援助非洲抗击埃博拉疫情，开启了中国大规模公共卫生援外的新篇章，此后持续支持非洲疾控中心建设。党的十八大以来，在构建“人类卫生健康共同体”，共建“一带一路”等新理念的引领下，中国的对外援助顺应时代要求，向国际发展合作转型升级，加大卫生领域投入：支持发展中国家公共卫生体系建设，开展重点疾病防控项目，应对国际突发公共卫生事件；积极参与全球卫生治理，在国际组织和多边平台倡导的全球卫生行动中做出中国贡献（图8-2）。

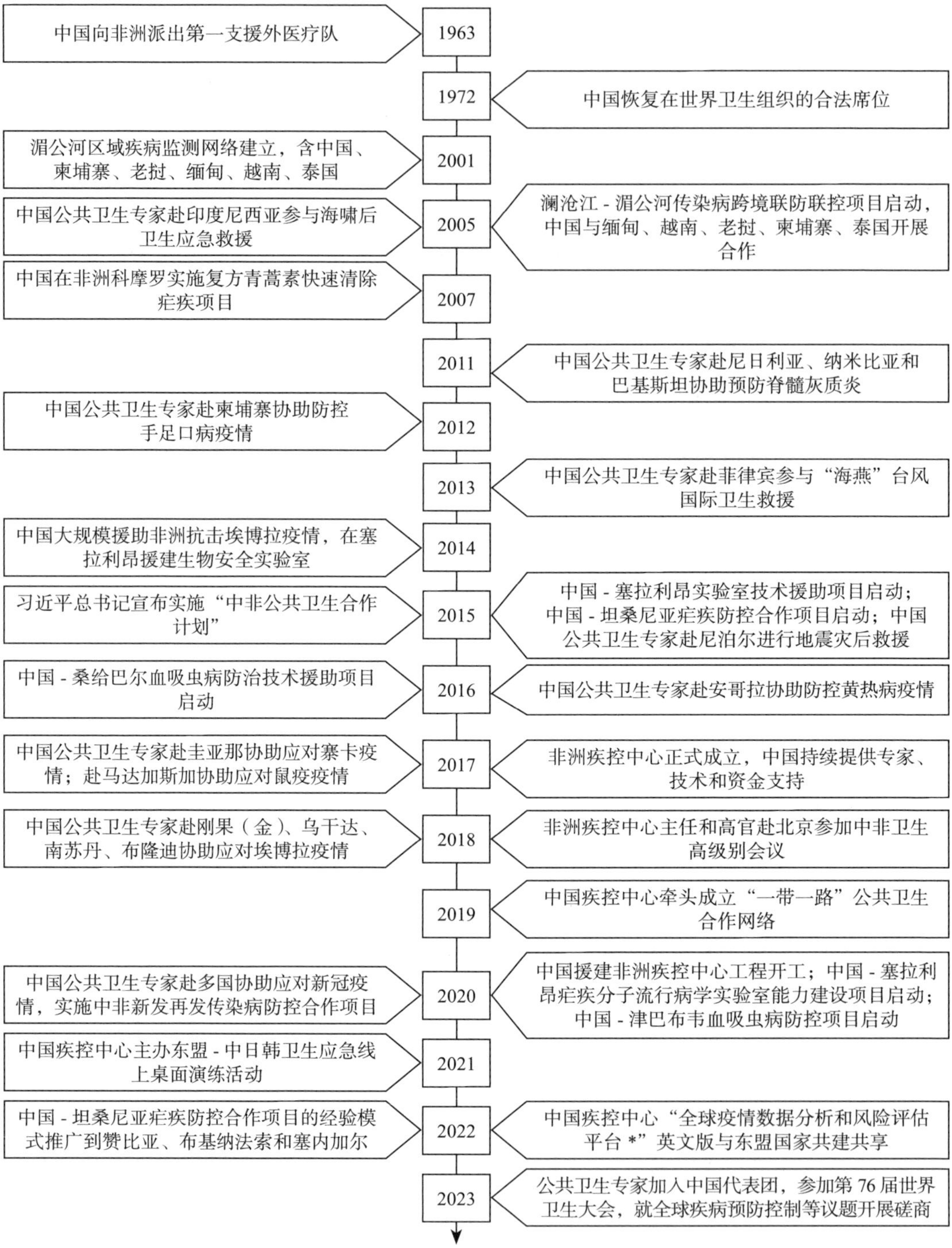

图 8-2 疾控国际合作“走出去”历程

注：*2021 年 10 月 26 日，李克强总理在第 24 次中国 - 东盟领导人会议上的讲话中提及中国正建设“全球新冠肺炎数据整合与风险分析信息系统平台”（正式名称为“全球疫情数据分析和风险评估平台”），愿及时与东盟分享相关数据。

一、中国卫生援外事业的发展

（一）援外医疗队

中国援外医疗队是全球唯一一支由援助国政府组织派出，为发展中国家无偿、长期提供医疗援助的规模较大的援外医疗队伍，从 1963 年起持续至今，在全球独树一帜。中国长期医疗队由国家卫生健康委组派，各省（区、市）承派。根据中国政府与受援国政府签订的议定书，国家卫生健康委将医疗队派遣任务下达给承派省（区、市），承派地区根据议定书规定的科别、人数选派医疗队队员。1963 年，中国政府应邀向阿尔及利亚派遣了第一支援外医疗队。截至 2022 年 8 月，中国累计向 73 个国家和地区派遣长期医疗队，共 2.8 万人次医疗队队员，涵盖内外妇儿、中医、麻醉、护理、病理、检验、公共卫生等医疗医学全领域，诊治患者 2.9 亿人次。目前，我国有近千名医疗队队员在非洲、亚洲、大洋洲、美洲、欧洲各个国家和地区开展对外医疗援助工作。

目前，我国援外医疗工作已经构建形成了以医疗队为基础，创新项目、短期义诊和能力建设等多点开花的全方位、立体式工作的格局。一是持续提供医疗服务：向有需要的发展中国家派出中国医疗队，服务受援国患者千万人次，开展近千次巡诊义诊活动，有超过 2 000 人次援外医疗队队员荣获中外方国家级荣誉。二是推动中外医院对口合作：目前中国和 41 个国家的 46 家医院建立了对口合作的关系，支持心脏、重症医学等重点专科中心建设，帮助受援国提升医疗服务能力。三是开展短期义诊：组派短期医疗专家组，在 30 多个国家开展白内障手术“光明行”，帮助万余名患者重见光明；在有关国家实施心脏病手术“爱心行”、唇腭裂修复手术“微笑行”等。除了政府部门，中国军队也派遣援外医疗队。中国海军“和平方舟”号医院船是万吨级大型专业医疗船，硬件设施相当于三级甲等医院水平，具有远海医疗救护能力，目前已在亚洲、非洲、拉丁美洲等地开展多轮巡回义诊和灾害救援。

中国援外医疗队的工作推动了受援国医疗卫生事业的发展，救治了数亿名患者，也为受援国培训了大量的医务人员。促进了中国和发展中国家间的友谊，发扬了救死扶伤、大爱无疆的国际人道主义精神，为落实“全民健康覆盖”的全球卫生倡议作出了重大贡献。

（二）援助非洲抗击埃博拉疫情

援助非洲抗击埃博拉疫情是我国首次大规模开展公共卫生援外行动。埃博拉病毒于1976年在非洲首次被发现引起烈性传染病，此后多次在非洲暴发流行。2013年底，西非国家几内亚发现埃博拉出血热病例，在短短几个月内，疫情迅速蔓延至邻近的利比里亚、塞拉利昂、尼日利亚、塞内加尔等西非国家，并输入欧美等全球其他地区。2014年8月8日，世界卫生组织宣布本次埃博拉疫情为国际关注的突发公共卫生事件，联合国历史上首次启动针对公共卫生事件的应急响应，埃博拉疫情造成严重的国际公共卫生安全危机。

中国政府及时向西非疫情国家伸出援手，向13个非洲国家提供了5轮、累计1.2亿美元的紧急人道主义物资援助，向疫区国家成建制地派出临床和公共卫生专家1 200多人次，累计留观诊疗相关病例900多例，检测样本近9 000份，培训医护人员1.3万人次。中国还为疫区国家援建了实验室、治疗中心等10余个项目，通过加强基础设施和公共卫生体系能力建设，增强受援国自身抗击疫情的能力。其中，中国政府在塞拉利昂援建的生物安全三级实验室仅用87天建设完成，被塞拉利昂卫生部指定为“病毒性出血热国家参比实验室”以及“国家生物安全培训基地”。与此同时，我国积极参与和支持联合国、世界卫生组织和非盟等国际组织抗击西非埃博拉疫情，向上述多边机构提供了多轮资金支持。

此次援非抗击埃博拉是我国历史上派出人数最多、持续时间最长、工作覆盖最广、援助额度最大的一次公共卫生援外行动，帮助受援国控制了疫情，并在中方援外队伍中成功实现了“打胜仗、零感染”的目标。

（三）深化中非合作

2014年中国援助非洲抗击埃博拉疫情以来，中国在国际外交场合多次承诺要深入开展中非公共卫生合作。2015年，在中非合作论坛约翰内斯堡峰会上，习近平总书记宣布实施“中非公共卫生合作计划”，提出中方将参与非洲疾病预防控制中心（以下简称“非洲疾控中心”）等公共卫生防控体系和能力建设。2018年，在中非合作论坛北京峰会上，习近平总书记提出了中非携手实施“健康卫生行动”，中方决定优化升级50个医疗卫生援非项目，重点援建非洲疾控中心总部、中非友好医院等旗舰项目；开展公共卫生交流和信息合作，实施中非新发再发传染病、血吸虫病、艾滋病、疟疾等疾控合作项目。2019 年，中国疾病预防控制中心主任和非洲疾控中心主任在国际著名医学期刊《柳叶刀》杂志联合发表评论文章，回顾了中非卫生合作的历史和取得的成绩，展望了未来疾病预防控制领域的合作方向，提出“预防为主、公卫优先”是中非合作论坛、“一带一路”倡议以及南南合作等框架下所有合作项目的指导原则。2021 年，在中非合作论坛第八届部长级会议上，习近平总书记就构建新时代中非命运共同体发表讲话，提出中国将同非洲国家共同实施“卫生健康工程”，中方将建成非洲疾控中心总部项目，为非洲援助实施 10 个医疗卫生项目，向非洲派遣医疗队队员和公共卫生专家，帮助非洲抗击艾滋病、肺结核、疟疾、血吸虫病等传染性疾病。

本部分从支持非洲疾控中心建设、帮助塞拉利昂加强公共卫生能力、控制非洲疟疾和血吸虫病三个重点领域，展示中非合作的进展和成效。

1. 支持非洲疾控中心建设　2014 年，西非大规模埃博拉疫情的暴发，暴露了非洲国家的公共卫生基础薄弱。为了加强非洲地区的公共卫生体系建设，非洲联盟牵头筹备成立非洲疾控中心。2017 年 1 月，非洲疾控中心正式成立，总部设在埃塞俄比亚，并在非洲北部、东部、西部、中部和南部五个地区设立区域合作中心，计划位于埃及、肯尼亚、尼日利亚、加蓬和赞比亚。作为全非洲的公共卫生专业技术机构，非洲疾控中心将工作重点放在五个战略支柱领域：一是监测和疾病情报，二是应急准备和响应，三是实验室体系和网络，四是信息系统，五是国家公共卫生机构及科研。

自非洲疾控中心筹备及建立以来，中国疾病预防控制中心相继派出 20 余名疾控专家赴非洲疾控中心提供短期现场技术支持、作为师资开展培训、协助中方承建单位勘察调研非洲疾控中心总部大楼建设事宜。另有疾控专家赴中国驻非盟使团任职卫生外交官员，以及赴非洲疾控中心总部担任技术顾问。在国家卫生健康委和外交部的项目支持下，邀请多批次非洲公共卫生业务人员和专家领导来华培训、研讨，并实地考察中国各级疾控机构。2018 年 8 月，邀请非洲疾控中心主任来华参加中非卫生高级别会议——“中非公共卫生合作：机遇与挑战”分论坛。2020 年以来，实施中非新发再发传染病防控合作项目，支持非洲疾控中心抗击新冠疫情：一是支持非洲开展新冠病毒扩大检测，向非洲疾控中心捐赠新冠检测试剂和核酸提取仪器设备；二是加强新冠感染密切接触者追踪管理工作，捐赠社区流行病学调查工作人员工作包；三是针对非洲需求开发数据分析工具和在线服务平台，包括新冠智能问答系统、疫情模拟仿真模型、基于知识图谱的新冠文献分类系统等；四是保持信息沟通，线上交流疫情信息与防控经验，开展能力建设培训。

中国政府支持非洲疾控中心基础设施建设。中国援建非洲疾控中心总部一期项目于 2020 年 12 月开工，2021 年 11 月主体结构封顶，将按计划完成总部办公大楼、实验室、信息中心等核心区域的建设。此举为非洲疾控中心未来统筹非洲的疾病防控工作提供基础设施保障，是中非卫生健康合作的重要布局。建设工程完工后，中国将继续通过公共卫生项目的方式与非洲疾控中心开展密切合作，融入非洲疾控中心核心业务领域，对下一阶段的中非公共卫生合作进行深入调研、提早布局，保证我国对非洲疾控工作的长期有效参与。

2. 帮助塞拉利昂加强公共卫生能力 塞拉利昂是 2014 年埃博拉疫情的重灾区之一，是我国公共卫生援外的重点合作国家。塞拉利昂是全球最不发达国家之一，卫生系统薄弱，公共卫生需求巨大。2014 年埃博拉疫情期间，在中国政府组织下，中国疾病预防控制中心累计派出 200 余名公共卫生专家团队，赴塞开展了系列公共卫生援助活动，主要包括病原检测、公共卫生师资和社区人员培训、埃博拉综合防治示范区建设。考虑到塞拉利昂缺少符合埃博拉病毒生物安全等级的实验室，中国政府在塞拉利昂首都弗里敦援建了塞拉利昂—中国友好生物安全实验室。

埃博拉疫情结束后，由于塞拉利昂本国的资金和技术无法支撑生物安全实验室的正常运转，中国政府通过技术援助项目继续支持该实验室运转。2015 年以来，中国疾病预防控制中心以中方援建实验室为平台，持续在塞拉利昂开展技术援助项目，累计派出 106 人次疾控专家赴塞工作。帮助塞拉利昂建立基于综合征的重要传染病病原学监测体系，在 13 家哨点医院开展发热和腹泻患者监测，提高疾病的早期监测预警能力。加强塞方人员能力建设：通过中方专家工作带教的模式，培养了当地实验室技术人才；推荐塞方优秀人才赴中国接受学历学位教育，攻读硕士或博士学位；组织短期培训班，累计培训当地技术人员约 1 000 人次。塞拉利昂—中国友好生物安全实验室从建成时的单一埃博拉病毒检测，发展到可检测 26 种病毒、10 种细菌和疟原虫，被塞拉利昂卫生部指定为“病毒性出血热国家参比实验室”以及“国家生物安全培训基地”。

2020 年新冠疫情暴发后，中国疾病预防控制中心援塞固定生物安全实验室专家组帮助塞拉利昂建立了新冠病毒检测体系。塞拉利昂—中国友好生物安全实验室作为塞拉利昂新冠病毒检测国家实验室，报告了塞拉利昂首例新冠确诊病例，承担塞拉利昂全国三分之一的新冠疑似样本检测任务和我国归国人员新冠检测工作。塞拉利昂卫生部专门向中国驻塞拉利昂大使馆和中国疾病预防控制中心发函感谢，专家组还受到塞拉利昂副总统的接见，并被授予“塞拉利昂共和国政府公共卫生合作证书和奖章”。

依托塞拉利昂—中国友好生物安全实验室，中塞两国还开展了一系列科研能力建设项目。2020年起，中国疾病预防控制中心和塞拉利昂卫生部合作开展疟疾分子流行病学实验室网络能力建设试点项目，探索建立基于基因测序技术的实验室解决方案，科学指导当地疟疾防控和人才培养，未来将向其他非洲国家推广。2021年，该实验室被中国科技部认证为“一带一路”联合实验室，中塞双方联合开展重要传染病病原学研究项目。

从埃博拉到新冠，对塞拉利昂的公共卫生援助是我国长期坚持开展双边公共卫生合作的典范，是维护国家和全球卫生安全、落实“构建人类命运共同体”、携手非洲国家实现健康可持续发展目标的重要战略举措，对深化中非合作、提升中国的国际影响力具有积极促进作用。

3. 控制非洲疟疾和血吸虫病 疟疾和血吸虫病是危害非洲的重点传染病，而中国国内的疟疾和血吸虫病防治取得了举世瞩目的成绩。中国疟疾从中华人民共和国成立初期的每年3 000万报告病例，到2021年获得世界卫生组织颁发的国家消除疟疾认证；血吸虫病从中华人民共和国成立初期的1 200万报告病例，到目前接近消除状态。在疾病防控的长期实践中，中国积累了行之有效的工作经验、疾病防控模式和产品，可推广到非洲国家。从2002年起，中国政府支持的卫生援外培训项目，每年组织非洲等发展中国家学员来华进行疟疾等热带病防控技术培训，分享中国经验和中国技术，目前已覆盖绝大多数非洲疟疾流行国家，培训学员成为非洲国家疟疾防控中坚力量。近年来，中国在非洲坦桑尼亚、科摩罗、津巴布韦等国开展疟疾和血吸虫病防控项目，取得了显著成效，得到了世界卫生组织的认可。

实施中非疟疾防控合作项目。2007年起，中国开始与非洲岛国科摩罗政府联合实施复方青蒿素快速清除疟疾项目，通过全民预防性服药的措施，在短期内控制疟疾流行。项目由广州中医药大学承担，使用中国生产的青蒿素哌喹，累计超过220万人参加全民服药，截至2014年疟疾发病人数较服药前下降了98%，实现了疟疾零死亡，成效显著。然而，全民服药的措施无法解决人口流动带来输入性病例的感染问题，在不改变当地疟疾防治体系的情况下，可持续性欠缺。2015 年以来，中国疾病预防控制中心与坦桑尼亚合作伙伴及世界卫生组织联合实施中坦疟疾防控合作项目，在坦桑尼亚创新建立了基于社区的快速筛查和治疗方法“1-7 疟疾加强监测与治疗策略”（1,7-mRCTR），与对照点相比，干预点的疟疾流行率明显下降，证明了项目成效以及多边协调和管理机制的有效性。为确保中坦疟疾项目的可持续性，中国疾病预防控制中心积极推动世界卫生组织坦桑尼亚办事处向国家国际发展合作署申请“南南合作援助基金”项目。为进一步将中坦疟疾项目经验推广到更多非洲国家，中国疾病预防控制中心在联合国和平基金项目的资助下，2022 年起在赞比亚、布基纳法索和塞内加尔开展基于 1,7-mRCTR 的疟疾防控试点项目。

实施中非血吸虫病防控合作项目。2016 年起，中国政府提供资金和技术，在坦桑尼亚桑给巴尔实施血吸虫病防治技术援助项目，将中国的血吸虫病防控经验转化、输出至桑给巴尔，协助桑给巴尔实现控制和消除血吸虫病的目标。该项目由江苏省血吸虫病防治研究所承担，围绕中国公共卫生援非模式探索、中国血吸虫病防控经验和产品在非洲推广，开展了全面系统的防治工作，构建适合桑给巴尔的血吸虫病综合防控模式。2019 年，世界卫生组织专家组对项目效果开展评估，发现示范区血吸虫病人群感染率从之前最高的 8.92%，下降至 0.64%，达到了世界卫生组织消除血吸虫病标准，项目取得成功，是其他非洲国家学习的典范。2020 年起，中国疾病预防控制中心在津巴布韦实施血吸虫病防控合作项目，调研掌握当地血吸虫病流行现况和公共卫生体系运行模式，开发适合当地的检测、监测和健康教育适宜技术，培养当地血防人才队伍。

（四）推进“健康丝绸之路”建设

1. 建立公共卫生国际合作网络 疾病没有国界，为了保障我国公共卫生安全，多年来中国疾病预防控制中心主导建立了有不同国家参与的多个技术合作网络，合作领域涉及血吸虫病、疟疾、包虫病、被忽视热带病产品研发、“一带一路”公共卫生合作（表 8-1）。各个合作网络通过召开年会、开展培训班、人员交流互访等形式，推动资源整合和信息共享；通过开展疾病防控等合作项目，以点带面深化合作效果。以 2018 年成立的“中非消除疟疾机构合作网络”为例，2018 年由中国疾病预防控制中心寄生虫病预防控制所牵头建立，截至 2022 年已成功举办 3 届年会，来自布基纳法索、塞拉利昂、纳米比亚、坦桑尼亚、赞比亚、苏丹、南非、喀麦隆、科特迪瓦的合作机构的专家参会。依托网络举办中国技术援助非洲合作控制热带病发展前景论坛、中国抗疟产品如何助力全球疟疾防控线上研讨会、疟疾等媒传热带病防控技术和产品研讨会等，与非洲合作伙伴和中国相关企业及时分享中国疟疾控制和消除经验、技术和产品。在坦桑尼亚开展中非疟疾防控合作项目，帮助成员国控制和消除疟疾，项目经验将逐步推广到其他国家。2019 年，中国疾病预防控制中心建立了“一带一路”公共卫生合作网络，加强了和有关国家的传染病防控合作。

表 8-1　公共卫生国际合作网络建设情况

合作网络	成立时间	成员数量	成员所在国
亚洲血吸虫病及其他重要人兽共患病区域网络（RNAS+）	1998 年	11 个国家	中国、日本、菲律宾、印度尼西亚、柬埔寨、老挝、泰国、越南、韩国、缅甸、马来西亚
中非消除血吸虫病机构合作网络（INCAS）	2015 年	6 个国家	中国、喀麦隆、马里、苏丹、坦桑尼亚、津巴布韦
亚太药物与诊断创新网络（AP-NDI），致力于被忽视热带病产品研发合作	2017 年	24 个国家	澳大利亚、柬埔寨、加拿大、中国、印度、日本、老挝、印度尼西亚、缅甸、马来西亚、新西兰、巴布亚新几内亚、秘鲁、菲律宾、俄罗斯、新加坡、韩国、泰国、美国、越南等
“一带一路”包虫病和绦囊虫病控制和消除网络（BR-NEC）	2017 年	15 个机构	—
中非消除疟疾机构合作网络（INCAM）	2018 年	6 个国家	中国、埃塞俄比亚、塞拉利昂、坦桑尼亚、赞比亚、喀麦隆
“一带一路”公共卫生合作网络（PHCONET）	2019 年	15 个国家	中国、韩国、越南、老挝、泰国、巴基斯坦、蒙古国、沙特阿拉伯、阿尔巴尼亚、匈牙利、亚美尼亚、赞比亚、埃塞俄比亚、塞拉利昂、加纳

2. 中国 - 东盟公共卫生合作　中国和东南亚国家联盟（以下简称“东盟”）的卫生健康交流合作是“健康丝绸之路”建设的亮点。中国和东盟是山海相连、人文相亲的好邻居，也是共同发展的好伙伴，在卫生合作方面行稳致远、成果丰硕。2001 年，中国、柬埔寨、老挝、缅甸、越南、泰国 6 国政府建立了湄公河区域疾

病监测网络（Mekong Basin Disease Surveillance Program，MBDS），合作开展湄公河流域传染病监测和风险评估，加强疫情应急准备与响应能力。2003 年以来，中国 - 东盟以“非典”等新发再发传染病防控合作为开端，加快推进区域卫生合作进程。从 2005 年起，中国与缅甸、越南、老挝、柬埔寨、泰国合作开展“澜沧江 - 湄公河传染病跨境联防联控项目”，在边境地区开展疟疾、艾滋病、登革热、结核病、鼠疫等传染病防控合作，基本形成了跨境传染病防控体系。目前，中国和东盟签署了许多合作协议，也建立了卫生部长会议、部长级卫生合作论坛和高官会议合作机制。在双方领导人的合作倡议引领下，共同实施了中国 - 东盟“公共卫生人才培养计划”“健康丝绸之路人才培养计划”能力建设的项目。2013—2017 年间，中国疾病预防控制中心举办 3 次亚洲国家现场流行病学培训班、3 次中国 - 东盟流行病学专业人才培训班，19 个亚洲国家的学员来华培训，在国家和省级疾控中心参观学习，深化了学员对中国公共卫生和医疗服务体系的认识理解。另外，中国 - 东盟积极开展了许多跨境传染病防控项目和妇幼卫生、传统医药务实合作项目，增进东盟百姓的健康福祉。

新冠疫情发生以来，中国与东盟密切合作，第一时间向东盟分享了疫情信息和中国经验，提供了疫情防控和诊疗指导，并向东盟国家提供了超过 6 亿剂新冠疫苗。为了加强区域公共卫生能力建设和提升协作水平，2021 年中国疾病预防控制中心主办东盟 - 中日韩卫生应急线上桌面演练活动，运用在线模拟系统平台提高演练的仿真性和互动性，未来将持续举办，利用信息化技术加强公共卫生应急能力建设。为了满足新冠等传染病疫情全球监测的业务需求，中国疾病预防控制中心 2021 年研发建成“全球疫情数据分析和风险评估平台”，英文版于 2022 年与东盟国家共享，将逐步共建形成全球新发突发传染病的监测预警工具。

（五）参与国际公共卫生应急

21 世纪以来，全球范围内多次暴发传染病疫情，以及由地震、海啸等自然灾害引发的卫生次生灾害。在海外暴发埃博拉病毒、黄热病、寨卡病毒、鼠疫等疫情后，中国向有关国家提供公共卫生紧急援助，通过派出医疗和公共卫生专家、捐赠抗疫物资和援助资金、援建实验室等基础设施、积极参与多边合作机制等形式，帮助抗击疫情和应急响应，维护全球公共卫生安全。表 8-2 列举了中国参与国际公共卫生应急的具体行动。

表 8-2　中国公共卫生专家参与国际公共卫生应急的具体行动

时间	事件	援助形式
2005 年	印度尼西亚海啸	派出 4 名公共卫生专家参与国际救援
2011—2012 年	尼日利亚、纳米比亚和巴基斯坦预防脊髓灰质炎	派出 4 批共 25 名公共卫生专家参与全球遏制脊髓灰质炎传播（STOP）项目的加强免疫工作
2012 年	柬埔寨手足口病疫情	派出 3 名公共卫生专家协助疫情防控
2013 年	菲律宾“海燕”台风灾害	派出国家“和平方舟”号医院船和公共卫生专家 1 人
2014 年	西非埃博拉疫情	首次成建制公共卫生援外，派出医疗卫生专家组（含 200 余人次公共卫生专家），援建塞拉利昂生物安全三级实验室，提供物资援助
2015 年	尼泊尔地震	派出公共卫生专家组开展灾后防疫工作
2016 年	安哥拉黄热病疫情	派出公共卫生专家 4 人，提供现汇援助采购疫苗
2017 年	圭亚那寨卡疫情	派出公共卫生专家 4 人，捐赠物资
2017 年	马达加斯加鼠疫疫情	派出公共卫生专家组 2 批共 12 人，捐赠物资
2018—2019 年	刚果（金）埃博拉疫情	派出 1 名公共卫生专家赴世界卫生组织刚果（金）代表处进行疫情防控，先后派出 12 名公共卫生专家赴其邻国乌干达、南苏丹、布隆迪协助疫情应急准备
2020 年	全球新冠疫情	派遣防控专家组（含 6 名公共卫生专家分赴 6 国），捐赠疫苗与防疫物资，加入世界卫生组织领导的“新冠疫苗全球获得机制”（COVAX），将中国疫苗作为全球公共产品

二、新时代中国公共卫生外交

（一）构建人类卫生健康共同体

“人类命运共同体”以及“人类卫生健康共同体”的理念，是新时代中国公共卫生外交的指导理念。2013 年 3 月，习近平总书记在莫斯科国际关系学院发表演讲，首次提出人类命运共同体理念。他指出：“这个世界，各国相互联系、相互依存的程度空前加深，人类生活在同一个地球村里，生活在历史和现实交汇的同一个时空里，越来越成为你中有我、我中有你的命运共同体。”2015 年 9 月，习近平总书记在第 70 届联合国大会上发表《携手构建合作共赢新伙伴，同心打造人类命运共同体》重要讲话，向世界各国系统阐述了构建人类命运共同体的科学内涵。2017

年，习近平总书记访问世界卫生组织，签署《中华人民共和国政府和世界卫生组织关于“一带一路”卫生领域合作的谅解备忘录》，携手打造“健康丝绸之路”。2020年5月，习近平总书记在第73届世界卫生大会视频会议开幕式上发表题为《团结合作战胜疫情共同构建人类卫生健康共同体》致辞，要针对这次疫情暴露出来的短板和不足，完善公共卫生安全治理体系，提高突发公共卫生事件应急响应速度，建立全球和地区防疫物资储备中心。2020年11月，习近平总书记在北京以视频方式出席上海合作组织成员国元首理事会第二十次会议并发表重要讲话，在上海合作组织框架内提出构建“卫生健康共同体”的倡议。

习近平总书记2015年9月在联合国发展峰会上宣布设立“南南合作援助基金”，用于支持发展中国家落实联合国2030年可持续发展议程，主要合作伙伴包括国际组织、智库、社会组织等。卫生健康是“南南合作援助基金”的优先领域之一，截至2019年底，6.82%的资金用于妇幼健康，2.87%用于卫生响应。

为更好适应新形势发展，中国改革对外援助体制机制，不断提升管理水平。为了推动援外工作统一管理，充分发挥对外援助作为大国外交的重要手段作用，根据国务院机构改革方案，将商务部对外援助工作有关职责、外交部对外援助协调等职责整合，2018年4月，中国组建国家国际发展合作署，作为国务院直属机构，专司国际发展合作事务。国家国际发展合作署负责拟订我国对外援助战略方针、规划、政策，统筹协调援外重大问题并提出建议，推进援外方式改革，编制对外援助方案和计划，确定对外援助项目并监督评估实施情况等。我国将以专业方式做好对外援助领域的顶层设计，避免各部门碎片化援助的局面。国家和地方各级疾控机构也纷纷设立了全球卫生相关的业务管理部门。2016年8月，中国疾病预防控制中心成立了全球公共卫生中心，组织协调和管理公共卫生援外和全球卫生工作。

（二）积极参与全球卫生治理

中国政府长期以来和世界卫生组织等国际组织保持着良好和务实的合作关系。20世纪70年代，中国为推动1978年《阿拉木图宣言》实施初级卫生保健，总结和贡献卫生防病实践经验。在《国际卫生条例（2005）》框架下，与世界卫生组织及各国保持及时、密切、畅通的联系，为全球疾病防控作出贡献。中国每年向世界卫生组织、联合国艾滋病规划署以及全球抗击艾滋病、结核病和疟疾基金等国际组织提供捐款，支持国际社会在慢性病、禽流感、控烟、应急等领域的工作。中国还积极参与卫生领域国际组织和区域合作机制的工作，派出卫生专家赴国际组织担任技术或管理职位，以及派员执行全球卫生行动任务。例如 2011—2012 年间，通过世界卫生组织任务渠道，派出 4 批共 25 名中国公共卫生专家赴尼日利亚、纳米比亚和巴基斯坦现场参与全球遏制脊髓灰质炎传播（STOP）项目的加强免疫工作。党的十八大以来，国家领导人高度重视卫生国际合作交流。习近平总书记 2017 年历史性访问世界卫生组织总部，2020 年出席第 73 届世界卫生大会并提出构建“人类卫生健康共同体”的重大倡议。国家领导人还多次会见历任世界卫生组织总干事，并出席重要卫生健康国际会议。

近十年来，中国支持世界卫生组织发挥全球卫生领导协调作用，积极参与全球卫生治理，积极分享卫生健康事业发展的经验。中国积极与世界卫生组织开展医改、疾病防控等领域合作，实施了数十个政策研究和试点项目，支持人员参加世界卫生组织的全球卫生培训。中方积极参与和主办了许多的国际会议，比如 2016 年与世界卫生组织共同成功举办第九届全球健康促进大会，通过《上海宣言》和《健康城市上海共识》，在健康促进领域留下了中国的印记。在大会期间举办了卫生体系、健康扶贫、疟疾消除、人口与发展等多场主题边会，积极分享中国卫生健康发展成效和经验。在世界卫生组织平台主推通过基本药物、传统医药、儿童安全用药、癫痫等多项决议，支持中方专家参加世界卫生组织技术会议，为全球卫生健康事业贡献中国智慧和中国方案。

新冠疫情发生以来，中国与世界卫生组织及有关国家和地区保持密切沟通。一是党和国家领导人高度重视全球卫生，出席世界卫生大会、全球健康峰会这些重要国际会议。二是积极和世界卫生组织分享疫情信息，多次接待世界卫生组织团组，同世界卫生组织经常围绕疫情防控和救治召开技术交流会议。三是最早提出将新冠疫苗作为全球公共产品，以实际行动积极支持世界卫生组织提出的“全球疫苗接种战略”。今后，中国还将继续同世界卫生组织、联合国儿童基金会、联合国人口基金等这些国际组织深化合作，积极参与全球卫生治理和其他的技术议题讨论，促进健康公平可及，落实全球发展倡议卫生领域的行动，推动联合国可持续发展议程健康目标实现。

在国家级公共卫生专业机构层面，中国疾病预防控制中心先后与美国、俄罗斯、日本、韩国、蒙古国、英国、法国、德国、意大利、捷克、瑞典、匈牙利、南非、埃塞俄比亚、苏丹等国家疾控机构和科研院所，以及欧洲疾控中心和非洲疾控中心签署了合作谅解备忘录。通过加入全球国家级公共卫生机构国际联盟（International Association of National Public Health Institutes，IANPHI）以及举办联盟年会等工作，与各国公共卫生机构保持沟通合作。中国疾病预防控制中心拥有6个世界卫生组织合作中心和5个世界卫生组织区域参比实验室，依托于这些合作中心和参比实验室，中心在传染病、慢性病、伤害预防控制、辐射与健康等领域发挥了技术引领作用，为中国、西太平洋地区乃至全球人民的健康做出卓越贡献。

公共卫生专家作为中国代表团骨干成员参加世界卫生大会，积极参与国际多边磋商与研讨。2023年5月21—30日，第76届世界卫生大会在瑞士日内瓦召开，中国代表团由国家卫生健康委领队，成员来自外交部、海关总署、国家疾病预防控制局、中国疾病预防控制中心、国家中医药管理局、国家药品监督管理局及中国常驻日内瓦代表团等。中国担任大会副主席，代表团积极参与大会各项议题的审议，就大会关注的重要议题分享中国经验，包括全民健康覆盖、非传染性疾病预防控制、抗微生物药物耐药性等。中国与有关国家共同举办关于突发公共卫生事件医疗应急和辅助技术两场主题边会，并安排一系列双边、多边会见，与外方就进一步深化卫生体系改革、医疗卫生技术交流、微生物耐药治理、传统医药发展、突发公共卫生事件应对等领域的国际合作进行务实交流。中国代表团还广泛参与了大会期间近30场技术边会和吹风会，并同世界卫生组织多个技术部门展开了工作交流。中国当选新一届世界卫生组织执委会规划、预算和行政委员会主席，为建设一个更加高效、透明、负责任的世界卫生组织作出努力。在全球应对传染病疫情和突发公共卫生事件行动方面，中国表示愿意继续在人员、技术、资金等方面为世界卫生组织提供必要支持，在《大流行条约》谈判和制订方面，中方呼吁体现公平、团结、协商一致和包容性，支持建立世界卫生组织病原体获取和惠益分享机制，希望注重保护样本提供国（特别是发展中国家）的利益，供应更多大流行疫苗或其他相关产品。

（三）新冠疫情防控国际合作

新冠疫情突如其来，席卷全球，其严重性使各国再次认识到重大流行病不仅仅是主权国家的问题，而是全人类共同面临的挑战。

中国及时、公开、透明向国际社会通报疫情信息，交流防控经验。疫情发生后，中国第一时间向世界卫生组织、有关国家和地区组织主动通报疫情信息，分享新冠病毒全基因组序列信息。中国与东盟、欧盟、非盟、亚太经合组织、加共体、上海合作组织等国际和地区组织，以及韩国、日本、俄罗斯、美国、德国等国家，开展70多次疫情防控交流活动。中国的诊疗和防控方案分享给全球180多个国家、10余个国际和地区组织参照使用，并与世界卫生组织联合举办“新冠肺炎防治中国经验国际通报会”，通过多种方式开展对外交流，介绍中国抗疫经验和做法。中国-世界卫生组织联合专家考察组实地考察调研北京、成都、广州、深圳和武汉等地一线疫情防控工作，高度评价中国抗疫的努力和成效。

向国际社会提供人道主义援助。在自身疫情防控仍然面临巨大压力的情况下，中国迅速展开行动，力所能及地为国际社会提供援助。向世界卫生组织提供两批共5 000万美元现汇援助，积极协助世界卫生组织在华采购个人防护用品和建立物资储备库，积极协助世界卫生组织“团结应对基金”在中国筹资，参与世界卫生组织发起的“全球合作加速开发、生产、公平获取新冠肺炎防控新工具”倡议，并向该倡议中的新冠疫苗全球获得机制（COVAX）捐赠1亿美元。迅速向欧洲、亚洲、非洲、南美洲几乎遍布全球的34个国家派出抗疫医疗专家组协助抗击疫情，同有关国家疫情防控指挥部和卫生部等重要政府部门座谈交流，提供政策咨询，协助制定疫情防控指南，深入到疫区和病毒检测实验室、方舱医院等抗疫一线进行技术交流指导，向医疗机构、实验室等相关人员开展专业技能培训。指导长期派驻在50多个国家的中国援外医疗队，协助驻在国开展疫情的防控工作，向驻在国民众和华侨华人提供技术咨询和健康教育，举办400多场线上线下培训。与全球180多个国家和10余个国际组织举办技术交流活动，毫无保留分享抗疫中国经验。中国各级政府、企业和民间机构、个人通过各种渠道，向150多个国家、地区和国际组织捐赠抗疫物资，向120多个国家和国际组织供应超过22亿剂次的新冠疫苗。

开展国际科研交流合作。加强同世界卫生组织沟通交流，同有关国家在溯源、药物、疫苗、检测等方面开展科研交流与合作，共享科研成果，共同研究防控和救治策略。中国率先承诺将新冠疫苗作为全球公共产品，支持疫苗研发和知识产权的豁免，同发展中国家开展疫苗的生产合作，同世界卫生组织、流行病防范创新联盟（CEPI）、全球疫苗免疫联盟（GAVI）等机构合作开展疫苗、药物研发和临床试验。相关部委和科研机构搭建了“新型冠状病毒肺炎科研成果学术交流平台”“新型冠状病毒信息库”“新型冠状病毒国家科技资源服务系统”“新型冠状病毒肺炎科研文献共享平台”“全球疫情数据分析和风险评估平台”等数据信息共享平台。其中，中国疾病预防控制中心研发的“全球疫情数据分析和风险评估平台（英文版）”于2022年对东盟国家开放使用，平台整合全球新冠疫情多维度公开数据，实现实时统计查询和可视化展示、关联分析、建模和仿真分析等功能，为全球各区域和国家的新冠疫情风险研判提供科学依据。充分发挥“一带一路”国际科学组织联盟作用，推动成员之间就新冠病毒研究和新冠治疗开展科技合作。

第三节　疾病预防控制国际合作现代化的展望

随着中国综合国力的发展和国际地位的提升，国际社会普遍期待中国在疾病预防控制领域为全球贡献更多的中国智慧、中国方案、中国力量。与此同时，中国也主动走上世界舞台，提出“一带一路”倡议、人类命运共同体等方案，积极参与全球治理，在世界卫生大会等多边平台参与全球疾病预防控制议题磋商，并通过中非合作论坛等外交场合积极作出卫生发展合作的承诺。同时也必须认识到，中国在全球卫生治理中的话语权和发达国家相比还有较大差距，中国公共卫生援外起步较晚、投入有限，仍处于探索发展阶段，在向国际发展合作转型升级的实践中，既有优势和机遇，也存在短板和挑战。在兼顾自身国情和时代需求的基础上，坚定中国公共卫生“走出去”的决心，明确自身优势、短板以及外部机遇和挑战，落脚到以改革与创新为动力，通过合作理念、机制、模式、技术和人才的升级，推动疾控国际合作的高质量发展，是加深疾控国际合作现代化水平的必由之路。

一、中国公共卫生“走出去”的必要性

1. 落实国家外交承诺，树立负责任大国的国际形象　伴随全球生物安全和卫生安全形势的发展，以及中国一系列重大对外倡议的提出，公共卫生援外在中国整体对外援助战略中的重要性不断提升。鉴于中国在本国公共卫生事业发展方面取得的显著成效，国际社会和广大发展中国家对中国在全球卫生方面做出更大贡献的期

待很高，中国也积极地作出承诺。推动疾控国际合作广度和深度，向世界介绍中国经验、技术和产品，提升全球健康水平、促进人类共同发展，是中国的大国责任与历史担当。

2. 传染病防控关口前移，保障国家公共卫生安全　传染病没有国界，随着全球人员和货物的跨境流动日益频繁，传染病跨境传播的风险日益增加，每个国家都会受到其他国家传染病失控的威胁，反之也会受惠于其他国家成功的传染病控制。近年来，从境外输入我国的传染病包括但不限于中东呼吸综合征、寨卡病毒病、黄热病、脊髓灰质炎、登革热、疟疾、非洲锥虫病等。非洲等发展中国家处于全球防控传染病的第一线，卫生条件差，发现和处置疾病的能力薄弱，是大多数新发传染病的发源地。要实现传染病防控的关口前移，必须积极参与全球卫生治理，时刻关注和掌握全球传染病疫情信息，推动公共卫生“走出去”战略，开展公共卫生援助项目，把防线推进到国门之外，从疫情暴发的源头控制住传染病。对贫困国家开展公共卫生援助，既是促进受援国卫生发展、消除健康不公平的“利他”行为，又是维护自身卫生安全的“利己”考虑，利他和利己是统一的。例如，非洲 2014 年和 2018 年曾两度暴发较大规模埃博拉疫情，中国政府高度重视，全力援助非洲疫区抗击疫情，派出大量医疗卫生专家赴非，在塞拉利昂援建实验室，启动联防联控工作机制，有效防止了疫情输入我国，保障了我国民众的生命安全和社会稳定。2015 年，习近平总书记在埃博拉出血热疫情防控表彰大会上提出，“始终把广大人民群众健康安全摆在首要位置，切实做好传染病防控和突发公共卫生事件应对工作”。

3. 保护海外中国同胞的生命健康　近年来，我国每年有百万规模的人口在海外务工和留学。根据国家统计局的数据，2014—2019 年间，每年年末在国外务工的中国派出人员（含劳务合作派出和承包工程派出）数量均在 100 万左右，2020 年新冠疫情期间虽有下降但仍有 62 万人的规模，主要派出地是亚洲、非洲和拉丁美洲。出国留学人员数量从 2014 年的 46 万人，逐年增长至 2019 年的 70 万人。此外，还有长期和短期因公出国人员，赴国外经商、探亲和旅游人员等。鉴于许多发展中国家医疗条件匮乏或有限的实际情况，壮大我国医疗和公共卫生援外队伍，支持受援国建设医疗和公共卫生机构，将有利于保障海外中国公民和同胞的生命健康。

4. 开展中外联合研究和维持中方专家队伍　很多新发突发传染病都发生在发

展中国家，我国通过开展公共卫生国际合作，与广大发展中国家保持良好的合作关系和交流渠道、依托卫生援助项目建立联合实验室等基础设施、维持在海外的中国专家队伍，有利于在传染病暴发后及时分享相关信息，从而开展中外联合研究、研制全球公共卫生产品，共同防控疫情。在我国无法开展的药物或疫苗临床试验，可以在符合条件的国家进行，例如我国在巴西等海外国家开展新冠疫苗临床试验。其次是维持和提升中国专家队伍的能力。随着中国疟疾和血吸虫病等寄生虫病从控制走向消除，国内相关疾控工作需求锐减，人员能力与技术会逐步削弱。中国疾控队伍只有积极“走出去”、协助广大发展中国家防控疟疾和血吸虫病，才能保证获得源源不断的工作现场和经费，维持原有专家队伍和能力。中国已经积累的行之有效的经验、技术和产品，也可通过援外合作推广到其他国家，为全球疾病预防控制与消除提供中国方案、做出中国贡献。

二、优势、短板、机遇和挑战分析

2014 年援助西非抗击埃博拉疫情以来，我国公共卫生援外工作发展迅速，有计划、有组织地派遣了公共卫生人员到非洲多国开展援助工作，支持非洲疾控中心建设，加强“一带一路”公共卫生合作。陆续开展了塞拉利昂实验室技术合作项目、桑给巴尔血吸虫病项目、坦桑尼亚疟疾项目等旗舰项目。但是，我国公共卫生援外工作起步较晚，仍处于探索发展阶段，在向国际发展合作转型升级的实践中，既有优势和机遇，也存在短板和挑战。

（一）优势和机遇

疾控国际合作的现代化与“中国式现代化”的理念高度契合。首先，中国作为一个拥有庞大人口的国家，在现代化进程中面临着诸多挑战，而这些挑战同样存在于许多发展中国家。因此，中国在疾控国际合作中，能够凭借其丰富的实践经验和独特的解决方案，为这些国家提供有益的借鉴和适宜的援助，共同应对人口规模巨大所带来的挑战。其次，“中国式现代化”是全体人民共同富裕的现代化，而疾控国际合作在推动全球全民健康覆盖方面发挥着重要作用。通过加强国际合作，中国能够与其他国家共同分享卫生资源和技术，提高全球公共卫生水平，为实现全民健康覆盖贡献力量。再次，“中国式现代化”强调人与自然和谐共生的理念。在全球卫生领域，“同一健康”的理念与这一理念相契合，强调人类健康与生态环境之间的紧密联系。中国积极参与全球卫生合作，推动“同一健康”理念的实践，为实现人与自然的和谐共生贡献力量。最后，“中国式现代化”坚持走和平发展道路。在卫生领域，中国积极践行“人类卫生健康共同体”和“健康丝绸之路”等新时代卫生外交思想，倡导多边主义和互利共赢的合作，与其他国家开展广泛的卫生发展合作，共同应对全球卫生挑战，推动构建人类命运共同体。

中国特色的疾病预防控制发展路径值得发展中国家借鉴。我国控制传染病的历程证明，以较低的成本组织实施庞大而又复杂的社会卫生工程，来实现较高的健康绩效是完全可能的。因此，相比传统援助国（包括英国、美国、日本等发达国家），中国能更好地理解发展中国家的真正需求，协助受援国防治传染病。若能探索出一条把中国经验因地制宜地推广到受援国的路径，将使公共卫生援外项目取得显著成果。以疟疾为例，中国经历了从疟疾高度流行到控制到消除的全过程，中国专家总结出了“因地制宜，分类指导”的疟疾防控策略和“1-3-7 定点清除”工作模式，这些切实可行的经验和技术已经得到了国际社会的认可，并成为世界卫生组织推荐的技术策略和指南。中国 - 坦桑尼亚疟疾防控合作项目的试点成功，探索出“1-7 疟疾加强监测与治疗策略”，就是将中国经验改良后用于非洲的范例。

国内全球卫生专业学科建设快速发展，大力培养后备人才。2007 年，北京大学在国内率先成立全球卫生研究中心，2012 年成立了中国首个全球卫生学系。此后，复旦大学、武汉大学、昆山杜克大学、浙江大学、中南大学、大连医科大学、中山大学、西安交通大学、清华大学等高校分别成立全球卫生研究系、院、所或中心，开设了本科、硕士、博士等不同阶段的学历学位教育项目，有些学校还开设了适合在职人员的非全日制项目。2013 年，中国全球健康大学联盟由北京大学等高校发起成立，推动中国高校间全球健康资源共享、优势互补、互惠互利、相互促进、整体能力提升。2015 年，中国全球卫生网络由北京大学等发起成立，该网络的特点是多行为体参与，包括疾控中心、高校等公立机构，还有医药卫生企业、行业协会、非政府组织、慈善机构等成员，促进跨学科、跨机构、跨领域的交流合作。

国际社会对全球健康的重视程度与日俱增，南南合作的理念和模式受到推崇。新冠疫情全球大流行不但给人的生命健康造成重大威胁，还深刻影响政治经济社会安全，重视公共卫生安全已经成为全球共识，全球卫生安全议题的优先级不断上升。一方面，我国经济和综合国力增强，积极构建人类命运共同体；另一方面，传统卫生援助国呈现逆全球化趋势，对外援助力量逐步收缩。在此背景下，国际社会期望中国在卫生发展合作和全球卫生治理方面做出更大贡献，中国倡导的南南合作模式指发展中国家之间相互帮助，具有平等互利、共同发展、注重实效的特点。与传统的南北援助（发达国家对发展中国家的援助）不同，南南合作通常不附加政治条件，不要求受援国进行经济或政治改革，而是尊重伙伴国主权，以发展中国家的身份平等分享相似的发展历程和经验，坚持互利共赢。2015 年，习近平总书记在联合国发展峰会上宣布中国将设立“南南合作援助基金”，支持发展中国家落实联合国 2030 年可持续发展议程，包括卫生健康领域的发展目标，首期提供 20 亿美元，2017 年又宣布增资 10 亿美元。“南南合作援助基金”以支持小微型民生项目为主，越来越受到发展中国家和国际组织的认可。

发展中国家对医药卫生产品的需求大幅提升，中国企业的产能和价格优势有潜力可挖。全球医药卫生产品的需求，一方面是联合国等国际机构有大量的医药卫生产品全球公共采购需求，另一方面是发展中国家对医药卫生产品和技术服务的刚性需求不断增加。中国的医药卫生产品具有产能优势和价格优势，适合发展中国家市场。随着中国的药品监管体系加速与国际接轨，中国产品进入国际市场的难度逐渐降低，另一方面随着国内竞争加剧，转向海外拓展市场空间成为很多中国企业发展的内生需求。新冠疫情期间，中国的疫苗、诊断试剂和医疗器械在国际市场上占据了一定份额。未来中国应当也有能力为全球提供更多的公共卫生产品。

（二）短板和挑战

传统的对外援助模式不适应新形势下公共卫生领域国际发展合作的需求。在卫生国际合作领域，我国长期以来以受援国的角色出现，作为援助国开展公共卫生援外的经验非常有限，在卫生援外政策规划和管理机制建设方面还有待提升。中国传统的对外援助，以双边援助为主，巩固国与国之间的友好关系，没有很好地利用国际多边合作平台，也没有充分调动政府机构以外的私营部门和社会力量参与。援助需求主要靠受援国提出，中方缺少主动布局和引导需求的意识和能力，难以集中力量发挥比较优势。卫生援外项目的管理主体存在结构性错位的问题，掌握援外资金资源的机构和卫生专业机构之间的协作效率较低，导致卫生援外项目的立项和申请流程十分缓慢，尤其在面临突发公共卫生事件时难以快速启动援外响应。政府财政资金对卫生援外的投入有限，在援助项目规模、人员待遇、外交身份和后勤保障等方面，和传统发达国家相比有很大差距。

能胜任国际合作和援外任务的复合型人才短缺。公共卫生国际合作涉及医疗卫生、政治外交、跨文化沟通及项目管理等多个能力领域，需要培养在专业能力、管理能力、文化素养、语言水平及外交能力等方面高水平、高素质的复合型人才。我国全球卫生的人才培养体系还处在起步阶段，虽然高校加强了学科建设，国内全球卫生专业的毕业生数量快速增长，疾控等机构也加强了在职人员的全球卫生培训，但能力提升需要较长时间的积累，难以短期见效。目前专业业务过硬且具有丰富对外援助或国际合作经验的专家较少，能够派赴海外独立开展疾控现场工作或能够胜任国际组织工作的人才严重不足。

外派人员的风险应对和安全保障机制不健全。中方人员外派到发展中国家执行卫生任务，可能面临政治、经济、法律、社会、环境、健康等方面的风险，而派出单位对于这些风险，在人员派出前往往缺乏预防风险的培训，派出后没有应对风险的预案和手段，一旦在海外发生紧急事件，难以作出有效的反应，无法给外派人员提供及时的支持和保障，与发达国家完善的海外生存能力培训和国际安全保障机制相比有很大差距。

不同国家间政治、经济、文化和社会环境差异较大，导致中国经验的推广受阻。疾病预防控制的技术和模式选择是建立在一国的公共卫生服务和监测体系之上的。许多发展中国家不具备中国的卫生体系基础，政府力量差别很大，社会组织架构不同，主要依靠政府部门的工作模式很难下沉到基层。目前，中国公共卫生援外项目的合作伙伴主要集中在受援国国家政府层面，导致项目实施进度和效果欠佳。中国目前的卫生援助项目，前期所做的研究工作不足，任务目标不够明晰，缺乏对受援国当地的全面了解，因此很难制定出符合当地需要的疾病防控策略。例如，中国曾经在非洲大量发放白色蚊帐，但蚊帐使用率却提升不多，研究后才发现当地对白色蚊帐在文化上存在抵触情绪，这就是对人文环境了解不足导致失败的典型案例。

国际援助缺乏协调，发展议题由发达国家主导。传统的以世界卫生组织为领导核心的全球卫生治理结构面临挑战，国际社会目前还没有一个能统筹国家、区域、国际和全球力量的卫生治理体系。参与全球卫生发展合作的行为体日益增加，但行为体之间缺乏协调，各个援助者分工不明、各自为政，导致项目的重复投入与浪费。全球卫生安全和发展的议题设置、标准和规范的制订一贯由美西方发达国家主导，新兴国家和广大发展中国家的影响力有限，较难作出符合自身利益的治理决策。

三、以创新推动疾病预防控制国际合作现代化

在疾控国际合作领域，中国经历了从受援国到援助国的发展转型，从引进国际经验助力本国疾控事业发展，到输出中国经验构建“人类卫生健康共同体”，成为积极参与全球卫生治理的新兴力量。疾控国际合作的现代化发展要充分考虑时代背景，当前国际社会出现的新形势是美国“一超”弱化、发达国家“多强”分化、金砖国家等新兴发展中国家力量增强，新冠疫情、地区冲突、能源危机、粮食安全、气候变化、社会系统性风险进一步加大，新发突发传染病疫情具有高度不确定性和跨境传播风险，对全球公共卫生安全造成严重威胁，开展协调一致的全球卫生行动至关重要。全球广大的发展中国家对中国的期待很高，中国也积极地对外表态和作出承诺。疾控国际合作现代化，需要以改革和创新为动力，推动理念创新、机制创新、模式创新和技术创新，打通限制国际合作发展的关键堵点，同时大力培养复合型全球卫生人才。

（一）推动国际合作理念创新

在共建“人类卫生健康共同体”的指导思想下，将卫生国际发展合作和维护国家公共卫生安全、大国外交结合起来，形成跨部门、跨领域、跨学科开展国际合作的理念。传染病疫情等公共卫生事件的危害不仅局限在卫生健康领域，而是给国家经济、社会、政治等各领域带来系统性风险，需要多部门协调配合才能有效实现疾病预防控制。疾控国际合作作为国家整体对外发展合作事业中的一部分，不仅仅是卫生部门的职责，更需要政府更高层面的统筹，外交、国际合作、商务等部门间密切协作，制定全政府层面的全球卫生战略，“将卫生融入所有政策”。中国仍然是全球最大的发展中国家，疾控国际合作走出去仍处于探索发展阶段，要结合中国国情和国际形势量力而行、妥善布局，在国家政府层面明确疾控领域在国家对外发展合作全局中的地位和作用，明确公共卫生国际发展合作的目标，并配套相应的政策、人员和经费等必要资源。执行机构基于目标和资源制订中长期规划和近期工

作方案，结合中国的比较优势确定国际合作的优先领域（如疾病监测、实验室检测、传染病控制等），根据外交和国家安全需要确定重点合作区域和国家（如非洲国家、周边国家等），并根据不同领域和国家的特点制订专项工作规划和国别合作方案。

（二）推动国际合作机制创新

首先是决策和管理机制创新，解决援外资源结构性错位的问题，在机构层面明确国家疾病预防控制局、中国疾病预防控制中心等公共卫生机构与国家国际发展合作署等援外机构在疾控国际合作中的职责分工和相互关系。全球卫生工作需要全政府层面的通盘考虑，绝非依靠卫生部门一家之力，而是需要不同政府部门之间的有效协调与配合。目前，掌握援外资金资源的国家国际发展合作署不了解公共卫生援外的需求和特点，经费审批和使用完全参照工程建设项目等硬援助的需求，立项过程复杂而漫长，不适应疾控领域国际合作快速响应、因地制宜的软援助活动特点。卫生健康委和疾控机构在申请和使用国家援外经费的过程中存在诸多困难，部门之间的协作效率较低，存在结构性错位的问题，难以根据海外突发公共卫生事件的应对需求快速启动和调整公共卫生援外项目。部门间需要探索创新协作机制，在援外管理部门增加卫生专业人员，或给予卫生健康部门一定的援外经费自主权，以适应新形势下全球卫生工作的需要。其次是对话交流机制创新，充分发挥全球卫生合作网络和平台的作用，举办多种形式的交流活动，收集合作需求，增进了解互信。在传统的多边和双边交流机制基础上，疾控机构应积极构建或参与各种全球卫生合作网络和平台，如“一带一路”公共卫生合作网络、疟疾等专病防控合作网络等。创新网络管理模式，如采用轮值主席制、设立国际观察员等，吸纳更多合作伙伴，通过举办网络会议、教育培训、人员互访、开展合作项目等形式促进对话交流，分享全球卫生信息和资源、掌握合作需求、就共同关心的全球卫生问题进行讨论和沟通，加深信任和巩固关系，进而确定务实有效的合作计划。

（三）推动国际合作模式创新

丰富合作伙伴和合作渠道，加强多边合作，吸纳多种行为体参与。中国传统的对外援助以双边合作为主，近年来越来越重视多边合作，未来应进一步通过多边平台推进疾控国际合作的影响力。目前，在联合国系统中任职的中国籍国际职员数量远低于按国家会费和地域分配应占比例，领导岗位上中国籍高级职员数量也偏少，代表性严重不足，对中国提升在疾控领域全球治理中的影响力、话语权和规则制定权是极大的制约。应创造更多渠道参与全球卫生治理，重视培养和推送疾控人员赴国际组织任职，与此同时，疾控机构应主动承担国际组织和多边联盟秘书处的工作，在国际标准和规则制定方面发挥影响力。探索双边和多边合作渠道相结合，在双边卫生合作项目中引入相关国际组织，通过多边平台开展双边合作，加强三方合作模式，联合传统发展伙伴（传统援助国和多边发展机制）共同向受援国提供卫生发展援助。吸纳多行为体参与，包括研究机构、民间社会组织、企业和行业协会等非国家行为体，探索构建公私伙伴关系，撬动多种资源参与全球卫生行动，借助合作伙伴力量加强疾控队伍在海外的安全保障。

（四）推动国际合作技术创新

以疾病预防控制技术的进步推动国际合作高质量发展。运用信息技术、人工智能等先进手段，通过互联网开源情报等海量公开信息，突破国家和语言的限制，建设全球疾病主动监测和预警系统，实现早期发现传染病等突发公共卫生事件。用数据智能追踪和跟进事件发展，抓取和分析关键信息，辅助疾病防控决策，提升疾控机构对境外传染病输入风险分析和研判能力。开发在线模拟演练系统，开展国际卫生应急桌面演练，提升与周边国家的突发公共卫生事件应对和传染病联防联控能力。汇集多学科国别研究的数据和成果，提升疾控队伍对海外情况的认知了解。加强实验室科研能力建设，推动产学研融合，加快新发传染病医药卫生产品研发，在保障国家生物安全和卫生安全的同时，为全球提供更多的公共卫生产品。总结疾病防控的中国经验和适宜技术，促进转化应用，推进中国方案在其他国家的验证与评估，推动中国经验纳入世界卫生组织指南并分享传播。

（五）培养复合型全球卫生人才

一是吸纳多学科人才参与疾控国际合作，组建全球卫生大学科、跨学科队伍，包括公共卫生、临床、兽医、传播、管理、信息、外交、工程、商务等领域人才和技能，做好人才储备。二是加强全球卫生在职教育和培训，充分利用高校和国际组织的能力建设资源，开发适合在职人员的培训课程和学历学位教育项目，采用“干中学”的模式，在现有疾控队伍中选拔和培养国际化人才。三是积极创造海外实践机会，在加强理论学习的同时，疾控机构和大学应以国际合作项目为依托，加快设立海外分支机构和教学基地，推动学校教育和海外实习相结合，国内工作和国外派驻相结合，在实践中促进交流思考和能力提升，培养具有海外现场工作经验的实用型全球卫生人才。四是重视全球卫生治理人才的培养，完善顶层设计和布局，多层次多渠道有序推进国际组织人才培养和推送工作，建设高、中、低合理配置的国际职业人才梯队，在增加长期职位占有率的同时，为在校生创造机会赴国际组织实习，逐步形成可持续的全球卫生人才培养模式。

本章小结

国际合作是中国疾病预防控制工作的重要组成部分。中华人民共和国成立以来，疾控国际合作现代化的内涵和理念不断丰富，重心从“引进来”逐渐过渡到“走出去”。疾控国际合作的现代化进程，核心在于根据自身国情与发展阶段，紧跟“中国式现代化”的步伐，积极响应时代需求，致力于推动合作共赢的局面，这既需要通过国际合作来促进国内疾控领域的高质量发展，也需要在自身发展的同时，向世界分享成果，为全球卫生发展和维护卫生安全贡献中国的智慧与方案，进而推动构建“人类卫生健康共同体”。党的十八大以来，中国的对外援助顺应时代要求，向国际发展合作转型升级，既有优势和机遇，也存在短板和挑战。以改革与创新为动力，通过合作理念、机制、模式、技术和人才的升级，推动疾控国际合作的高质量发展，是加深疾控国际合作现代化水平的必由之路。

思考题

1. 中华人民共和国成立后，在疾控国际合作“引进来”阶段，有哪些主要的合作伙伴和合作项目？

2. 中华人民共和国成立以来，中国卫生援外事业的发展历程经历了哪三个阶段？每个阶段的特点分别是什么？

3. 当今世界，随着综合国力的提升，中国积极参与全球治理，提出“一带一路”倡议、人类命运共同体等方案。在此背景下，公共卫生“走出去”的必要性有哪些？

4. 中国开展公共卫生国际发展合作，既有优势和机遇，也面临短板和挑战，为了推动疾控国际合作现代化，需要在哪些方面有所创新？

（黄旸木　庞明樊　王晓琪　戚晓鹏）

第九章 疾病预防控制体系文化建设的现代化

广义的文化是一种社会现象，是人们长期创造形成的产物，同时又是一种历史现象，是社会历史的积淀物。文化是凝结在物质之中又游离于物质之外的，能够被传承的国家或民族的历史、地理、风土人情、传统习俗、生活方式、文学艺术、行为规范、思维方式、价值观念等，是人类之间进行交流的普遍认可的一种能够传承的意识形态。

狭义的文化是指人们普遍的社会习惯，即包括知识、信仰、艺术、道德、法律、习俗和任何人作为一名社会成员而获得的能力和习惯在内的复杂整体。

公共卫生文化是公共卫生领域信奉并付诸实践的价值理念。公共卫生文化具有客观性、观念性、独立性、动态性、继承性等特点。主要功能有导向、激励等。公共卫生文化主要由物质文化、制度文化和精神文化等文化要素构成。

疾控文化则是疾控系统的机构和工作人员信奉并付诸实践的价值理念，是一种具有鲜明的行业特征的职业文化。

认识了文化的本义，就能知道文化的作用。

第一节 具有中国特色的公共卫生与疾病预防控制文化精神

希望疾控系统的相关人员通过本节内容，深刻地领会公共卫生和疾控领域自身的文化精神。形成行业自尊、文化自信、职业尊严。配以史事介绍具有中国特色的公共卫生和疾病预防控制的文化精神，包括这种文化的形成、内涵，以及发扬光大。

一、公共卫生的文化精神

世界卫生组织赋予公共卫生的职业精神是：服务社会，崇尚价值；专长卓越，唯真不苟；精益求精，力戒伤害；赢得公众，高效应对；奉献专长，分享经验；协同作战，共达目标；甘为人梯，扶新育能。

（一）公共卫生使命的文化精神

1. 公共性 公共性包含两层含义：①非排他性，就是一些人对于公共卫生产品的使用并不排除其他人对于此产品的同时使用，体现出的文化精神是奉献专长，分享经验；②非竞争性，就是一个人对公共卫生产品的消费并不减少其他人对这种产品的消费，体现出的公共卫生文化精神是甘为人梯，扶新育能。

2. 公益性 就是对公众的有益性，加强公共卫生产品的生产和供给，改善公共卫生质量，会带来社会公众福利的普遍性增加，体现出的公共卫生文化精神是服务社会，崇尚价值。

3. 公平性 就是每个公民都有平等地接受公共卫生保障的基本权益，每一种健康问题都有平等地受到公共卫生保障的基本权利。人们对健康的需求是不断增长的，是无限的，社会资源、卫生资源是有限的，因此满足的是公共卫生保障的基本权益。体现出的公共卫生文化精神是精益求精，力戒伤害，赢得公众，高效应对。

（二）公共卫生实践的文化精神

从“同一健康”和“大健康”的观念出发，必须扩展公共卫生在传统卫生领域之外的影响力，从而强化公共卫生体系的健康危险因素控制能力和健康促进能力。

1. 合作性 “部门协作、社区参与”，多部门之间的集体主义文化。一切为了建设健康中国的目标，既充分发挥相关的部门行业优势，又主动地、慷慨地互补短板，同心协力。体现出的公共卫生实践的文化精神是协同作战，共达目标。

2. 包容性 “健康融入所有政策”，相关的不同领域由于事业目标不同，相应领域文化存在差异，公共卫生实践应该承认这个差异，尊重合作伙伴领域文化的特点，在实现健康中国同一目标指引下，相互包容，寻求融合的最大公约数。体现出的公共卫生实践的文化精神是奉献专长，分享经验。

3. 共赢发展 “健康共建共享”，部门间政策统筹协调，共赢互惠。坚持政府主导与调动社会、个人的积极性相结合；推动人人参与、人人尽力、人人享有，实现全民健康。体现出的公共卫生实践的文化精神是服务社会，崇尚价值，专长卓越，唯真不苟。

4. 利他性　“人类健康命运共同体”，公共卫生和疾病预防控制实践是为了预防疾病、促进健康，保护社会经济平稳发展。必须有“功成不必在我”的奉献精神，体现出的公共卫生实践的文化精神是甘为人梯，扶新育能。

5. 社会回报周期长　公共卫生实践是对促进健康的各个维度和环节（包括社会进步、社区构建、经济发展、文化教育、环境治理、健身活动等）给予关注和健康指引，目的是更加满足人民对健康追求的愿景。这显然是一个长期的、不断更新发展的事业。做，不一定马上看到效果；不做，一定会很快看到恶果。公共卫生使命和实践的文化精神就是我们疾病预防控制工作的价值引领和精神支撑，是我们疾病预防控制行业从业者践行的初心、使命和责任。新冠疫情期间，疾病预防控制工作人员使命在肩，初心如磐，化身为逆行英雄，经受住了严峻的考验。面对危险疫情，不负重托、不辱使命，体现了果敢担当。通过各种活动让人民感受到爱心，传递积极乐观的心态和战胜疫情的信心，消除大众对疫情的担忧和恐惧。广大疾病预防控制工作人员的专业知识、职业素养、使命担当，铸就了保护人民群众生命安全和身体健康的重要屏障，彰显出无私仁心、敬佑生命、救死扶伤、甘于奉献、大爱无疆、以白求恩精神为代表的崇高行业文化精神，为防疫抗疫作出了巨大贡献。

二、中国特色疾病预防控制的职业文化

当前疾病预防控制机构现代管理方式不断完善，文化建设日益成为管理的重要内容，在整个管理机制中，文化建设处于“隐性管理”的地位，但对于任何实行现代管理方式的机构，其核心作用已经在整个管理中越来越显现，并引起管理者的重视。疾病预防控制文化是一种特定的行业文化，疾病预防控制文化是疾病预防控制及其全体从业者的精神风貌、价值取向、共同目标、职业道德、疾病预防控制形象、制度建设、环境建设及文化活动等方面的总和。疾病预防控制文化可概括为精神文化、制度文化和物质文化。加快疾病预防控制机构文化建设步伐，推进疾病预防控制机构文化建设质量，提升管理内涵，体现文化管理的绩效，是疾病预防控制机构需要探索和思考的问题。文化建设内涵较为广泛，包括领导力文化、目标文

化、制度文化、服务文化等。文化建设是一个动态发展的过程，既要遵循文化建设的规律性，更要结合疾病预防控制机构的实践性与操作性。

（一）中国特色的公共卫生与疾病预防控制事业文化内涵

除了世界卫生组织倡导的具有普适性的公共卫生领域的核心文化精神，中国公共卫生与疾病预防控制事业发展过程中，还进一步形成了自己独特的公共卫生与疾病预防控制事业文化特点。主要体现在遵循人与全生态和谐发展、健康融入社会经济政策的“大卫生、大健康”理念；坚持党的领导，政府组织、多部门协作、全社会动员、全民参与的工作原则；坚持以基层为重点，以改革创新为动力，预防为主，中西医并重，将健康融入所有政策，人民共建共享的工作方针。

读史使人明智。回顾 70 多年来的爱国卫生运动，可以帮助我们清晰地看到具有中国特色的公共卫生文化精神逐渐形成的过程。

中国共产党在领导人民革命实践中，十分重视开展群众的卫生运动，以预防和减少疾病，保护人民健康。早在第二次国内革命战争时期，党就把组织军民开展群众卫生运动、搞好卫生防病工作，当作关系革命成败的一件大事来抓。1933 年，毛泽东同志在《长冈乡调查》一文中指出：“疾病是苏区中一大仇敌，因为它减弱我们的革命力量。”在抗日战争和解放战争时期，陕甘宁边区政府把开展全地区卫生运动列为施政纲领。1941 年，陕甘宁边区成立了防疫委员会，开展以灭蝇、灭鼠，防治鼠疫、霍乱为中心的军民卫生运动。

中华人民共和国成立以来，贯彻预防为主的卫生工作方针，继续开展群众性卫生运动。特别是在 1952 年春，美军对我国发动了“细菌战”，毛泽东主席号召“动员起来，讲究卫生，减少疾病，提高健康水平，粉碎敌人的细菌战争”。保家卫国的浪潮推动了群众性卫生防疫运动的深入发展。“除四害，讲卫生，消灭疾病”，人民群众把这项伟大的运动称为“爱国卫生运动”。党中央把“卫生工作与群众性卫生运动相结合”定为卫生工作的一项原则。爱国卫生运动不仅受到全国上下的一致拥护和参与，而且受到国际上的赞誉。

即使在“文化大革命”时期，党中央多次指示，要继续开展爱国卫生运动。各地卫生防疫专业人员和爱国卫生运动工作者，深入实际，进行卫生科学知识宣传，努力改善环境卫生面貌。在农村，管水、管粪，改水井、改厕所、改畜圈、改炉灶、改造环境。

党的十一届三中全会以来，爱国卫生运动进入了一个新的历史时期。1978 年 4 月，国务院发出《关于坚持开展爱国卫生运动的通知》，指出爱国卫生运动是移风易俗、改造国家的一场深刻革命。提出新时期爱国卫生运动的任务是：城市重点整治环境卫生，农村管好水、粪，标本兼治。总结推广“人民城市人民建”“门前三包”（卫生、秩序、绿化）等行之有效的办法。在“政府领导，部门支持，民办公助，多方集资”的方针指导下，在国际组织的支持下，各地发动群众开展农村改水改厕，要求改厕与改水相结合，与解决能源相结合，与防治血吸虫病相结合，与扶贫奔小康相结合。

1989 年，《国务院关于加强爱国卫生工作的决定》发布。要求各级政府把爱国卫生工作纳入社会发展规划，切实加强领导，使卫生条件的改善及卫生水平的提高与四化建设同步发展。每年集中一个月时间，通过广泛的群众性的活动，实实在在地解决几个社会卫生老大难问题，为全年的爱国卫生工作打下坚实的基础，确定每年 4 月为爱国卫生月。1990 年，国务院批准“国家卫生城市”和“卫生城市”检查评比活动。

2015 年 1 月，《国务院关于进一步加强新时期爱国卫生工作的意见》印发，明确要求做好新时期的爱国卫生工作，是坚持以人为本、解决当前影响人民群众健康突出问题的有效途径，是改善环境、加强生态文明建设的重要内容，是建设健康中国、全面建成小康社会的必然要求。要坚持政府领导、部门协作、群众动手、社会参与、依法治理、科学指导，全面推进改革创新，充分发挥群众运动的优势，着力治理影响群众健康的危害因素，不断改善城乡环境，以改革创新的精神切实加强新时期爱国卫生工作，切实维护人民群众健康权益，为经济社会协调发展提供有力保障。

70 多年来的爱国卫生运动健康发展，关键在于贯彻预防为主方针；走爱国卫生运动与群众相结合道路，政府领导，群众参与，走群众路线，是我国卫生工作的优良传统；执行面向基层，深入社区的方法；遵循科学原则，实事求是精神，严格按照规律采取相应的措施；广泛开展卫生教育工作，强化群众自我保健意识，培养良好卫生习惯和公共卫生道德，形成讲卫生、爱清洁的社会风尚；在加强物质文明和精神文明的“大卫生”观念的指导下，坚持统一领导，统筹协调，自上而下，加强管理，促进并加快爱国卫生运动向更高、更深层次发展。这也是“卫生工作与群众运动、建设项目相结合”“卫生健康共同体”“共建、共治、共享”的先进的公共卫生文化思想逐渐形成并不断丰富的过程。

（二）中国特色的公共卫生与疾病预防控制事业文化发展

我们再回顾 20 世纪 50 年代党领导人民消灭血吸虫病的历史经验，对于做好疾病预防控制工作，保障人民群众的健康安全，具有启示意义。

血吸虫病是一种传染极广、危害极大的寄生虫病，在我国流行的历史长达两千多年。中华人民共和国成立后，我们党高度重视血吸虫病的防治。毛泽东同志在最高国务会议上提出号召："全党动员，全民动员，消灭血吸虫病。"在全党全国人民的艰苦努力下，血吸虫病防治工作很快取得重大进展。1958 年 6 月 30 日，《人民日报》报道了江西省余江县首先消灭血吸虫病的喜讯。毛泽东同志看后"浮想联翩，夜不能寐"，欣然写下那两首脍炙人口的七律《送瘟神》。总结我们党领导人民群众消灭血吸虫病的疾病预防控制实践，历史经验体现在以下几点。

第一，统一领导，形成合力。1950 年 4 月，卫生部发布《关于血吸虫病防治工作的指示》，采取了一些防治措施，但事实表明这项工作绝非卫生部门孤军作战就能完成的。1955 年 11 月，毛泽东同志指出，"光靠卫生部门是不行的，要在党委统一领导下，成立血吸虫病防治领导小组"。此后，血吸虫病流行地区县以上党的组织，以及大部分乡以上党的组织，都建立了防治血吸虫病领导小组，大部分地区乡以上的各级人民委员会都建立了防治委员会，一举扭转了防治血吸虫病缺乏统一领导的局面。

第二，有关部门分工负责，综合治理。根据《国务院有关部委防治地方病工作职责》的规定，各有关部门应将本部门承担的血吸虫病防治（以下简称"血防"）任务列入年度和长远工作计划。国家计划部门负责将血防工作列入国家社会发展规划；卫生部门负责查病治病、疫情监测、防治技术指导和部门综合协调工作；农业部门负责结合农业生产，开展大规模群众性灭螺活动，负责家畜血吸虫病的防治工作；水利部门负责将血防灭螺纳入水利建设统一规划，制订实施水利灭螺工程方案；轻工部门负责所辖芦苇生产基地的血防灭螺工作；化工、医药、石化、物资管理部门负责灭螺治病药物及其原料的生产供应工作，做到保质保量，及时供应；铁路、交通运输部门负责治病和灭螺药物的运输工作，在开辟和疏通水运航道时，注意与血防灭螺工作相结合；湖管、渔政、公安等部门负责疫区水上流动人口的管理和血吸虫病防治；宣传、教育等部门负责开展多种形式的宣传教育活动；科研部门要把血防科研项目列入国家重点攻关规划；财政、物资部门负责解决血防工作的经费和物资；民政部门负责生活贫困的晚期血吸虫病患者的生活救济；请人民解放军在完成驻地血防任务的同时，解除病区群众疾苦，给地方更多的支持。

第三，健全血防机构，加强科学研究。把血防科研项目列入国家重点攻关计划和卫生、农业、水利等部门的科研规划。积极组织科研人员深入疫区第一线，进行多学科的研究，吸收国外先进技术，集中力量进行协作攻关。要研究更新更有效的查病治病、查螺灭螺的方法和药物，及时总结和推广基层群防群治、简便实用的经验和技术。加强专业队伍建设。

第四，落实防治经费，提供必要的物资保证。对血吸虫病的防治，要实行“国家、集体、个人分别负担”和按照现行财政体制由地方负责的原则，地方政府在血防经费上要给予保证。同时，可根据群众的承受能力，因地制宜地开展社会集资、群众义务劳动和有偿服务，动员全社会力量办血防事业。中央视血吸虫病疫情及财力情况，给予适当的补助。

第五，全民动员，因地因时制宜。《国务院关于消灭血吸虫病的指示》强调，“必须经常地、反复地向群众进行广泛深入的宣传教育和思想动员”。相关部门通过编辑出版通俗小册子，把消灭血吸虫病的知识和方法向群众进行宣传。各级党委和政府通过各种报刊、广播以及农村的墙报、大喇叭等各种宣传工具，广为宣传，凝聚共识。

我国消灭血吸虫病的疾病预防控制伟大实践历史，基本形成了我国疾病预防控制事业的最重要的文化内容，这就是依靠党的领导，在相关政府部门的统筹领导和指导下，团结协调相关机构，崇尚科学，不断创新和提高专业能力，动员全社会的力量，发动群众群策群力、努力实现疾病预防控制的共建共治共享愿景。

（三）中国特色的疾病预防控制系统的行业文化内涵

在公共卫生领域，疾病预防控制机构是一个非常重要的关键环节。我们要遵循公共卫生的使命和初心，当然也要彰显疾病预防控制系统的行业文化。疾病预防控制工作的公益性和专业性特征非常明显。公益性体现在贯彻预防为主的卫生方针，全心全意地为广大群众的健康服务，为各行各业保护劳动力而无私奉献，实事求是，敢说真话，对事业负责，对人民负责。专业性体现在疾病预防控制工作繁杂的专业知识背景和不断完善的知识积累，秉持开放创新、融合协同的精神，营造工作学习化和学习工作化的氛围。疾病预防控制行业文化是疾病预防控制事业持续发展的动力，是推动疾病预防控制事业发展的重要支撑力量，赋予了疾病预防控制行业强大的生命力、创造力和凝聚力。

我们可以从几位历史人物或者劳模的事迹中去领会和挖掘疾病预防控制从业者的行业文化精神。

我国防疫事业奠基人、著名医学家、公共卫生先驱伍连德，1905 年获剑桥大学医学博士学位。1910 年在东北鼠疫大流行期间临危受命担任东三省防鼠疫全权总医官，承担起东北防疫的重任，他使用科学的工作程序和方法，找到传播途径；通过“疫患隔离”“伍氏口罩”等措施来切断疫情蔓延；通过焚烧疫尸来消灭传染源。他的治疫理念和有力举措控制了肆虐数月的疫情，避免了更大范围的流行。他关于“旱獭在鼠疫传播中的作用”的研究获得 1935 年诺贝尔生理学或医学奖提名。1915 年中华医学会成立，伍连德任书记并兼任《中华医学杂志》总编辑。在抗击疫情的过程中，他的一系列开拓性工作对中国近现代医学卫生防疫事业做出卓越贡献，奠定了中国公共卫生事业的基础。伍连德先生坚持实事求是，不受已有的教科书所限制，深入一线调查研究，不畏艰难和险阻，探求政府出面组织、社会奉献财物、医者救治教化并行、民众全体参加的防疫范式，形成了最初状态的中国公共卫生与疾病预防控制事业的基本文化内容。

病毒学家顾方舟，1950 年毕业于北京大学医学院医学系。在选择学科时，他认为：“从事外科，一生不停也只可保万人性命无虞，但是开辟中国公共卫生事业的天地却迫在眉睫，救亿万黎民于肮脏之境更是人间大义。”1955 年毕业于苏联医学科学院病毒学研究所，一心想学成报国的顾方舟立志道：“我要做一个公共卫生学家，让更多的人远离疾病！”1959 年底，国家采纳了顾方舟的建议，中国脊髓灰质炎活疫苗的研究工作正式展开。面对减毒活疫苗人体试验，顾方舟和同事没有犹豫，抱着“成则福泽万家，败则祸及自身”的大无畏精神，把自己当成人体试验的对象，评价疫苗安全性。在做疫苗使用对象为儿童的试验时，他把目光投向自己的儿子，不到一岁的顾烈东成为中国第一个喝下脊髓灰质炎活疫苗的孩子。同事们被顾方舟的大胆行为感动，也纷纷让自己的孩子参与试验。当疫苗投入使用后，没有人知道，也没有人可以想象中国脊髓灰质炎疫苗Ⅰ期人体试验竟然就是在研究者自己的孩子身上进行的。顾方舟团队经过多年的研究测试，最终通过“糖丸”这样一个方便运输同时也能够被孩子接受的方式，实现了脊髓灰质炎疫苗的彻底普及，为中国消灭脊髓灰质炎的伟大工程作出了重要贡献。顾方舟及其团队具备的赤诚爱国爱民之心，认真与严肃的科学工作态度，舍小家为国家的无私奉献精神，坚持不懈探索符合国情、可及性好且服务对象乐于接受的适宜防疫技术的工作热情，生动地体现了公共卫生与疾病预防控制行业和机构的职业文化精髓。

“2008 为了公共利益年度人物”刘晓琳是一位有责任感的安徽省阜阳市人民医院儿科主任医师。2003 年 8 月，她注意到当地儿科就诊的营养不良患儿明显增多。“现在生活条件比过去好多了，怎么会出现这种不正常情况呢？”作为一名临床工作者，同时也具备公共卫生职业敏感性，经过仔细询问和进一步调查，她发现患儿都是经济困难且父母外出打工的家庭，依靠着“最便宜”的奶粉人工喂养。她首先想到是患儿吃的奶粉出了问题，于是自己掏钱让患儿家长去化验奶粉，以检测数据为依据，报告了劣质奶粉与“大头娃娃”有关。她在医院的支持下，走进阜阳市电视台的节目，呼吁注意劣质奶粉问题，制止了这起公共卫生事件的蔓延。2008 年 3 月 28 日下午 5 点，刘晓琳像往常一样准时来到医院儿科值夜班。刚到岗，病房里有两个重症患儿，出现了呼吸衰竭等症状，一名患儿口吐粉红色泡沫痰。医护人员立刻进行抢救，可是 40 分钟后，这名下午 3 点多入院的患儿还是因抢救无效死亡，此时是下午 6 点多。没多久，该患儿邻床的另一名患儿也突然出现手脚冰冷、口吐粉红色泡沫痰等症状，虽经全力抢救，下午 7 点多第二名患儿也宣告死亡。护士还告诉她，前一天已有一名相同症状的孩子死亡。面对这几例意外病症，职业的敏感和强烈的责任心促使她警觉起来，大脑中闪过“手足口病”的概念，她立即上网查了邻省前一年所发的手足口病资料，经过反复比对病例，她连夜把 3 个小孩的病情向医院领导汇报。第二天清晨 6 点，刘晓琳再向阜阳市疾病预防控制中心上报。4 月 15 日，安徽省卫生厅向卫生部求援，16 日卫生部专家赶到阜阳。4 月 23 日，卫生部、安徽省卫生厅、阜阳市疾病预防控制中心三级专家共同确定，发生在阜阳的这种病为手足口病（肠道病毒 EV71 感染）。卫生部将手足口病列为法定报告传染病，将当时的安徽省突发公共事件应急响应提升。亲临阜阳指导救治工作的卫生部部长陈竺这样评价刘晓琳：“一个好的临床医生，面对的应该不仅仅是个体病人的症状，还要想到症状后面的病因，要对临床情况的特殊性产生警觉，意识到其中的不同寻常之处，并且有报告意识。刘主任对这次疫情的控制是有贡献的！”她只是简简单单地强调“我有责任这样做”。发现情况 - 迅速汇报 - 让政府知情 - 高层决策 - 挽救生命，这是她两次发现、报告重大公共卫生事件的路线图，直接和间接地拯救了无数儿童的健康和生命。所有的公共卫生从业者在职业行为中，要有高度的专业敏感性和责任心，发现问题一定要及时、准确、依法向上级部门报告，坚持生命第一和人民利益第一。这是体现在公共卫生与疾病预防控制从业者身上的职业文化精神。

第二节　具有中国特色的疾病预防控制机构文化建设

希望疾病预防控制系统工作人员通过本节内容，有意识地做好自己机构的文化建设，并且能够在工作中体现出职业文化精神和特色。

一、疾病预防控制机构文化建设的基本原则

文化建设是一个动态发展的过程，既要遵循文化建设的规律性，又要结合疾病预防控制机构的实践性与操作性。疾病预防控制机构文化建设的基本原则包括以下几点。

（一）坚持以人为本的原则

以人为本是疾病预防控制文化建设的首要原则和根本原则。以人为本体现在两个方面。一是在服务理念上突出以公众为本，公众至上，想公众之所想，急公众之所急。为社会公众提供及时、高效的公共卫生疾病预防控制服务。二是在管理理念上突出以职工为本，确立尊重职工、理解职工，与职工共同发展的管理理念。全面提高职工素质，着力营造关心人、尊重人、理解人和培养人的文化氛围；为职工营造优良的工作学习环境和健康公平的发展环境；提供完善的培训体系和有效的沟通机制，不断激发职工的积极性、主动性和创造性；在和谐的环境中完成对职工的思想、理念和精神的再塑造。努力实现职工的自我管理、自我完善和自我超越，在各自的工作岗位上创造出新的业绩。

（二）坚持注重实效的原则

疾病预防控制机构文化建设要理论联系实际，讲究实效，要善于吸收各个行业

优秀组织文化建设的精华。紧密结合疾病预防控制的行业特征和实际，形成具有本单位特色，广大职工认同的价值观、道德规范、行为准则、工作作风等。

（三）坚持与时俱进的原则

优秀的组织文化并非一成不变，它需要不断地创新，能够适应迅速变化的内部和外部环境。因此领导层在文化建设上要有自我否定的勇气和不满足于现状的精神。持续关注疾病预防控制文化建设过程中产生的各种问题，并适时地给予纠正、修正，以体现时代性，富有创造性，使疾病预防控制机构文化建设充满生机和活力。

（四）坚持全员参与的原则

职工是疾病预防控制机构文化的实践者和建设者。在文化建设的过程中，要注重发挥广大职工的主体作用。发动职工广泛参与，树立所有人都是文化建设主人的观念。要在参与的过程中，通过交流与融合促使职工自觉把智慧和力量汇聚到单位的整体目标上，把个人追求融入组织的长远发展上，把个人行为统一于组织行为的共同方向上。同时在参与的过程中，使职工能够分享组织成长所带来的好处与欢乐。形成职工对组织的认同感和归属感，从而激发职工参与文化建设的积极性和主动性，为疾病预防控制机构文化建设做贡献。

（五）坚持母文化与子文化兼容原则

在疾病预防控制机构内部，各个部门之间的工作性质和人员素质不尽相同。疾病预防控制机构文化建设应该从实际出发，兼顾各个部门的特点，既要坚持整个组织文化的同性，又要允许各个部门形成突出自身特点的理念、价值观和采用不同的管理思路、管理制度、管理程序。

（六）坚持常抓不懈的原则

疾病预防控制机构文化的形成必须依靠领导班子、中层干部和职工的长期探索和实践，要做到目标明确、锲而不舍、坚持不懈，确保疾病预防控制机构文化建设取得预期的效果。机构文化内容丰富，一般分为表层的物质文化，浅层的行为文化，中层的制度文化，深层的精神文化。疾病预防控制机构应该以物质文化建设为基础，行为文化建设为载体，制度文化建设为重点，精神文化建设为核心，有效地加强疾病预防控制机构的文化建设。

学习是生存之本，学习是发展之路。制订员工培训的长远规划和近期目标，形成长效的岗位培训机制；通过采取全面培训与专业培训相结合，内部培训与外部培训相结合，理论培训与技术培训相结合的综合培训方式，强化对职工理论与业务技能培训，促进机构职工不断更新知识，鼓励职工参加学习。帮助职工提高对疾病预防控制机构职能和发展目标的认知能力。把握疾病预防控制工作规律性的能力和创新能力、知识技能获取与更新能力。提高技能，增长才干，实现自我超越，增强事业发展动力。学习力是事业发展进步的原动力。一位著名企业家写道，“唯一持久的竞争优势，也许就是比你的竞争对手学习都更快一些的能力”。企业界有一句名言，“爱你的员工吧，他会百倍地爱你的企业”。即使不能靠优越的工资薪酬制度留住人才，也要靠先进的、入心的疾病预防控制精神文化和职业文化，努力做到事业留人、环境留人，给予职工职业尊严荣耀，使他们能够自豪地为疾病预防控制工作 40 年。

增强执行力是机构目标实现的决定因素。增强执行力，首先必须用先进的执行理念武装职工的头脑。形成有利于执行的文化氛围。要积极引导职工牢固树立刚性化的执行理念，形成“接受任务不讲条件，执行任务不找借口，完成任务追求圆满”的精神状态，形成“只争朝夕，埋头苦干和力争上游”的良好局面，形成“求真务实，一丝不苟，注重细节，负责到底”的工作作风。用严格的制度，卓越的团队精神，切实把职工的积极性引导好、保护好和发挥好。为实现组织目标奠定坚实的群众基础，提供强有力的执行力。

在公共卫生与疾病预防控制的绩效评价体系中应该加入对于机构文化建设维度的考评。包括但不限于该机构的文化建设口号是否恰当，机构发展是否符合文化建设设想，文化建设口号是否在实践中得到了体现，等等。

二、建设中国特色疾病预防控制职业文化的途径

（一）疾病预防控制系统文化建设的基本要求

1. 遵循行为规范的管理要求 管理方式经历了粗放管理、精细管理、物事管理、价值管理、知识管理、人本管理几个阶段后，文化管理在管理中的占有比例越来越高，“文化力”与领导力、制度力一样，成为一个单位发展的重要方面，并涵

盖了领导力和制度力等综合内容。疾病预防控制机构文化建设作为单位建设与发展的一个要素，在一定程度上影响和带动着机构的生态形象、技术质量水准和事业发展的归宿，文化建设所形成的机构归属性、责任心、使命感、物质和精神的价值理念，规定和规范着职工的行为与价值取向，也规范着单位的社会影响力、综合服务力。因此，疾病预防控制机构文化建设必须制定相应的单位管理规范、职工行为规范、技术服务规范等。

2. 遵循文化的理念要求 确切提炼疾病预防控制文化建设的精神。文化建设的重要归宿就是要形成自己的独特价值理念。文化绩效的内涵应该包括价值理念、目标理念、竞争理念、创新理念。首先，价值理念是根本，是职工内心的信仰，决定着职工的外在行为取舍，是文化建设的原动力，单位倡导一种共同的价值理念，全体职工自觉遵守并实施。倡导职工个体价值必须与单位价值相结合，并且找到一个结合点，实现个体价值与单位价值的双赢。其次，目标理念是事业发展的方向，明确规定着职工的行为实践、行为目的、行为效果必须沿着相应的轨道，最终实现共同的目标。再次，竞争理念是促进绩效最大化发挥的内在激励，从战略的高度，立足服务市场的竞争，并在服务市场中取胜，获得服务效果、服务效益的提升。最后，创新理念是战略化措施，疾病预防控制系统既要面向群体开展社会大众卫生的服务，又要面向个体实施具体的预防保健服务，为了不断适应并适度超前地为社会群体和个体提供有效服务，疾病预防控制服务工作不能一成不变，必须紧随科学技术的发展、紧随变化多端的疾病预防问题和社会公共卫生问题的形势，创新服务项目，拓展服务范围，真正为社会疾病预防控制工作服务。

3. 遵循以人为本，共建、共治、共享、共赢 倡导职工参与疾病预防控制文化建设，形成文化对事业发展的良好渗透，形成以文化为核心的社会竞争优势，必须着眼于以人为本的建设原则。一是以提高领导者素质为本；二是以提高职工素质为本；三是以提高职工参与度为本；四是以充分发挥职工个性为本。

（二）目前疾病预防控制机构文化建设存在的问题

不容忽视的是，疾病预防控制文化建设中存在着一定的误区，过分讲究外在形式而忽视内涵建设，使得文化建设的实践性出现偏差。目前，疾病预防控制机构文化建设存在的问题包括以下几点。

1. 疾病预防控制文化建设的精神提炼不够确切 目前，各级疾病预防控制机构正在努力推进文化建设，但其精神目的和物质目标的确定需要一个长期的提炼过程。文化是各种因素的综合体或合成体，其建设必须具有明确的目的和目标，既要有精神方面的目的，也要有物质方面的目标。在文化建设之初，大都是结合实际，比较笼统地提出一个疾病预防控制精神，这是其精神方面的要求，但是这种精神必须是一个长期的提炼过程，因此，疾病预防控制精神提出之始，必须在实践中不断更新，才能形成切切实实的疾病预防控制精神。

2. 疾病预防控制文化建设的个体特色不够明显 培育和形成一种独特的疾病预防控制机构文化，并不是要将疾病预防控制机构承担的社会角色一一定之。业务技术服务不同于其他医疗机构是一方面，但创出何种服务特色，以何种独特的服务方式占有城乡公共卫生服务市场是另一方面。目前情况下，各级疾病预防控制机构还缺乏主动性，往往是被动于具体服务项目或服务内容的更迭或增加，把增加服务项目作为文化特色的建设抓手，这是对文化建设的误解。

3. 疾病预防控制文化建设的参与性不强 文化建设必须要求职工的全面参与，而不仅仅是管理层或者设计者的单方行为。单位文化建设过程中，设计层提出的建设方案必须由职工自觉去参与执行。而目前往往是设计者过分刻意讲究文化的语言性、标语化、广告化，使得文化建设处于静态之中，不能充分在职工的工作实践中得到体现，形成这种结果的原因，一方面来自设计的欠缺，一方面来自职工的自觉程度。

三、疾病预防控制机构文化建设的主要途径

（一）以精神文化为核心

以精神文化为核心，凝练出准确、可操作、可考核的单位训语。精神文化是整个疾病预防控制机构必须把握的准则，提炼一个适合疾病预防控制机构专业特点、服务特点、发展特点、职工特点的精神文化，既要结合卫生系统医疗卫生人员服务规范的总体要求，又要结合疾病预防控制机构的实际，包括疾病预防控制机构传统服务文化的继承、政府对疾病预防控制机构的职能要求、事业发展对疾病预防控制机构的技术要求、群众对疾病预防控制机构的服务需求等，形成符合实际的疾病预防控制机构精神、服务规范、单位训语等。

例如，中国疾病预防控制中心的使命是：通过对疾病、残疾和伤害的预防控

制，创造健康环境，维护社会稳定，保障国家安全，促进人民健康。因此，就创立了“以科技为依托、以人才为根本、以疾病预防控制为中心”的核心文化，是既立足于中国疾病预防控制事业的根本内涵和发展方向，也是定位于中国最高级别疾病预防控制中心的核心文化。

再例如，中国疾病预防控制中心环境与健康相关产品安全所，是定位疾病预防控制的具体业务领域和有明确的专业工作特征，因此他们的核心文化就是“敬业、创新、求真、严谨（dedication, innovation, truth-seeking, preciseness）”。

（二）以目标绩效为主线

目标和绩效是文化建设的根本出发点，因此，需要确立科学的发展规划、年度计划和目标，建立合理的、科学的、积极向上的事业发展目标是文化建设的重点环节。要从过去事业发展的状况中，科学决策，确立适合疾病预防控制机构发展的新的发展计划。计划成文后，应该进一步通过管理途径，促进计划的落实，采取层层责任制的方式，促使总体目标在各个科室、岗位得到落实。加强对目标、计划等完成情况的考核，让目标管理、绩效管理得到单位内部全体人员的认同，形成绩效管理的独特文化。我国当前的疾控体系包括了疾病预防控制中心系统、卫生监督中心（所）系统、传染病专科医院系统，很显然他们的目标绩效是有所差别的。所以，在机构的文化建设上各有特色。

（三）以科学服务为根本，以品牌服务为带动

品牌体现着单位的信誉和形象，抓好品牌服务，可以发挥示范带动作用，并产生良好的社会效应和经济效应。在实践中，一是抓品牌技术，医院的工作性质主要是事后治疗，而疾病预防控制机构的工作性质是事前预防，现在人们对于疾病的事前预防要求和需求都稳步上升，在这样的预防服务市场中立足，取信于民，必须有自己的服务品牌。疾病预防控制工作具有很强的专业性和技术性，近几年因为“传染性非典型肺炎”“禽流感”“新冠病毒感染”等疫情预防控制的显著效果，在人民群众心目中疾病预防控制的地位直线上升，随着人们对疾病预防的要求逐步提高，作为疾病预防控制部门，也要紧跟国际国内传染病、部分非传染性疾病、动物疫源性疾病、输入性疾病等的预防控制工作进展，特别要做好新发疾病的预防控制工作。二是抓品牌岗位，重大疾病防治的科室与岗位，作为疾病预防控制机构品牌

建设的龙头，在社会上建立起良好的口碑、较高的知名度和群众影响力。可以依托学习型科室、红旗班组、青年文明号、巾帼示范岗、党员示范岗、满意服务岗等载体，重点打造疾病预防控制机构的品牌岗位。

（四）以质量安全为保障

医疗卫生服务行业的服务安全是社会关注的焦点，疾病预防控制机构同样存在这样的问题，在从事社会公共卫生服务过程中，一定要以质量为根本，为群众提供安全、优质、高效的服务。疾病预防的安全意识，首先要体现在事前的预见性，加强疾病监测和公共卫生监测，提供各类传染性疾病、非传染性疾病、职业中毒、公共卫生状况等的预警、预测、预报，让群众尽早知晓疾病流行和进展，让群众能够感受到疾病预防控制的力量，以及提供的安全感。其次，在疫情或者公共卫生事件发生、发展、结束的过程中，疾病预防控制机构要及时、准确、有效地做好防控与指导。为此，疾病预防控制机构平时除加强技能训练外，也要加强质量和安全意识的教育。

（五）以群众文化为基础

以群众文化为基础，正向引导，进行知识扩展和更新，团结人员队伍。要多开展健康文明、积极向上的文体活动，通过这些活动形式，一方面，让职工得到脑力的休整；另一方面，可以通过活动增进职工友谊、增强团结协作精神，精心培育团队合作精神，使职工有良好的精神风貌和工作热情。

第三节　疾病预防控制决策与实践中的文化考虑

在大卫生和大健康的背景下，疾病预防控制系统工作人员在公共卫生决策和公共卫生实践过程中应该具备一定的文化敏感性。本节主要以实例的形式，介绍一些疾病预防控制领域之外的相关领域文化，我们不可避免地遇到不同领域职业文化、不同人群文化之间的冲突、开放、合作、妥协、统筹等。

大家普遍接受的公共卫生定义是：通过评价、政策发展和保障措施来预防疾病、延长人寿命和促进人的身心健康的一门科学和艺术。自然科学和社会科学是在科学的框架和范式之下进行客观的、理性的讨论和实践；艺术则是在伦理的和文化的层面进行主观的和价值取向的评价和实践。显然，公共卫生和疾病预防控制的一切活动和实践都不能脱离公共卫生服务提供者（包括各个相关部门之间）与公共卫生服务对象（不同区域以及不同人群）在文化背景上的相互认同和适应，这就是健康中国共建、共治、共享的追求。

公共卫生服务是一种成本低、效果好的服务，但又是一种社会效益回报周期相对较长的服务。政府在公共卫生服务中起着举足轻重的作用，并且政府的干预作用在公共卫生和疾病预防控制工作中是不可替代的。

例如，对健康的认识，在理念层面比较容易获得普适性的共识。但是在执行层面，在具体工作的设计、实施、评价过程中必然牵涉到许多文化因素的影响。世界卫生组织指出“健康是在躯体健康、心理健康、社会适应良好、环境和谐、道德健康五个方面皆健全”。在设计、实施或者评价一项疾病预防控制策略和措施时，利益相关方就会问道：什么是“适应”？为什么目的而“适应”？用什么指标来衡量“适应”？这里就应该注意到文化价值和群体 / 个人判断在决定什么是健康中的作用。例如，在控烟、环境保护、新冠疫情社区防控等等几乎所有的疾病预防控制工作中，都有或大或小，或温柔或激烈的文化冲突，这是相关各方文化差异（或称利益冲突）所造成的，需要疾病预防控制部门有一定的文化敏感性，寻找利益相关方的文化交叉点（最大公约数），相互妥协、协调、合作，融合营造共建、共治、共享、共赢氛围。在有些情况下，也许只能靠政府干预，协调相关各方服从于健康最大利益。

我们生活的社会是复杂而多元的，人们对待健康的态度和应对方式是不同的，但有两个基本要素：一是对医学（临床、公共卫生）知识的信心；二是个人及周围环境的责任和义务。文化倾向影响着我们如何理解对待健康的（传统）共识。在不同的社会环境里，在特定的人际关系中，什么是健康，什么是健康的目的，常常会因时而异。例如，在制订肺癌预防控制策略和措施时，是否谈及烟草工业应负的责任？例如，评价新冠疫情的应对策略和措施，可以看到在不同国家政府的差异很大，甚至在不同的政府部门之间也有差异。

一、政府主导、多部门协作

公共卫生与疾病预防控制事业是一个系统的大社会工程，必须依靠全社会的共同参与。党中央要求“将健康融入万策”，这体现了党的统一领导，部门各司其职，有了一个强有力的政策引导和保障。然而，在具体的公共卫生与疾病预防控制实践中，还是必须理解、包容、尊重各合作部门领域的文化特点。例如，教育部门、公安部门、农业部门、贸易部门、遥感遥测部门、交通运输部门、海关部门、环境保护部门、工业信息部门、广播电视与宣传部门、食品药品监督部门等等，都是公共卫生与疾病预防控制工作的经常和长期合作伙伴。由于各个部门的主要职能和管理目标不同，因此，在对待公共卫生与疾病预防控制的具体的工作项目时，就需要深入细致地交流协商，彼此尊重，达成合作。在抗击新冠疫情的过程中，相关部门的管理文化有了一个相交、相知、相识、相补、相助、相融的机会，有许多成功的经验值得总结，希望能够成为今后为了大健康目标、为了公共卫生与疾病预防控制事业的多部门合作工作机制。

二、全社会动员、全民参与

理解、包容、尊重各服务人群和区域文化特点。例如，民族、宗教、本土化等。例如，边缘人群、亚文化人群的相关健康认识等。

不同的文化传统群体对预防、干预、治疗方案和过程的反应是不同的，这就是“跨文化情境”，实质上，所有的公共卫生和疾病预防控制实践都是跨文化的，因为卫生服务提供者（从医护人员至医学政策决策者）和服务对象（患者及干预对象）不可避免地在对待健康的认识、交流方式及行为方式、对医学干预效果的期待上，有些不一样。这种情况下互动可能使双方都不太满意。应该注意到文化价值和个人利益在决定什么是健康中的作用。

社会文化因素影响健康的三种方式：①不同社会文化群体对健康的界定都不尽相同，而且，对特定疾病的看法也大相径庭。②不同文化影响了该文化群体成员接触“病因”的机会和利用医疗资源的机会。③影响健康的因果链（近端、远端）上，社会文化因素起着独特作用。了解疾病发生的社会情境、文化情境、政治情境，有助于制订有效的疾病预防控制方案。流行病学和社会学都是关注群体现象。在学科使命的认识上，疾病预防控制更加积极地运用生物医学层面的成果，推进卫生干预（即行动性），但在多数情况下忽视了对“受益人群”的社会文化层面的理解（即能动性），以至于一些生物学上言之有理的成果和观念难以转化为被潜在受益人群自愿接受的“礼品”（缺乏可接受性）。转化医学的助推剂之一就是疾病预防控制工作者的社会人文知识和素质。

人群的健康和疾病模式，其社会文化性因素的集合效应很可能要比其生物性因素的集合效应更加广泛和可调控；同样，对于一个公共卫生策略和措施效果的评价，也应该超越单纯的疾病频率一维模式，要综合考虑到社会经济文化的包容度和潜在受益群体的可接受度等多维模式。

例如，艾滋病是公共卫生学、流行病学、社会学，甚至经济学、政治学、法学等学科都有专门讨论的问题。虽然，艾滋病的生物医学问题至今仍没有清晰的结论，但大家讨论的热点都聚焦于流行病学与各社会人文学科的交集。例如，何谓高危人群？是否要特别关注？怎样给予恰当的服务和管理？针对艾滋病的各种公共卫生政策的合法性、合理性、经济性、伦理性、可推广性、可接受性、可包容性、可持续性？在艾滋病问题上，公共卫生与社会人文科学有着广泛的、超国界和跨文化的合作，其总结出的教训和经验已用于其他公共卫生政策决策过程。

在许多干预实践中，公共卫生学者试图通过提高健康知识的知晓率，来达到降低危险行为发生的目的。但是从实际情况来看，“知 - 信 - 行”模式实现过程存在着一定的社会文化内涵距离。相对较为直接的危险行为和危险因素背后还存在所谓的“易患因素”或“远端危险因素”，在现实中，危险因素和易患因素是紧密联系在一起的，几乎每一个人的易患性都是与其危险行为相结合的。只有把降低危险性的努力和降低易患性的行动结合在一起，控制疾病传播的效果才能更广泛持久。

公共卫生和疾病预防控制的干预实践是在具体的经济、社会和文化环境中施行的，必须对干预对象及其相关的自然、社会和文化环境等有较为深入的理解，这样才能使干预措施顺利实施，甚至达到事半功倍的效果。应该将以服务提供者为中心的服务模式转变为以服务对象为中心的服务模式，将单向管理的模式转变为多方共同治理的模式。

人类社会活动只存在相对的文化适宜的“循证科学决策”。流行病学和统计学方法与人类学、社会学、心理学等社会科学的研究方法相结合，是公共卫生研究与实践的必然要求。人类学和社会学的文化视角和人文关怀，对于边缘弱势群体和亚文化群体执着的学术关注，在很大程度上体现了公共卫生的价值观和社会发展的公平与正义。

在与我们的服务对象人群讨论协商、合作实施公共卫生和疾病预防控制工作项目时，我们应该尊重包括公共卫生在内的公共事务伦理理论基础。至少包括以下几点。

1. 功利主义 人人皆有“趋乐避苦”的本性，正确的行动就是一种“能使最大多数人获得最大幸福”的行为。

2. 自由主义 每个人的生命都具有同等的价值，每个生命都值得尊重而不能以任何理由侵犯。

3. 社群主义 评估公共政策好坏的关键是它是否有助于创造适合个人生活于其中的社会形式。社会有责任改善其成员的生存状况，以便共享兼具美德和良好行为之社区的理念。

例如，我们可以通过比较对于抽烟行为普及化起到很大促进作用的烟草广告与号召控烟运动的警示广告，去分析为什么会有这么大的效果差异。烟草广告以一种含蓄的但是明确的“满满的男人味”去吸引着未抽烟者转化为烟民，以及维持着烟民“骄傲”的心态。而控烟广告针对这种“满满的男人味”给予讽刺，借以对疾病预防控制服务对象（烟民或者潜在的烟民）形成不抽烟、戒烟，至少是在公共场所抽烟的压力。控烟广告往往专业性地列举了抽烟的种种危害，并且以触目惊心的方式表达出来，但是对于疾病预防控制服务人群（无论是烟民还是非烟民）来说，他们很可能不置可否，甚至对疾病预防控制的宣传产生怀疑。总之，对于烟民来说有不同的内在的行为驱动力。我们努力在推行的各种公共卫生服务需要建立在对于服务对象人群亚文化有深刻的认识基础上，并且能够撬动这种行为背后的文化决定因素，这样才能够达到事半功倍的效果。

例如，在制订青少年性健康教育的公共卫生与疾病预防控制项目计划中，会遇到不同的性教育模式。在选择时，除了公共卫生和疾病预防控制希望传递的知识点和传播方式，我们还必须考虑到教育部门的管理文化、学生家长的文明程度，特别是服务对象青少年成长过程中的文化经历，只有各方的诉求都能相互配合起来，这样才能够找出恰当的、有针对性、有效的教育和心理行为干预模式。很显然以下三种性教育模式在我国都是可能推广的（表 9-1）。但是在综合考量不同地区的社会发展程度、不同地区的文化背景、不同类型的学校环境等因素，并且得到疾病预防控制机构、教育管理部门、学校、学生家长以及学生等利益相关群体多方共识（就是各个群体文化的最大公约数）后，应选定一种较好的模式去实施疾病预防控制的健康教育工作项目。

表 9-1　三种性教育模式比较表

模式	目标	价值观				成年人的态度	性教育模式
		责任感	开放	道德	禁欲		
开放性教育	确保所有性生活活跃的人都有作出负责任行为所需的技能	选择性健康和责任感的个别道德行为	家人、教育者和保健人员同青少年就性做开放、诚实、一致的讨论，没有禁忌	个人道德，包括责任感、爱、尊重、容忍、公平	父母支持禁欲和性生活活跃的青少年做负责任的选择	性是与发育和公共卫生相关的议题，不必感到恐惧和羞耻；接受青少年的性交是亲密关系的一部分；年轻人感到被珍惜，得到信任	鼓励特定的健康行为，年轻人应主动发问
综合性教育	提升性健康，取得技能，作出负责的决定	在性关系中练习负责任，包括禁欲	提供给年轻人机会去质疑、评估家庭价值，并发展出自己的价值	在性方面尊重多元化的个人信念	在性方面尊重多元化的个人信念	性是跟发育和公共卫生有关的议题；所有人都有权利作负责的性选择；所有小孩都应该得到爱与关怀	提供正确资讯和技能让年轻人练习负责任，鼓励孩子讨论性这件事
禁欲性教育	教导未婚青少年婚姻前禁欲，不要性交	婚前禁欲以示负责	不提供禁欲以外的其他避孕资讯，回避有争议的话题	团体道德需要服从单一道德	团体道德需要服从单一标准	未婚性交是道德败坏；成年人知道什么对孩子最好；孩子应该服从长辈	提供年轻人在婚前禁欲、不要性交的动力，不鼓励孩子讨论性事

三、健康中国建设

全民健康是建设健康中国的根本目的。立足全人群和全生命周期两个着力点，提供公平可及、系统连续的健康服务，实现更高水平的全民健康。要惠及全人群，不断完善制度、扩展服务、提高质量，使全体人民享有所需要的、有质量的、可负担的预防、治疗、康复、健康促进等健康服务，突出解决好妇女儿童、老年人、残疾人、低收入人群等重点人群的健康问题。

健康的概念不断丰富，不断延伸。既有客观衡量之指标，又有人文精神之要求。随着公共卫生和疾病预防控制领域的日益发展和视野的不断扩大，越来越需要学习和借鉴人文社会学科的知识和方法。因为对很多健康和疾病问题的探究，只有结合了人文社会学科的视角和方法，理解、包容、尊重各合作伙伴及行业文化特点，才能对健康与疾病预防控制等问题有更为精确、透彻、有效的理解和实践。

例如，“同一健康”的文化理念就是追求人与自然的和谐，认为人类、家畜和野生动物、植物以及更广泛的环境（包括生态系统）健康是紧密联系和相互依赖的，需要动员社会各阶层的多个部门、学科和社区共同努力，促进福祉，应对健康和生态系统面临的威胁，同时满足对清洁水、能源和空气、安全和营养食品的共同需求，采取应对气候变化的行动，促进可持续发展。影响到病原微生物以及媒介生物分布的因素不仅仅是一些看得见摸得着的“近端的危险因素”，更多的是存在更大环境中的“远端的危险因素”。“同一健康”理论在国家层面上，主要以高效治理、有效协调、及时处置为主；在基层层面以实时推进、低成本高质量产出为主。“同一健康”涉及卫生组织、医疗部门、食品部门、环境监测部门、各类学术研究中心，各个相关部门共同努力构建人类、动物和自然环境三者的最佳健康状态。很显然，疾病预防控制实践必然地要了解、熟悉相关部门和合作伙伴的文化特征，充分交流，寻找共同建设健康中国大目标之下的部门文化之间最大公约数，制订出共建共治共享的合作方案。

例如，“医防融合”一直是我国深化医改的一条重要路径，也是我国实施健康中国战略，从“以治病为中心”转为“以人民健康为中心”的基础保障。新冠疫情及其应对过程促使加快了“医防融合”体系建设、能力建设和服务扩展。疾病预防控制系统和医疗保健机构是“医防融合”的重要着力点和落脚点。前者具有高效率的社会动员和人群组织能力，对于社区健康诊断和社区健康处方具有高度专业性，对判断群体的健康风险因素具有高度敏锐性；后者在“防病”方面也有着天然的资源优势，比如医学的专业能力、科普能力、筛查能力、带动作用等等，除了“治病”，也应该提供“防病”服务，这是毋庸置疑的。随着国家对预防的重视，把健康“战略关口前移”，是健康行业发展的大趋势，未来医院的“医防融合”能力将成为一项重要发展能力和重要的竞争力。在医防融合实践过程中，首先应该考虑到医疗保健临床的文化特点、广大的服务对象对于“疾病治疗”和“预防疾病”的认知差别、个体认知与群体认知分离等深层次的文化因素。仅仅是公共卫生与疾病预防控制合作伙伴之间的文化因素对于医防融合的制度设计、机制设计和建立过程中的隐性影响，就远远超过硬件投入的影响。

例如，充分运用大数据技术和方法，对于加快健全与完善我国公共卫生体系意义深远。习近平总书记在中央全面深化改革委员会第十二次会议上明确指出，要

“鼓励运用大数据、人工智能、云计算等数字技术，在疫情监测分析、病毒溯源、防控救治、资源调配等方面更好发挥支撑作用”。大数据技术在疾病监测、疫情和突发公共卫生事件预测、公共卫生策略制定、效果评价、卫生资源合理配置中具有广泛的应用前景；在公共卫生科学研究和教育培训中具有升级换代和跨越时空的强大能力；在公共卫生和医疗服务中，多源数据整合促进生命全程预防策略推进，使开展大规模真实世界研究成为可能，具有透明、不可更改和去中心化等众多优势的区块链技术在健康医疗数据管理、共享和应用中大有可为，实现“在正确的时间向正确的人群提供正确的干预措施”目标。在公共卫生与疾病预防控制职业文化建设中一定要坚持所有的数据必须实事求是，必须有现场工作，必须清楚数据的产生过程，必须坚持“草鞋”流行病学精神，坚决杜绝办公室的“数据流行病学”。同时，一定要非常清楚数字公共卫生监测和精准公共卫生监测由于会受到较多噪声干扰，它的及时性、准确性、真实性和可靠性需要研究，目前数字公共卫生监测更多被认为是传统公共卫生监测的补充而不是替代。另外，建设健康中国的大数据是一个系统性工程，各相关部门领域之间的信任与合作至关重要，公共卫生与疾病预防控制部门也应该无私地向相关部门提供数据分享。

我国 2022 年先后颁布了《中华人民共和国数据安全法》与《中华人民共和国个人信息保护法》，为保障数据安全和居民隐私提供了良好的法律保障，在保障数据安全的同时，促进公共卫生的数字化转型。两部法律也是公共卫生与疾病预防控制职业文化建设和职业道德坚守的重要内容。

四、基层健康治理理念下的疾病预防控制文化培育

党的二十大报告指出“基层治理是国家治理的基石，统筹推进乡镇（街道）和城乡社区治理，是实现国家治理体系和治理能力现代化的基础工程”。以习近平新时代中国特色社会主义思想为指导，坚持以人民为中心，以增进人民福祉为出发点和落脚点，以改革创新和制度建设、能力建设为抓手，建立健全基层治理体制机制，推动政府治理同社会调节、居民自治良性互动，各类组织和各项工作积极协同、群众广泛参与，自治、法治、德治相结合的基层治理体系，健全常态化管理和应急管理动态衔接的基层治理机制，构建网格化管理、精细化服务、信息化支撑、开放共享的基层管理服务平台，支持群团组织承担公共服务职能。

基层健康治理是以“大卫生、大健康”新理念、新格局为指引，针对基层群体/个体的主要健康问题及卫生健康需求，通过政府部门、行业机构、社会组织、公众等主体的分工协作、平等参与，构建一系列制度和规则体系，以促进和保护人民健康的所有行动和措施。强调治理主体的多元化，治理方式从单一主体管理转变为多元主体协同共治：强调治理方法的法制化，完善健康卫生法律法规和规章，健全卫生健康服务和管理标准；强调治理过程的民主化，建设人人有责、人人尽责、人人享有的基层健康治理共同体。

我国的卫生健康工作方针始终强调以基层为重点，基层始终贯穿健康治理的全过程。完善基层健康治理是落实健康优先战略的关键，是全方位全生命周期保障人民健康，实现全体人民共同富裕的必然要求，是实现卫生健康治理理念和服务模式转变，推动卫生健康治理体系和治理能力现代化的重要组成部分。

在推进和加强基层健康治理的建设过程中，疾病预防控制机构和从业者需要熟悉和适应更多的行业文化、地域文化，甚至服务对象的亚人群文化，并且能够准确地寻求到追求共同的健康目标下的不同文化的交叉点、融合点、协同点。

基层健康治理是一个系统工程，涉及多个责任主体，包括政府、社会组织、家庭、个人等，在新冠疫情防控过程中，基层发挥了关键作用，基层及其所辖社区是疫情联防联控的第一道防线。

所谓基层是由若干个彼此相邻、社会群体相似的社区所组成，是社会有机体最基本的内容，是宏观社会的缩影。社区是某一地域里个体和群体的集合，其成员在生活上、心理上、文化上有一定的相互关联和共同认识，具有“共同文化”和“共同地域”两个基本属性。社区文化是指城市社区居民在特定区域内、在长期活动过程中形成的，具有鲜明个性的群体意识、价值观念、行为模式、生活方式等文化现象的总和。具体来说，社区文化包括三方面的内容，物质方面，即该社区内的文化活动、场所、设施；精神方面，即通过社区文化活动培养起来的社区居民对社区的认同感、归属感、新的信仰、价值观、人生观、审美情趣、人生乐趣和生活方式等；制度方面，即为保障社区文化活动的正常开展而建立的一系列规章、发布的一系列政策所构成的规范结构。从社会经济发展水平可以分为传统社区、发展中社区、现代社区或发达社区，不同社区面临的公共卫生和疾病预防控制需求是不一样的，疾病预防控制机构与社区内相关的行业机构文化和居民群体文化的合作、碰撞、冲突及解决方式肯定是不一样的。例如，北京燕园街道（辖 7 个社区）受海淀区政府和北京大学双重领导，其居民之间的文化维系力和内部归属感、科技经济发展水平、社会资源等生态体系，对于基层健康治理的理念、途径、规划就比较容易达成各方合作共识。

社区是基层健康治理的基本单元，也是新冠疫情联防联控、群防群控的主战场。新冠疫情发生以来，全国上下充分发挥基层协调联动作用，筑起群防群控坚实屏障。只有将基层健康治理融入卫生健康服务全过程，及时发现公共卫生和居民健康问题，精准预判公共卫生风险和主要健康危害因素，将公共卫生和健康管理关口前移。才能提高基层健康服务可及性、公平性、服务效率、服务质量，不断提高基层防病治病和健康管理能力，持续增强群众在医疗卫生方面的获得感、幸福感、安全感。

网络社区是指由网民在网络空间进行频繁的社会互动形成的具有文化认同的共同体。虽然不属于基层健康治理的建设组成部分，但是网络社区的文化却可能影响（促进或者阻碍）到现实的基层健康治理建设过程。这也要求疾病预防控制机构和从业人员熟悉网络社区的文化特点，并且能够有效地与网络社区沟通、交流、引导。

五、全球人类健康命运共同体

全球公共卫生是指研究和实践促进全人类健康、保障健康公平性的领域，其关注跨越国界和地域的健康问题，促进健康科学领域内部和外部的多学科合作，将群体预防和个体诊疗有机整合起来，为促进全人类健康服务。特别关注利用公共卫生的原则来解决中低收入国家面临的健康问题和挑战，以及影响这些问题的一系列复杂的全球性或地区性因素。包括城市化、人口迁移、信息技术发展、公共卫生系统不健全、不满足脆弱人群的要求等等。全球公共卫生的工作重心是人类健康命运共同体的建设、合作与发展。各国政府在公共卫生服务中起着举足轻重的作用。许多国家对各级政府在公共卫生中的责任都有明确的规定和限制，以有利于监督和评估。

在全球化时代，各国命运与共，休戚相关。我国一如既往地发挥负责任大国作用，保持与世界卫生组织的合作，加强国际合作和援助，与相关国家沟通和分享经验，受到国际社会的好评，充分体现了中国对构建人类命运共同体的责任和担当，共同维护全球公共卫生安全和人类健康福祉。

近年来，我国对于“一带一路”合作国家、中非合作国家、中阿合作国家、中东欧合作国家、南南合作国家给予了越来越多的公共卫生与疾病预防控制合作援助，有多边的、双边的和三边的合作援助模式。国家、省（自治区、直辖市）疾病预防控制机构都有专业人员参与工作，出发前由外交部给予合作或受援国家的一般性文化培训。但是，我们还应该对于具体的合作或援助的公共卫生与疾病预防控制项目所涉及的区域和人群文化特点，有一定的了解。在实施项目过程中，需要理解、包容、尊重所服务人群和区域相关的文化特点。例如，热带地区的早婚早育现象比较普遍，当地女性的生殖健康问题就比较突出，而且跟中国的疾病谱不一样。虽然我们很负责任地积极推荐在中国非常有效的生育和妇幼保健的经验，但是我们没有考虑到这是企图改变这些国家自古以来的早婚早育文化。再例如，在非洲国家抗击埃博拉疫情期间，我们也提供了“封锁疫区”等应对严重传染病疫情的中国经验，但是，受援国的社会管理文化以及服务对象的文化风俗都阻碍了中国经验在当地的实践。

国内已经开展的一些全球公共卫生评价研究显示，中国参与的单边、双边、三边合作或援助项目基本上达到了预期效果，得到合作或援助方肯定，认为项目的成效和成果是可持续性的基础。同时，研究提出了合作伙伴之间文化沟通在项目合作中的重要作用，受援国人力资源匮乏和居民习以为常且坚持的不健康行为和习俗，增加了额外的经济投入和沟通成本。

另外，我们在接受国际卫生资源合作和援助的公共卫生与疾病预防控制项目时，应该清楚地了解国际组织和援助国的健康文化理念、推荐的卫生项目过程及目标的文化背景，同我们在国内项目实施地区和人群的文化能否匹配？需要做什么优化或者改进？避免出现项目执行不顺利，或者是项目完成后无法可持续发展。

本章小结

疾病预防控制文化是疾病预防控制系统的机构和工作人员信奉并付诸实践的价值理念，是一种具有鲜明的行业特征的职业文化。具有客观性、观念性、独立性、动态性、继承性等特点。主要功能有导向、激励等。疾病预防控制文化主要由物质文化、制度文化和精神文化等文化要素构成。

本章配以史事介绍具有中国特色的公共卫生和疾病预防控制的文化精神，包括这种文化的形成、内涵以及发扬光大。从几位历史人物或者劳模的事迹去领会和挖掘疾病预防控制从业者的行业文化精神。以实例分享疾病预防控制系统工作人员有意识地做好自己机构的文化建设，并且能够在工作中体现出职业文化精神和特色。同时，也讨论了与疾病预防控制相关的外部文化沟通、交流、共识、共建共享的重要性。

思考题

1. 党的领导在我国公共卫生与疾病预防控制文化建设形成、发展过程中的作用有哪些？

2. 怎样形成符合行业文化精神、机构功能特色、职工发展追求的疾病预防控制单位文化？

3. 在疾病预防控制实践中，如何正确处理疾病预防控制利益相关方（包括疾病预防控制机构、合作伙伴与服务对象）的文化特点，形成最大公约数？

4. 为什么在全球公共卫生与疾病预防控制合作中需要特别注意援助国（地）与受援国（地）社会文化背景的异同？

（汪　宁）

第十章 循证医学和疾病预防控制决策的现代化

第一节 概　　述

随着医疗实践的迅速发展，如何在浩瀚的信息和文献中筛选出最恰当、最有用的证据用于临床诊疗，是医师和患者最为关注的问题。循证医学就是在这一背景下悄然兴起的，遵循现代最佳医学研究的证据（成果），将其应用于临床对患者进行科学诊治的一门学问。其目的在于不断地提高临床医疗质量和医学人才的素质并促进临床医学的发展，从而更有效地为患者服务并保障人民的健康。而在当今社会，随着人民群众健康服务需求的普遍增长，人们逐渐意识到循证理念对于公共卫生决策的重要性。世界各国政府的卫生决策与实践方式已经由最初的经验式决策逐渐转变为循证式决策，该决策方式由循证医学转化而来，其核心理念强调以最强有力的证据作为基石，不断强化政策制定者和执行者对循证卫生政策的理解，提高其发现并利用证据制定卫生政策的能力。

一、循证医学及其相关概念

（一）什么是循证医学

循证的思想古已有之，但循证医学作为一种模式则是由加拿大麦克马斯特大学戈登·盖亚特（Gordon Guyatt）领导的循证医学工作组于1992年正式命名。循证医学本指临床医师针对个体患者，在充分收集病史、体检和必要的实验室和影像学检查等资料的基础上，结合自身的专业理论知识与临床技能，围绕患者的主要临床问题（如病因、诊断、治疗、预后以及康复等），检索、查找、评价当前最新最佳的研究证据，进一步结合患者的实际意愿与临床医疗环境，形成科学、适用的诊治决策，并在患者的配合下付诸实践，最后分析与评价其效果。实践循证医学，既能有效地解决个体患者的临床问题、改善预后和促进患者康复，同时也能推动临床医疗水平的提高与进步，实现医患“双赢”。

随着循证医学的不断发展，在公共卫生领域使用循证思维进行决策的呼声也愈发强烈。1997 年出版的缪尔・格雷所著《循证医疗卫生决策》(*Evidence-Based Healthcare*) 一书中指出，群体和宏观医疗卫生决策也必须遵循证据，并对循证卫生决策进行了详尽的阐述。他认为，循证医学的思想适用于各个医学实践领域，并提出科学证据，从宏观决策入手，医疗卫生决策者和管理者可以采取多种管理和政策措施，促进循证医学的实现。循证医疗卫生决策强调对个人、群体的任何保健策略和措施的制订不仅要考虑资源和价值，还要以当前科学研究的最佳成果为依据。

（二）循证决策的三要素

循证决策最重要的基础就是寻找最佳的研究证据。然而，与医学实践和决策相关的证据是多方面的，这些证据的可靠性和与医学实践的关联性都可能因为来源的不同而存在差异。同时，任何医学决策都必须同时兼顾现有资源和价值取向。2000 年，戴维・萨科特（David Sackett）在其主编的第二版《循证医学：如何实践和教学》一书中指出，循证医学是现有最好的证据、医生临床经验、经济分配的价值取向的有机结合，三者并称为循证决策的三要素（图 10-1）。现有的最佳证据主要是来自以患者为中心的临床研究，如诊断试验的准确性和可靠性，治疗、康复和预防措施的安全性和有效性等。临床经验是指医师利用临床技能和既往经验快速评价患者健康状况、进行诊断、估计所施治疗的可能风险和效益，以及分析患者的价值观念和期望的能力。价值取向是指每个患者对其治疗

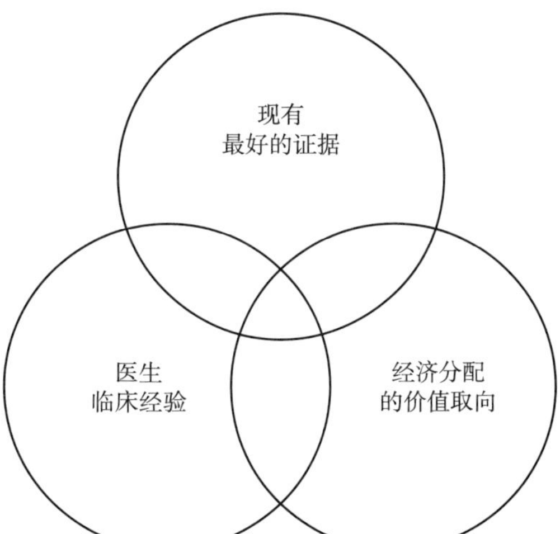

图 10-1　循证决策三要素

的选择、关注和期望。在面对干预措施的选择时，现有证据可能是决策的决定因素。然而，人们可能会因为经济上的负担等原因而拒绝采纳一项科学研究充分证明有效但昂贵的治疗，这就是决策中患者的价值取向因素。医学决策必须兼顾和平衡证据、经验和价值取向三个方面的因素，依据实际情况作出合理的决定。

（三）循证实践的五步骤

循证医学的实践既是科学又是艺术。科学是指其建立在流行病学、行为和政策研究的基础上，能够显示公共卫生问题的大小和范围，以及什么样的干预措施可以有效地解决这类问题。艺术是指在正确的时间收集并传播正确的信息，进而促进实践的进行。循证实践可以分解为 5 个步骤，其中，每个步骤都有着丰富的内涵和科学的办法，是相互联系的一个完整体系。如果在任何环节存在着缺陷或不足，都可能会影响循证医学实践的质量。

1. 循证问题的构建及方法 循证实践的第一个步骤就是提出一个明确的、可回答的问题。问题是否准确与完整关系到疾控工作者们能否寻找到最佳的证据来解决所面对的公共卫生问题，将会直接影响实践能否成功。

在公共卫生领域中，针对一项干预措施，一项需要进一步研究的问题应具有下面三个条件：实际情况与预先设计的理想状况存在差异；出现这种差异的原因尚不清楚；问题应该有不止一种答案，或者不止一种解决方案。

例如，某地区人口约 15 万，总体卫生状况较差，仅有 5% 的住户家中有厕所，与卫生条件差有关的疾病，如肝炎、肠胃炎和寄生虫病等非常常见。卫生部门开展了一项卫生设施改造计划，旨在增加配备厕所的住户数量，计划每年增加 15%。材料由项目组提供，当地的群众出劳力。然而，两年后目标只实现了不到一半。

原本的预期是，卫生部门计划项目开展两年后能有 35% 的家庭拥有厕所，但实际情况是只有 15%。这就是实际情况与理想状况间的差异。而导致这种差异的原因又不太清楚。可能的解释包括：①与服务有关的因素：对当地群众通知和动员不够，材料供应不及时，培训中的差异，以及卫生工作人员的效率等；②与人群相关的因素：如社区成员对疾病与卫生条件之间的关系缺乏认识，或更关心其他问题。因此，针对此项目提出的研究问题是：“卫生部门计划项目开展两年后能有 35% 的家庭拥有厕所，但实际情况是只有 15%。什么因素可以解释这种差别？”

若是针对一种特定疾病的循证问题，应包括该病的病因及危险因素问题、诊断问题、防治问题以及预后问题等，欲找准循证问题，可依次回答如下问题。

（1）该疾病发病及危险因素是否明确？

（2）该疾病是否能明确诊断？

（3）针对该疾病有无有效防治手段或方法？

（4）这些防治方法能否降低发病率、患病率，以及病死、病残率？

（5）这些防治方法能否提高患者的生存质量？

（6）这些防治方法能否改善成本效果？

在此过程中，若回答“是”，则进入下一个问题；若回答“否”，则可以作为循证问题的候选。

为了找准最重要的循证问题，应该强调的是疾控工作者必须准确地收集疾病的危险因素、临床表现、预后等因素。尽可能地获得可靠的一手资料，充分应用自己的理论、技能和经验、逻辑思维及判断力，经仔细地分析论证后确定核心问题，并将其定量，如问题的性质、问题的分布、问题的大小和强度等。接下来应确定可能引起问题的因素，如社会文化因素、与服务有关的因素和与疾病有关的因素，阐明问题和影响因素之间的关系。最后确定研究的范围和重点，清楚地陈述问题。

2. 证据检索与收集　根据所提出的循证问题，开始了解一个公共卫生问题的流行病学性质及能采取的干预措施时，科学检索文献是关键的信息来源。检索的过程包括确定问题有关的主题词和关键词，制订检索策略，应用电子检索数据库和期刊检索系统，检索相关证据作为分析评价之用。这些证据可来源于经同行评估的高质量期刊上发表的原始研究，亦可以来自系统综述（systematic review）相关的各种出版物。

（1）选择一个书目数据库：表 10-1 列出了一些常用的证据来源。

表 10-1　常用证据来源

名称	描述
原始文献来源	
MEDLINE	美国国立医学图书馆（National Library of Medicine，NLM）研发的、当前世界上检索生物医学文献的权威性数据库，收录了 1866 年至今近 4 000 种期刊上发表的文章。每月以 30 000 条记录的速度更新

续表

名称	描述
中国生物医学文献数据库（CBM Database）	中国医学科学院医学信息研究所研发的生物医学数据库，收录了1980年至今的1 400多种中国生物医学期刊的论文、资料汇编及会议论文的文献题录
二次文献来源	
Clinical Evidence	每月更新，主要提供常见临床干预效果的证据
Cochrane Library	季刊，提供临床和卫生保健领域中大量干预试验的系统综述
The Centre for Reviews and Dissemination	提供保健系统中大量干预效果的系统综述
Drug and Therapeutics Bulletin	月刊，聚焦药物、药物治疗和开具处方等方面，发表与单项治疗方法或整体疾病管理相关的独立评估和切实建议，旨在为医师、药剂师和其他医疗卫生工作人员提供最佳证据，以帮助他们在充分了解相关知识后做出无偏选择，为患者提供最佳诊疗
Health Evidence Bulletins - Wales	系统总结许多主题的研究证据，包括来自观察性研究的证据
Netting the evidence	提供循证保健的工具、资源、指南的各种链接
Trip Medical Database	提供快捷的网上循证资源检索

高效且无遗漏地找到可信、优质的证据在循证过程中十分重要。若初次使用电子文献检索数据库，可以寻求医学信息专业人员的帮助，以便尽快熟悉检索方法，提高检索效率。

（2）确定关键词：关键词就是描述综述主题特点的术语。一个有用的检索策略取决于所使用的关键词的灵敏度和特异度。灵敏度是指能够确定所有相关材料的能力，而特异度是指检索到的信息中含有相关材料的数量。大多数数据库都要求使用标准化的关键词，这些关键词可见于医学主题词（Medical Subject Heading，MeSH）术语列表。该列表可以通过PubMed网站的MeSH数据库进行检索。PubMed网站还有一个使用数据库的信息教程，包括识别和选择MeSH术语，此外还有“检索标题”的功能能够允许用户查阅其他已发表的与自己的检索信息相似的文章，以便核查所使用的检索术语。

（3）进行检索：在确定数据库和关键词后就可以开始进行检索。但如今医学证据呈指数增长，如何从质量参差不齐的各种证据中迅速收集到真实、有用的资料已成为医学工作中需要具备的重要技能，也是医学工作者们自我学习和提高实践能力的必需途径。

在检索过程中，应当权衡证据来源的综合性和选择性，尽可能做到不漏掉一篇高质量的相关文献，也不在不相关的文献上浪费时间。进一步要形成一个好的检索策略，可以采用布尔运算法，灵活运用 AND、OR、NEAR、NOT、截尾和通配符等来构建检索策略，并根据检索结果随时扩大或缩小检索范围直到能够回答所提出的问题。表 10-2 列出了 MEDLINE 数据库中针对不同类型的问题检索策略的灵敏度和特异度。

表 10-2 MEDLINE 数据库不同检索策略的灵敏度和特异度

研究问题	检索策略	灵敏度	特异度
病因	EXP COHORT STUDIES or EXP RISK or ODDS（tw）and RATIO（tw） or RELATIVE（tw）and RISK（tw） or CASE（tw）and RISK（tw）	0.82	0.70
预后	INCIDENCE or EXP MORTALITY or FOLLOW-UP STUDIES or MORTALITY（sh） or PROGNOS（tw） or PREDICT（tw） or COURSE（tw）	0.92	0.73
诊断	EXP SENSITIVITY AND SPECIFITY or DIAGNOS &（px） or DIAGNOSTIC USE（sh） or SENSITIVITY（tw） or SPECIFICITY（tw）	0.92	0.73
治疗 / 预防	RANDOMISED CONTROLLED TRIAL（pt） or DRUG THERAPY or THERAPEUTIC USE（sh） or RANDOM（tw）	0.99	0.74

注：EXP，扩展方式；（tw），文本；（sh），主题词；&（px），术语前的副标题；（pt），发表类型。

3. 严格评价证据 证据良莠不齐，需要将检索到的证据进行严格评价，为循证决策提供高质量的证据。其中包括将收集到的相关证据应用临床流行病学及循证医学质量评价的标准，从证据的真实性、重要性以及适（实）用性作出具体的评价，并得出确切的结论。

医学研究结果是否真实可靠、其公共卫生学意义和实用价值大小、研究结果能否适用于疾控决策及其适用程度如何等，都是研究者对研究成果的评价需要回答的问题。但科学研究质量参差不齐，对文献的真实性和重要性进行科学的评价是十分必要的。主要有以下评价要素。

（1）证据的真实性（validity）

无论研究最终得到阳性还是阴性结果，都需要对研究的客观指标做出科学的解释和结论，确保研究的真实性及其可靠程度。

真实性的评价内容贯穿于整个研究的各个环节，如设计方案的性质和论证强度以及存在的缺陷。具体到研究过程，应着重了解对照组的有无以及设置是否合理、研究对象的诊断标准是否科学可靠、纳入/排除标准恰当与否、样本量是否足够、组间重要的基线状况是否可比、有无相关偏倚因素存在，以及是否采取了相应的防止或处理措施、受试者依从性如何、对相应的实验的客观指标及资料所采用的整理、统计学方法是否正确等。

评价一篇论著的真实性和用途可以参考以下几个问题。

i. 研究方法适合需要解决的问题吗？

表 10-3 列出了卫生服务系统研究中各种设计方法的适用性，可以据此初步判断所用研究设计是否最合适。

表 10-3 各种卫生服务系统研究设计方法的适用性

结局	干预效果	卫生服务提供效果	安全性	可接受性	成本 - 效益	适宜度	质量
定性研究		√	√	√		√	√
普查		√	√	√		√	√
病例对照研究		√					√
队列研究		√					√
随机对照试验	√√	√√	√√	√√	√√		
系统综述	√√√	√√√	√√√	√√√	√√√	√√√	√√√

注：√的个数为适用性强度，√表示适用，√√表示适用性较强，√√√表示适用性极强。

ii. 用合适的研究方法所得到的结论正确吗？

按照不同的研究类型可以参考：

①随机对照试验（randomized controlled trial，RCT）

研究对象是否随机分配到治疗组和对照组？

进入实验的患者是否对结论都有贡献？（随访完成情况，不依从者仍在原来的组中被分析吗？）

是否使用盲法？（研究对象、医师、研究者）

实验开始时组间是否可比？

除了干预方法，其他处理是否相同？

②病例对照研究

对照的选取：除了疾病或研究的危险因素外，其余的特征是否与病例相匹配？

是否存在着测量偏倚？

③队列研究

研究对象的纳入和排除是否有明确的标准？

如果以死亡作为结局，每个死亡病例是否均被观察到？

如果以其他指标为结局，那么测量这些指标的方法真实性如何？

数据分析时是否考虑到疾病的严重程度？

分析时是否考虑到其他疾病对结局的影响？

④系统综述

综述是否有一个明确的中心问题？

作者引用的论文类型是否合适？

是否包括所有重要的相关研究？

综述作者是否对囊括其中的论文质量作了充分的评价？

如果作者对论文的结果进行了合并，方法是否正确，结论是否合理？

⑤定性研究

研究的问题是否明确？

研究背景是否明确？

如果进行了抽样，抽样方法是否明确？

研究者是否强调了研究的主观性和资料收集问题？

是否使用了检验研究结果真实性的方法？

研究的结果和研究工作者得出的结论是否彼此独立？

如果定量研究是定性研究的必要补充，是否应用了定量研究？

iii. 结果如何？

可以根据资料性质计算结果效应值。

①计数资料

设对照组率为 X，干预组的率为 Y；

则绝对危险的减少量为 X–Y；

相对危险的减少量为 $RR=(X-Y)/X\times 100\%$。

②计量资料

设对照组干预前后某指标改变量为 X_2-X_1；

干预组干预前后某指标改变量为 Y_2-Y_1；

则绝对改变量为 $(Y_2-Y_1)-(X_2-X_1)$。

干预效果的精确度如何？

参考 *P* 值大小或 95% 可信区间。

受益人群的比例（如死亡比），通常用 *OR* 值表示。

$$OR=\frac{\text{干预组的结局事件比}}{\text{对照组的结局事件比}}$$

（2）将研究结果外推到其他人群的把握度有多大？

由于研究通常采用抽样的方法，故将研究结果应用于人群时需考虑可信区间或 *P* 值。

（3）干预措施的好处是否大于坏处（有效性、安全性和可接受性）？

i. 属于最佳证据，好处大于坏处的干预措施，促进其实施。

ii. 坏处大于好处的措施，应当弃之勿用。

iii. 效果不能确定的干预措施，应阻止其实施，进一步收集可靠数据。

iv. 研究结果适用于本地区人群吗？

①研究人群与本地区人群的差异对研究结果有影响吗？可以考虑研究人群与本地区人群由于以下差异的影响：遗传差异；健康状况；态度及信念差异等。

②本地区的卫生服务是否具备实施干预所要求的水平？

③本地区的卫生服务能否达到研究中要求的水平？

④本地区是否具有足够质量服务的技术，如果没有，那么能否在支付得起费用

的条件下开发这些技术？

⑤是否考虑了所有的重要结局？

⑥收益与潜在风险的比较。

阅读文献的同时对上述各项内容回答“是，否或不清楚”并进行有关干预措施效果的计算和卫生经济学评价，以综合评价这些证据的价值。

（4）评价干预措施潜在利益和危害的指标

既往对干预措施的效果评价主要采用相对危险度（relative risk，*RR*）指标，这类指标虽然涵盖了某种措施对全人群的防治效果，但未考虑不同人群基线危险度水平的差别。因此，绝对危险度（absolute risk，*AR*）测量作为效果评价指标之一近年来日益受到重视。

假设试验组事件发生率（experimental event rate）为 *EER*，对照组事件发生率（control event rate）为 *CER*，则相对和绝对危险度及相关指标计算公式如下。

相对危险度（*RR*）：$RR=EER/CER$；

绝对危险度（*AR*）：$AR=EER-CER$；

效果指数（index of effectiveness，*IE*）：$IE=CER/EER$；

相对危险度减少值（relative risk reduction，*RRR*），又叫保护率：$RRR=(CER-EER)/CER$；

绝对危险度减少值（absolute risk reduction，*ARR*）：$ARR=CER-EER$。

1988 年，加拿大医疗政策专家 Andreas Laupacis 等提出的一个新指标：需治疗人数（number needed to treat，*NNT*），直观易懂，操作方便，具有较强的临床决策指导意义。*NNT* 指为预防 1 例不良事件发生，临床医师在一段时间内应用某一疗法需治疗的患者数，最初主要用于临床试验效果的评价，近年来已扩展到用于慢性病防治效力评价、筛查效力评价，慢性病防治的成本效果评价和药物不良反应评价等多方面，从而更好地指导临床决策和公共卫生项目最佳干预策略的选择。

从数学关系上讲，需治疗人数 *NNT* 等于绝对危险度减少值的倒数：$NNT=1/ARR$。

4. 应用最佳证据，指导疾控决策 获得证据后，如何指导疾控决策和实践是最重要的一步。通常各种临床治疗 / 预防指南、社区预防服务指南都是经过评价的最佳证据，临床医师或保健系统工作者可以直接用来指导自己日常的工作实践。在没有指南可借鉴的情况下，应严格按照循证的步骤来制订一个治疗或预防的模式，并进行进一步探索研究。无论是哪种方式，都应当考虑所获得的证据是否适用于自己的患者或人群。

目前在公共卫生决策方面，美国疾病控制与预防中心下设的社区预防服务特别工作组（Community Preventive Services Task Force，CPSTF）发起和组织制订的社区预防服务指南（Guide to Community Preventive Services）自1999年第一个主题“疫苗预防性疾病”问世以来，已陆续发布20多个社区预防指南，受到了公共卫生领域的广泛关注，被认为是“公共卫生的必备手册”，并将对“教育、科研与公共卫生实践产生重要影响”。

CPSTF是一个独立的非联邦公共卫生和预防专家小组，由社区预防服务、公共卫生、健康促进和疾病预防多方面的研究、实践和政策制定专家组成，主要任务是选择对社会造成巨大负担或者通过干预可以取得成效的疾病或卫生问题，系统综述对决策有重要性影响的观点和证据，并具体指出在预防服务过程中存在的一些关键环节和问题，进而制定相应的社区预防服务指南，目的是通过提高有效干预的使用、降低无效干预的应用来促进公众的健康。

目前该指南选择的二十余个主题被分为了三类：①改变危险性行为；②一些特定的疾病或伤害（包括机动车职业损伤）；③环境和生态的健康问题。这些指南中推荐的各种社区预防措施不仅可以指导保健工作者的实践；尤为重要的是，特别工作组在制定社区指南过程中还不断发展和完善系统综述的方法，并在《美国预防医学杂志》上进行系列介绍，这就为其他国家制订适合本国国情的社区指南提供了一整套可以借鉴的理论和方法。

5. 经验总结和后效评价 后效评价是通过对应用当前最佳证据指导解决具体问题的效果进行评价。疾控工作者应该具体地分析和评价，认真地总结所开展的循证实践，达到提高认识、促进学术水平和提高医疗卫生服务质量的目的；同时，也是进行自我继续教育和提高自身技术能力的实践过程。对于尚未或难以解决的问题，后效评价将为进一步研究提供方向。

二、证据分级及其原理

应用证据是基于研究证据的分类与分级的认知、评价和理解。目前，已有许多证据等级标准在国内外学术界出版，其中，牛津证据分级系统和推荐分级的评价、制订与评估（grading of recommendations assessment, development and evaluation,

GRADE）证据质量分级和推荐强度系统标准是目前为止最为全面的两种研究证据分级评价标准。

（一）牛津证据分级系统

该证据分级系统由 Bob Philips、Chris Ball、David Sackett 等临床流行病学和循证医学专家于 1998 年共同制定，并于 2001 年 5 月正式发表在英国牛津循证医学中心网站，故称为牛津证据分级推荐强度标准。该标准推荐强度分为 5 级，即Ⅰ级、Ⅱ级、Ⅲ级、Ⅳ级、Ⅴ级，涉及治疗、预防、病因、预后、诊断性、经济学分析 6 个方面。表 10-4 详细阐述了 2001 年牛津证据分级系统与推荐强度标准。

表 10-4　2001 年牛津证据分级系统与推荐强度标准

推荐强度	证据级别	治疗、预防、病因研究	预后研究	诊断性研究	经济学分析
Ⅰ级	Ⅰa	同质性随机对照试验的系统综述	同质的多个前瞻性队列研究的系统综述，或经验证的临床实践指南	同质且质量一流的诊断性研究的系统综述，或经验证的临床实践指南	同质且质量一流的经济学研究的系统综述
	Ⅰb	可信区间窄的随机对照试验	随访率≥ 80% 的前瞻性队列研究	纳入研究对象适当，且与“金标准”同步进行、独立盲法比较的诊断性研究	采用适当的成本计算，对所有经过严格验证的备选医疗方案结局进行了比较分析，包括将临床可观察的变异整合到重要变量中的敏感性分析
	Ⅰc	观察结果为“全或无”（某干预措施推行前某病病死率为 100%，推行后低于 100%；或推行前某病患者存在死亡或治疗失败现象，推行后无死亡或治疗失败）	观察结果为“全或无”的病例系列研究	绝对的特异度高，即阳性者可以确诊；或绝对的灵敏度高，即阴性者可以排除	对干预措施分析后有明确结论：①成本低且效果好；②成本高且效果差；③成本相同，效果较好或较差
Ⅱ级	Ⅱa	同质性队列研究的系统综述	同质的多个回顾性队列研究，或对照组未治疗的多个同质随机对照试验的系统综述	同质但质量水平低于Ⅰ级的诊断性研究的系统综述	同质但质量水平低于Ⅰ级的经济学研究的系统综述

续表

推荐强度	证据级别	治疗、预防、病因研究	预后研究	诊断性研究	经济学分析
Ⅱ级	Ⅱb	单个队列研究（包括低质量的随机对照试验，如随访率低于 80%）	回顾性队列研究，或对照组未治疗的随机对照试验的追踪结果，或未经验证的临床实践指南	同步做了“金标准”及诊断试验，并进行了独立盲法比较，但研究对象纳入局限且不连续；或未经验证的临床实践指南	采用适当的成本计算，对若干备选医疗方案的结局进行了比较分析，包括将临床可观察的变异整合到重要变量中的敏感性分析
	Ⅱc	结局性研究*	结局性研究*		
Ⅲ级	Ⅲa	同质性的病例对照研究的系统综述	—	—	—
	Ⅲb	单个病例对照研究	—	纳入研究对象适当且与“金标准”进行了独立盲法比较或客观比较，但部分对象未接受“金标准”试验的诊断性研究	未作准确成本计算的经济学研究，但在主要变量中加入了临床因素进行了敏感性分析
Ⅳ级	C	系列病例观察（包括低质量的队列研究和病例对照研究）	系列病例观察（包括低质量的预后队列研究）	未用盲法或未客观独立地使用“金标准”试验的诊断性研究；或划分真阳性和真阴性的参考标准不统一的诊断性研究；或纳入研究对象不适当的诊断性研究	无敏感性分析的经济学研究
Ⅴ级	D	专家意见或基于生理、病理生理和基础研究的证据	专家意见或基于生理、病理生理和基础研究的证据	专家意见或基于生理、病理生理和基础研究的证据	专家意见或基于经济学理论的证据

注：*结局性研究，是指描述、解释、预测某些干预措施或危险因素对最终结局的作用和影响的研究。最终结局主要包括生存与无病生存、健康相关生存质量、卫生服务满意度、经济负担等。

（二）GRADE 证据分级系统

1. GRADE 证据质量分级 包括世界卫生组织在内的 19 个国家和国际组织于 2000 年成立“推荐分级的评价、制订与评估（grading of recommendations assessment, development and evaluation，GRADE）工作组”，并在 2004 年正式推出 GRADE 证据质量分级和推荐强度系统（GRADE 系统）。该系统已被世界卫生组织、美国内科医师协会等70多个组织或机构广泛采纳。

GRADE系统为实践指南和系统综述提供了一种证据质量评价的体系，同时为指南中的推荐强度评级提供了一种系统方法。该体系为评估各种备选管理策略或干预措施的指南和系统综述而设计，也涉及诊断、筛检、预防等方面。

此外，GRADE系统还为卫生保健领域的指南和系统综述从证据总结、结果呈现到形成推荐意见的各个步骤，提供了一种透明且规范的方法。GRADE系统详细说明了如何来构建问题，如何选择感兴趣的结局指标并评定其重要性，如何评价证据，同时还为决策者制定卫生政策时如何使用该系统提供了指导。

GRADE系统证据质量评价了能在多大程度上确定效应估计值的正确性。该系统将证据质量分为高质量、中等质量、低质量和极低质量4个等级（表10-5）。

表10-5 GRADE证据质量分级

质量等级	定义
高质量	我们非常确信真实的效应值接近效应估计值，进一步研究几乎不可能改变我们对效应估计值的确信程度
中等质量	对效应估计值我们有中等程度的信心，真实值有可能接近估计值，但仍存在两者大不相同的可能性
低质量	我们对效应估计值的确信程度有限，真实值有可能与估计值大不相同
极低质量	我们对效应估计值几乎没有信心，真实值很可能与估计值大不相同

2. 影响证据等级的因素 GRADE证据质量分级方法认为，无严重缺陷的随机对照试验可以初步定为高质量证据，无明显优势或有严重缺陷的观察性研究初步定为低质量证据。在此基础上，这两种研究可能因为有升高或降低证据质量的因素而升级或降级，但观察性研究中如有降低证据质量的因素，则降级为极低质量。

可能影响证据等级的因素及证据质量等级的变化如表10-6和表10-7所示。

表10-6 影响GRADE证据等级的因素

影响因素	表示方法
可能降低证据质量的因素	
1）研究设计和实施的局限性	
严重	减1分

续表

影响因素	表示方法
极其严重	减 2 分
2）研究结果的不一致	
严重	减 1 分
极其严重	减 2 分
3）不能确定是否为直接证据	
部分	减 1 分
大部分	减 2 分
4）精确度不够或可信区间较宽	
严重	减 1 分
极其严重	减 2 分
5）报告偏倚	
可能	减 1 分
非常可能	减 2 分
可能提高证据质量的因素	
1）效应值	
大: 2 个或 2 个以上研究证据一致显示 RR > 2.0 或 RR < 0.5，且几乎无混杂因素	加 1 分
很大：直接证据显示 RR > 5.0 或 RR < 0.2，且其真实性不受影响	加 2 分
2）存在可能降低效应值的偏倚或混杂	加 1 分
3）研究因素与效应值间存在剂量反应关系	加 1 分

表 10-7　GRADE 证据质量等级的变化

研究设计类型	证据质量等级
无缺陷、一致性好、精度高、提供直接结果且不存在偏倚证据的随机对照试验	高质量证据
存在严重缺陷的随机对照试验	中等质量证据（从高质量降低一个级别）
存在极严重缺陷的随机对照试验	低质量证据（从高质量降低两个级别）
存在极严重缺陷且结果不一致的随机对照试验	极低质量证据（从高质量降低三个级别）

续表

研究设计类型	证据质量等级
真实性可靠并有很大效应值的观察性研究	高质量证据（从低质量提升两个级别）
不会影响真实性并存在剂量反应关系的观察性研究	中等质量证据（从低质量提升一个级别）
不会影响真实性的观察性研究	低质量证据
不能直接肯定结果的观察性研究	极低质量证据
非系统性的观察性研究（病例分析或病例报告）	极低质量证据

3. GRADE 证据推荐强度　GRADE 证据推荐强度评价了能在多大程度上确定执行推荐意见。该系统将证据推荐强度分为强推荐和弱推荐两个等级。强推荐表示该证据明确显示干预措施利大于弊或弊大于利，弱推荐则表示利弊不确定或无论质量高低的证据均显示利弊相当。表 10-8、表 10-9 分别说明了 GRADE 各种证据质量和推荐强度的具体表达方式。

表 10-8　GRADE 证据质量的表达

证据质量	表达
高质量	⊕⊕⊕⊕或 A
中等质量	⊕⊕⊕或 B
低质量	⊕⊕或 C
极低质量	⊕或 D

表 10-9　GRADE 证据推荐强度的表达

推荐强度	表达
支持使用某项干预措施的强推荐	↑↑/1
支持使用某项干预措施的弱推荐	↑？/2
不支持某项干预措施的弱推荐	↓？/2
不支持某项干预措施的强推荐	↓↓/1

4. 影响证据推荐强度的因素　GRADE 证据推荐强度可能受到多种因素影响，除证据质量外，利弊关系的不确定性、患者意愿等因素同样会严重影响推荐强度。表 10-10 列举了影响 GRADE 证据推荐强度的各种因素。

表 10-10 影响推荐强度的因素

影响因素	解释	强推荐的案例	弱推荐的案例
证据质量	证据质量越高，越有可能被列为强推荐	许多高质量随机试验证明吸入甾类化合物药物治疗哮喘的疗效确切	只有个案报告证实了胸膜剥除术在气胸治疗中的实用性
利弊权衡	利弊之间的差距越大，越有可能被列为强推荐	阿司匹林用于降低心肌梗死病死率，且毒性低、使用方便、成本低	华法林治疗心房颤动低危患者同时轻度降低脑卒中发病率，但增加出血风险，带来巨大不便
价值观和意愿	价值观和意愿选择越多样化或其不确定性越大，越有可能被列为弱推荐	淋巴瘤年轻患者可能更重视化疗的延寿作用而非其毒副作用	淋巴瘤老年患者可能更看重化疗的毒副作用而非其延寿作用
成本（资源分配）	干预措施的成本越高（即消耗的资源越多），越不可能被列为强推荐	预防短暂缺血性脑卒中患者脑卒中复发，阿司匹林成本低	预防短暂缺血性脑卒中患者脑卒中复发，氯吡格雷或双嘧达莫联合阿司匹林成本高

三、公共卫生决策为什么需要循证

公共卫生不仅包括流行病学，它旨在通过有组织的社会行为来改善整个人群的健康状况，涉及每个人的健康获益。公共卫生体系建设中的各种项目的设立和决策的正确与否，可以影响到几万人乃至全球人民的健康和安全。用严格评价的科学证据来支持公共卫生决策，可以提高公共卫生项目和决策的质量，避免有限的公共卫生资源浪费，预防决策失误带来的危害。因此，公共卫生策略必须建立在高质量科学研究证明有效的措施之上。迄今为止，公共卫生研究和实践已经取得了许多令人瞩目的成就，如预防疾病、提高健康水平、延长公众寿命。这些成效很大一部分得益于成功的公共卫生决策，如提供安全的饮水和食物、污水的处理、控制烟草使用、事故伤害的预防，还有通过疫苗等以人群为基础的干预措施来控制传染病。

尽管取得了这些成绩，仍有许多不利于公众健康的问题有待改善，例如过去公共卫生决策过程中的随意性，公共卫生资源的稀缺性和不公平性。面对目前公共卫生学科发展中面临的卫生问题的严峻挑战，也为了进一步提高人口健康的目标，应更广泛地应用循证策略。循证公共卫生决策不但可以避免不该犯的错误，还有利于提高公共卫生体系的效率和效益。提高对循证公共卫生的重视已经产生众多的直接和间接效益，包括获得更多和更高质量的信息。获得大量高质量的信息已证明能提高公众的健康，实施更多可能成功的项目和政策，提高劳动力生产率，以及更有效地使用公共和私人资源。在此基础上，循证公共卫生应使用科学论证的原理，包括系统地利用数据和信息系统，适当采用行为科学理论和项目计划编制模型，在公共卫生领域制定、实施有效的项目和政策，并进行评估。

第二节 如何整合公共卫生证据

在公共卫生领域，高质量的证据能为卫生服务决策者、提供者和利用者提供重要信息，而低质量的研究势必会影响研究结果的价值，从而误导公共卫生决策。其中，系统综述（systematic review）被公认为高质量证据，而 meta 分析作为系统综述中的关键技术，是将系统综述中所纳入的多个同类研究合并为一个量化指标的统计学方法，通过汇总合并，可以实现增大样本量、提高检验效能的目的。在循证实践中，针对临床或公共卫生问题，首先应查找有无现成的循证实践指南；若无，则应继续检索有无系统综述或 meta 分析证据；若再无，就要考虑是否进行一个系统综述 /meta 分析。

一、系统综述及其类型

（一）系统综述基本概念

与传统文献综述不同，系统综述是针对某一具体问题，应用一定的标准化方法，系统、全面地收集现有的相关研究报告，并且对这些资料进行严格鉴定、选择和评价，从筛选出符合质量标准的原始研究报告中提取相关资料，做整合性分析，从而得出可靠的综合性结论。系统综述属于对研究文献的二次研究，当原始研究来自同一总体，各研究之间具有同质性，可以采用统计学的方法对资料进行定量综合，即 meta 分析；若原始研究来自不同的总体，各研究之间存在较大的异质性，可以进行定性综合。系统综述的目的就是为循证医学提供最好的证据。随着循证医学及其理念的不断发展，系统综述已广泛应用于临床医学、公共卫生、卫生政策决策之中。

（二）系统综述的分类

根据系统综述纳入的原始研究方法类型不同（study design），可分为基于随机对照试验的系统综述、队列研究系统综述、病例对照研究系统综述等。目前，基于随机对照试验的系统综述数量较多，在理论方法上较为完善且论证强度较高。若按照制作系统综述时纳入原始研究的方式，又可分为前瞻性、回顾性和累积性系统综述。根据资料分析时是否采用 meta 分析还可分为定性系统综述（qualitative systematic review）和定量系统综述（quantitative systematic review）。

其中，Cochrane 系统综述被认为是循证医学的“金标准”证据。由于 Cochrane 协作网有严密的组织管理和质量管理系统，采用固定的格式和内容，统一的系统综述软件（RevMan）录入和分析数据，撰写系统综述计划书和报告，发表后根据新的研究定期更新，有完善的反馈和修改机制，因此 Cochrane 系统综述的质量比一般系统综述质量更高，被认为是单一的评价干预措施疗效的最好信息资源。

（三）系统综述的步骤与方法

系统综述的步骤和方法的正确与否，对其结果和结论的真实性、可靠性起着决定性作用。以 Cochrane 系统综述为例，简述其基本步骤。

1. 确立题目 同科研选题一样，确定系统综述的研究问题至关重要。选题的基本原则是选择重要且目前尚无肯定结论的临床或公共卫生问题。选题需要宽窄适宜，研究目的明确。例如，“饮酒对健康有害吗？”这样的问题过于庞大，可能很难入手。因此，在确定题目时，可采用 PICO 原则将研究问题结构化，即对研究对象（participants）、干预措施（intervention）、对照（comparison）和观察结局指标（outcome）进行定义，从而将选题用标准化的方式表述出来，使选题准确、目的清晰。例如，上述研究问题就可以具体到“酗酒者戒酒后在认知功能上是否优于过量饮酒对照？”“适量饮酒是否比对照组能更好地预防血管硬化？”等等。进一步通过文献学习，可以寻找有一定研究数量，但结论尚不统一的问题作为系统综述的选题，并提出一个明确的检验假设。例如，文献学习发现，有关适量饮酒的试验研究结果不一致，鉴于心血管疾病是全球死亡率最高的疾病，同时也是全球最大的疾病负担，如果通过饮食干预能够预防或延缓心血管疾病的发生和进展，可能具有重要的临床和公共卫生意义，因此总结相关研究证据很有必要。

2. 制订研究方案　系统综述的题目确定后，需要制订研究方案。以 Cochrane 系统综述为标准，研究方案内容应包括系统综述的题目、背景资料、目的、检索文献的方法及策略、选择合格文献的标准、评价文献质量的方法、收集和分析数据的方法、时间安排、人员、经费等具体细节。

（1）制订综合检索策略：系统、全面地收集所有与研究主题相关的文献资料是系统综述与传统综述的重要区别之一。因此，合适的检索策略对于系统综述研究十分重要，最好是在信息检索专家指导或参与下制订，以提高检索的灵敏度和特异度。灵敏度是指找全相关文献的能力，特异度则指准确查找有用文献的能力。当检索策略的灵敏度很高时，通常不会漏查文献，但可能会纳入很多不相关的文献，增加系统综述者的工作量。如果检索策略的特异度很高时，纳入的文献会基本符合要求，但可能会导致文献的漏检率增加。以“适量饮酒是否能预防或延缓心血管疾病进展？”为例，使用了三组检索词，第一组涉及干预措施，即适量饮酒的各种可能词汇；第二组涉及疾病，即血管硬化的各种可能词汇；第三组涉及研究方法。上述每组词汇内部以逻辑符“OR”相连，三组词汇之间则以逻辑符“AND”相连，从而构成检索策略。必要时，也可以使用 PICO 中的“C”“O”和研究设计类型或研究的环境和条件对检索进行限制，以增加检索的特异度，减少不必要的筛选工作量。

（2）文献来源：检索文献的原则是多途径、多渠道、最大限度地收集相关文献。通常要检索多种电子资源数据库（表 10-1），并通过追溯参考文献、手工检索等方式进一步扩大文献来源。检索时特别要注意未正式发表的“灰色文献”（grey literature），如学术报告、会议论文集或毕业论文等难以检索到的文献，这些文献中可能包含阴性研究结果，Open Grey、NTIS 等灰色文献数据库也是系统综述的一个重要来源。因为阴性结果一般较少被投稿和发表，其他来源的资料对这些未发表的试验也较少提及，若系统综述只包括那些有限的已发表的试验，可能会作出假阳性结论。同样，如果综述里的文献局限于单一语种，则其结论存在偏倚的可能性也较大。此外，请教相关领域的专家、利用近年来国内外发展的各种循证医学资源也是获得文献信息的有效途径。

（3）选择合格文献：通过各种途径所收集到的文献可能很多，在此基础上，文献选择是指根据研究方案事先拟定的纳入和排除标准，从收集到的所有文献中准确寻找能够回答研究问题的文献资料。因此，选择标准应根据研究目的及构成研究问题的四要素即研究对象（P）、干预措施（I）、对照（C）和观察结局指标（O）而制订，如疾病的诊断标准、研究对象的特征、暴露或干预的明确定义、是否排除伴发疾病等信息，均需明确定义。同时还需要考虑纳入的研究类型，观察时间和终点等信息。通常可以定义一个较为宽松的纳入和排除标准，待收集资料结束后进行敏感性分析，估计不同纳入标准所得最终结果的稳定性（robustness）。以“适量饮酒是否能预防或延缓心血管疾病进展？”为例，其纳入标准：①队列研究；②适量饮酒作为干预措施；③报告了心血管疾病情况或心功能指标。排除终末期心血管疾病的患者。

文献资料的选择一般分三个步骤进行：①初筛：通过阅读研究题目、摘要排除不相关的、重复发表的以及综述类文章；②全文筛选：对初筛阶段无法确定是否纳入的研究进行精读，确定是否符合纳入标准；③与作者联系：对信息不全面的研究，应尽可能与作者联系获得有关信息后再决定取舍或在以后的选择过程中进一步评价。在文献筛选过程中，应该记录排除研究的具体原因。此外，在文献筛选过程中，避免选择偏倚十分重要，一般要求两名以上的综述者分别独立筛选文献，出现分歧需要讨论或者由研究负责人进行仲裁。

（4）评价纳入研究的质量：系统综述和 meta 分析是对原始研究结果的汇总分析，只有基于高质量的独立研究，才能获得可信的综合结论。评价研究质量可以：①作为纳入研究的选择标准（最低质量要求）；②探讨质量差异对结果异质性的影响；③在 meta 分析中，根据质量高低，决定各个研究结果的权重；④作为汇总结果解释的参考，有助于结果推论的程度；⑤为将来的研究提出建议。

质量评价主要针对纳入研究的真实性，包括内部真实性（internal validity）和外部真实性（external validity）两部分来展开。前者涉及研究的方法学质量，即研究设计或实施过程中减少偏倚和随机误差的措施及程度；后者涉及研究结果的外推性。此外，影响结果解释的因素也应该一并记录。

偏倚是指导致研究结果对于真实值的偏离，可能源于研究的每个阶段。偏倚主要分为五种：①选择偏倚（selection bias）：主要发生在选择研究对象时，因随机方法不完善造成组间基线不可比，可夸大或缩小干预措施的疗效；②实施偏倚（performance bias）：发生在干预措施的实施过程中，指除比较的措施不同外，试验组和对照组研究对象所接受的其他措施也不一样；③测量偏倚（detection bias）：测量试验组和对照组结果的方法不一致所造成的系统误差，特别是主观判断研究结果时常会出现；④随访偏倚（attrition bias）：指在试验随访过程中，试验组或对照组因退出、失访、违背干预方案等造成人数或情况不一样而产生的系统差异；⑤报告偏倚（reporting bias）：指文章中报告的结果与实际分析结果间存在的系统差异。

在此介绍由Cochrane协作网推荐的RCT偏倚风险评价工具ROB2（revised Cochrane risk-of-bias tool for randomized trials，又名version 2 of the Cochrane tool for assessing risk of bias in randomised trial，ROB2）（2019年修订版）（表10-11）。ROB2工具主要包括三种：平行设计工具、交叉设计工具和整群设计工具。其中，平行设计工具是ROB2工具的基础，交叉设计和整群设计工具是在此基础上扩展而来的，因此主要介绍平行设计的ROB2工具。ROB2设置5个评价领域，包括随机化过程中的偏倚、偏离既定干预措施的偏倚、结局数据缺失的偏倚、结局测量的偏倚和选择性报告结果的偏倚。其中，偏离既定干预措施的偏倚领域按照不同的研究目的分为了（1）干预措施分配的效果；（2）干预措施依从的效果。每个领域下有多个不同评价问题。研究人员在评价RCT的偏倚风险时，需做出判断并客观地回答这些问题。评价问题一般有五种供选答案：是（Yes，Y）、很可能是（Probably Yes，PY）、很可能否（Probably No，PN）、否（No，N）、没有信息（No Information，NI）。有些信号问题之间有逻辑关联，如果评价因为这种逻辑设置而被跳过了，则被记为不适用（Not Applicable，NA）。根据评阅者对信号问题的回答，对上述5个领域依次做出“低偏倚风险”“有一定风险”和“高风险”的判断。最后根据5个领域的偏倚风险评价结果判断该项RCT研究的整体偏倚风险。

规范的系统综述研究一般要求一篇文章分别由两名综述者独立评价文献质量，也可采用专业与非专业两名人员相结合的共同选择和评价方法，对选择和评价文献中存在的意见分歧可通过共同讨论或第三方仲裁的方法解决。

表10-11　Cochrane协作网的偏倚风险评价工具ROB2（2019年修订版）

偏倚领域	评价项目	评价结果
随机化过程中的偏倚	1.1 分配序列是否随机？	Y/PY/PN/N/NI
	1.2 直至受试者参加并分配到干预措施，分配序列是否隐藏？	Y/PY/PN/N/NI
	1.3 组间基线差异是否提示随机化过程中有问题？	Y/PY/PN/N/NI

续表

偏倚领域		评价项目	评价结果
偏离既定干预措施的偏倚	干预措施分配的效果	2.1 在试验中受试者是否知道他们分配到哪种干预措施？	Y/PY/PN/N/NI
		2.2 在试验中护理人员和干预措施提供者是否知道受试者分配到哪种干预措施？	Y/PY/PN/N/NI
		2.3（若 2.1 或 2.2 回答 Y/PY/NI）是否存在由于研究环境造成的偏离既定干预措施的情况？	NA/Y/PY/PN/N/NI
		2.4（若 2.3 回答 Y/PY）偏离既定干预措施的情况是否很可能影响结局？	NA/Y/PY/PN/N/NI
		2.5（若 2.4 回答 Y/PY/NI）偏离既定干预措施的情况是否在组间均衡？	NA/Y/PY/PN/N/NI
		2.6 是否采用了恰当的分析方法估计干预措施分配的效果？	Y/PY/PN/N/NI
		2.7（若 2.6 回答 N/PN/NI）分析受试者时分组错误是否有（对结果）造成实质影响的潜在可能？	NA/Y/PY/PN/N/NI
	干预措施依从的效果	2.1 在试验中受试者是否知道他们分配到哪种干预措施？	Y/PY/PN/N/NI
		2.2 在试验中护理人员和干预措施提供者是否知道受试者分配到哪种干预措施？	Y/PY/PN/N/NI
		2.3［如果适用］（若 2.1 或 2.2 回答 Y/PY/NI）重要的计划外的干预措施是否在组间均衡？	NA/Y/PY/PN/N/NI
		2.4［如果适用］未完成干预措施的情况是否有可能影响结局？	NA/Y/PY/PN/N/NI
		2.5［如果适用］不依从干预措施的情况是否有可能影响受试者结局？	NA/Y/PY/PN/N/NI
		2.6（若 2.3 回答 N/PN/NI，或 2.4 或 2.5 回答 Y/PY/NI）是否采用了恰当的分析方法估计干预措施依从的效果？	NA/Y/PY/PN/N/NI
结局数据缺失的偏倚		3.1 是否可以获取全部或者几乎全部受试者的结局数据？	Y/PY/PN/N/NI
		3.2（若 3.1 回答 N/PN/NI）是否有证据证明结局数据的缺失没有对结果造成偏倚？	NA/Y/PY/PN/N
		3.3（若 3.2 回答 N/PN）结局数据的缺失是否有可能依赖于其真值？	NA/Y/PY/PN/N/NI
		3.4（若 3.3 回答 Y/PY/NI）结局数据的缺失是否很可能依赖于其真值？	NA/Y/PY/PN/N/NI
结局测量的偏倚		4.1 结局测量方法是否不恰当？	Y/PY/PN/N/NI
		4.2 结局测量或认定是否有可能有组间差异？	Y/PY/PN/N/NI

续表

偏倚领域	评价项目	评价结果
结局测量的偏倚	4.3（若 4.1 回答 N/PN/NI）结局测量者是否知道受试者接受到哪种干预措施？	NA/Y/PY/PN/N/NI
	4.4 若 4.3 回答 Y/PY/NI：如果知道接受哪种干预措施，是否有可能影响结局测量？	NA/Y/PY/PN/N/NI
	4.5 若 4.4 回答 Y/PY/NI：如果知道接受哪种干预措施，是否很可能影响结局测量？	NA/Y/PY/PN/N/NI
选择性报告结果的偏倚	5.1 结果的数据分析是否与在获取揭盲的结局数据之前就已预先确定的分析计划相一致？	Y/PY/PN/N/NI
	5.2 正在评价的数值结果是否很可能是从多个合格的结局测量（例如：多个分值、多个定义标准、多个时间点）的结果中选择性报告的？	Y/PY/PN/N/N
	5.3 正在评价的数值结果是否很可能是从多个合格的数据分析的结果中选择性报告的？	Y/PY/PN/N/NI

注：Y，是（Yes）；PY，很可能是（Probably Yes）；PN，很可能否（Probably No）；N，否（No）；NI，没有信息（No Information）；NA，不适用（Not Applicable）。

（5）收集数据：根据预先制订的资料提取表，对纳入的文献进行数据提取，包括①文献的基本信息，如文章题目、作者、发表的期刊及时间、文献来源等；②研究的主要信息：研究的合格性，研究对象的特征及地点，研究方法（包括研究设计、数据来源、样本选取、数据分析等），研究措施的背景、内容和方法，有关偏倚控制措施等；③结果测量：效应估计值及其标准误、研究样本量，以及四格表中每个格子中的例数，随访时间、失访和退出情况等信息。

所有数据均应输入系统综述管理软件如 RevMan，以便进行文献结果的分析和报告。需要注意的是，对计量资料必须注明单位，如浓度用“mmol/L”还是“mg/dl”，以便合并结果时使用统一的单位；计数资料也要使用相同的比率来表示，如统一使用百分率、千分率或万分率。数据收集应由至少两人独立完成，以保证资料摘录和输入的质量。

（6）资料分析和结果报告：对收集的资料，可采用定性或定量的方法进行汇总分析。定性分析（qualitative analysis）是叙述性合成证据的方法，即对合格研究的研究特征（如研究设计、研究对象、研究结局、研究质量等）与研究结果进行结构化的比较和总结，定性评价研究结果在不同研究特征上是否相似。定性分析，一方面为定量分析打下基础，另一方面，当原始研究存在较大的异质性，不适于定量合并，也只能通过定性分析汇总结果。系统综述中通常使用的是定量分析（quantitative analysis）的方法，涉及 meta 分析、异质性检验、亚组分析等内容，具体见本节后文介绍。

（7）解释系统综述的结果：解释系统综述应基于研究的结果，内容应包括以下几项。

1）系统综述的论证强度：取决于纳入研究设计方案及其研究质量、是否存在重要的方法学缺陷、合成结果的效应值大小和方向、是否存在剂量 - 效应关系等。

2）推广应用性：在确定系统综述结果的应用价值时，首先应考虑干预措施对研究对象的利弊关系，其次应考虑纳入的原始研究中，其研究对象是否与自己的应用对象情况相似，是否存在生物学、社会文化背景、依从性、基础危险度等方面的差异。

3）对干预措施的利弊和费用进行卫生经济学分析。

4）对决策和卫生研究的意义：阐述系统综述的结果对卫生决策者的实用价值和对今后研究的指导意义，目的在于帮助卫生服务提供者和决策者进行正确的选择和应用，为进一步的科学研究指明方向。

（8）更新系统综述：发表后的系统综述需要随时接收反馈意见，并检索新发表的原始研究，不断更新系统综述。在更新过程中，应该按前述步骤重新进行检索、分析和评价。Cochrane 协作网要求每两年进行一次系统综述的更新，必须进行重新检索，对于新检索出来的文献要进行评价是否纳入，如果符合纳入标准则需要与之前的文献整合。

二、meta 分析统计学方法

meta 分析即一种运用定量方法汇总多个研究结果的系统综述。meta 分析的基本流程包括数据提取及汇总、异质性检验、合并效应量估计与假设检验，以及效应量估计模型的选择等内容。

（一）数据提取

准确可靠的数据是 meta 分析的基础。应按照统一的表格，将所纳入研究的重要信息进行汇总，如样本量、分析方法、主要结果变量、设计方案、发表年份、具体实施时间及地点、质量控制措施等。《Cochrane 干预措施系统评价手册》中提供了一个常用的数据收集项目清单，见表 10-12。

表 10-12　数据收集项目清单

来源 • 研究 ID（综述作者创编） • 报告 ID（综述作者创编） • 综述作者 ID（综述作者创编） • 引用和联络方式 合格性 • 确认符合系统评价的合格标准 • 排除原因 方法 • 研究设计 • 研究起始和结束时间 • 序列生成* • 分配序列隐藏* • 盲法* • 其他相关偏倚问题* 研究对象 • 样本量 • 实施场地 • 诊断标准 • 年龄 • 性别 • 国家 • 共病率 • 社会人口统计 • 种族 • 研究日期 干预措施 • 干预组样本量 对于每种变量，干预组和比较组 • 具体干预措施 • 干预措施细节（如可行，可以重复） • 干预措施的完整性	结局 • 结局和时间点（i）收集结局和时间点；（ii）报告结局和时间点* 对于每种结局 • 结局定义（如适用则使用诊断标准） • 测量单位（如适用） • 对于量表：上限和下限，以及说明分数高还是低是好的 结论 • 分配到每个干预组的研究对象数量 对于每种结局 • 样本量 • 失访受试者* • 每个干预组的汇总数据（例如，2×2 列联表用于二分数据；均数和标准差用于连续数据） • 带有可信区间的效应值；*P* 值 • 亚组分析 其他因素 • 资金来源 • 纳入研究作者的主要结论 • 纳入研究作者的其他评论 • 其他相关研究的参考文献 • 所需的通信信息 • 系统综述者的其他评论

注：*需要完整、全面描述来评估偏倚风险。

（二）异质性检验

在系统综述过程中，尽管纳入的多个研究都具有相同的研究假设，但这些研究在研究设计、研究对象、干预措施、测量结果上可能存在变异，这些在不同研究间存在的各种变异称为异质性（heterogeneity）。Cochrane 协作网将异质性分为：

①临床异质性，即参与者、干预措施、结局指标差异所致的偏倚；②方法学异质性，由试验设计和研究质量不同引起；③统计学异质性，临床异质性及方法学异质性联合作用的结果。meta 分析的核心是合并（相加）多个研究的统计量，而只有同质的资料才能进行合并或统计分析。因此在进行 meta 分析之前必须进行异质性检验（test for heterogeneity），以判断其是否具有同质性，用假设检验的方法检验多个独立研究的异质性是否具有统计学意义。

异质性检验的方法主要有图形法和统计学检验两种。图形法包括森林图（forest plot）、Galbrain 星状图（Galbrain radial plot）、拉贝图（L'Abbe plot）、分值图等。图形法的优点是简洁明了，如通过目测森林图中点估计值的变异及可信区间重叠程度，初步判断是否存在异质性。若可信区间大部分重叠，点估计值中无明显异常值，一般可认定同质性较高。但缺点是存在主观性，不同的读者可能有不同的解读。故目测法只能对异质性进行初步判断。统计学检验评价异质性的主要方法包括 Q 检验及 I^2 统计量、H 统计量等检验法。若异质性检验判断各研究之间存在统计学异质性，则需要进一步分析异质性产生的原因。应对措施包括：①检查每个研究的原始数据及数据提取方法是否正确；②如果异质性过于显著，应考虑放弃 meta 分析，进行定性描述；③选择随机效应模型（random effect model）估计合并效应量，随机效应模型是针对异质性资料的统计处理方法，不能对异质性产生的原因进行分析；④使用亚组分析或 meta 回归来探讨异质性产生的原因；⑤进行敏感性分析，通过排除引起异质性的个体研究，比较纳入该研究前后 meta 分析的结果，探讨该个体研究对合并效应的影响。

（三）合并效应量估计及其假设检验

1. 数据类型及合并效应量 可用于 meta 分析的数据主要包括以下 5 类：①二分类变量资料；②数值变量 / 连续性变量资料；③等级资料 / 有序多分类变量资料；④计数数据；⑤生存资料。数据类型不同决定了效应量的表达方式有所不同。效应量（effect size）常被定义为临床 / 卫生决策上有意义的值或改变量。当结局观察指标为二分类变量资料时，常用的效应量表达有相对危险度（*RR*）、比值比（odds ratio，*OR*）、危险差（risk difference，*RD*）、绝对危险度（*AR*）或需治疗人数（number needed to treat，*NNT*）等。选择 *OR* 或 *RR* 作为合并统计量，其结果解释与单个研究的效应量相同，选择 *RD* 作为合并统计量，其解释为两个率的绝对差值。

当结局观察指标为定量变量资料或连续性变量资料时，效应量采用均数差值（mean difference，*MD*）或标准化均数差值（standardized mean difference，*SMD*）等表达方式。*MD* 即为两均数的差值，以原有单位真实地反映了试验效应，消除了多个研究之间绝对值大小的影响。有些目的相同的研究可能采用不同的检测方法、获得的指标无法进行直接比较，可以把这些效应指标进行标准化后再进行合并统计分析。*SMD* 适用于单位不同或均数较大资料的汇总分析，但标准化差值没有单位，所以在结果解释时要慎重。

使用等级资料或计数数据作为合并效应量较为少见，可根据实际情况转换为二分类变量资料或当作连续性变量资料进行处理，选用相应的效应量。对于生存资料，效应量表达可用风险比（hazard ratio，*HR*）。

2. 合并效应量估计　meta 分析是对多个同类研究的结果进行合并获得一个单一效应量（effect size）或效应尺度（effect magnitude），通过合并后的统计量来评价多个同类研究的综合效应。meta 分析常用的合并效应量估计方法有 Mantel-Haenszel（M-H）法、Peto 法、方差倒置法（inverse variance，IV）、DerSimonian-Laird（D-L）法等，前 3 种方法适用于固定效应模型，后一种方法适用于随机效应模型，详见表 10-13。

表 10-13　基于不同数据类型及其合并效应量的模型选择

数据类型	效应量	异质性检验无统计学意义 固定效应模型	异质性检验有统计学意义 随机效应模型
分类变量	*OR*	Mantel-Haenszel（M-H）	DerSimonian-Laird（D-L）
		Peto	—
		Inverse variance（IV）	—
	RR	Mantel-Haenszel（M-H）	DerSimonian-Laird（D-L）
		Inverse variance（IV）	—
	RD	Mantel-Haenszel（M-H）	DerSimonian-Laird（D-L）
		Inverse variance（IV）	—
数值变量	*MD*	Inverse variance（IV）	DerSimonian-Laird（D-L）
	SMD	Inverse variance（IV）	DerSimonian-Laird（D-L）

3. 固定效应模型和随机效应模型 固定效应模型（fixed effect model）和随机效应模型（random effect model）的选择取决于异质性检验结果，以及对理论效应量的假设。如果异质性检验无统计学意义，而且异质性小到可以忽略，此时可认为理论效应量是固定的，原始研究间的效应量若有差别，也是由于抽样误差造成的，可直接选用固定效应模型，估计合并效应量；反之，如果异质性较大，且假定理论效应量变化呈正态分布，则应选用随机效应模型。随机效应模型因将研究间的变异因子作为校正权重，其结果比固定效应模型更稳健。

4. meta 分析应注意的问题

（1）发表偏倚：发表偏倚是指有统计学意义的研究结果比无统计学意义的更容易投稿和被发表，由此而产生的偏倚。发表偏倚可使 meta 分析过分夸大干预效应量或危险因素的关联强度，导致卫生决策的失误。

对于无统计学意义的研究结果，研究者认为意义不大的研究结果，或因为一些原因而未能发表的研究结果，不发表或推迟发表；而杂志编辑则更有可能将这类论文退稿。因为存在发表偏倚，即使具备周密的检索策略和手段（如与研究者个人联系），也不可能完全地纳入所有相关研究。目前识别和处理发表偏倚的方法包括漏斗图法、剪补法以及公式法。

（2）研究异质性：异质性检验发现，各研究之间存在统计学异质性，就需要进一步分析异质性产生的原因。如果异质性的产生是设计方案、干预措施、测量方法、对照选择、性别、年龄等因素所致，可使用亚组分析（subgroup analysis）或 meta 回归。亚组分析，即分层分析，是将所有数据按照可能影响结果的因素分成更小的单元，进而在各个亚组内进行比较，从而判定研究结果是否因这些因素的存在而导致不同。亚组分析中如果影响因素是分类变量，则同一类别的划为同一亚组，如果影响因素是连续性变量，分亚组时则应考虑分组节点的确定问题。进行亚组分析后每个组内样本量变小，可能得出否认干预措施有效的假阴性结论或者有害的假阳性结论。只有当亚组的样本量足够大时，得到的结论才比较可靠，因此必须谨慎使用亚组分析。

排除可能导致异质性的某研究后重做 meta 分析，再与未排除前的 meta 分析结果比较，探讨去除的研究对合并效应的影响，通过比较了解其异质性的来源，称为敏感性分析（sensitivity analysis）。敏感性分析的主要方式还有：改变纳入标准（特别是尚有争议的研究）、采用不同统计模型分析同一资料、排除低质量的研究等。如果在排除某个低质量研究后，重新估计合并效应量，与未排除前的 meta 分析结果进行比较，探讨该研究对合并效应量影响程度及结果稳定性。若排除后结果未发生大的变化，说明敏感性较低，结果较为稳定；相反，若排除后得到差别较大，甚至截然相反的结论，说明敏感性较高，结果的稳定性较低，在解释结果和下结论的时候要非常慎重，提示存在与干预措施效果相关的、潜在的、重要的偏倚因素，还需要进一步明确争议的真实来源。

5. meta 分析研究现状　随着循证医学的飞速发展，meta 分析方法在医学领域得到了广泛的传播与应用，也出现了很多种 meta 分析的类型，这些分析类型对于卫生决策研究也提供了重要的参考。

meta 分析的基本类型包括以下内容。

按照研究目的分为病因、筛检、诊断、治疗、不良反应和预后研究 meta 分析。按照原始研究的设计类型进行分类，meta 分析包括随机对照试验 meta 分析、非随机对照试验 meta 分析、交叉试验 meta 分析、病例对照研究 meta 分析、队列研究 meta 分析及基于横断面研究的单组率 meta 分析等。根据数据来源不同，meta 分析又可分为发表数据 meta 分析和新近出现的个体数据（individual patient data，IPD）meta 分析。基于 IPD 的 meta 分析是收集每个原始研究中每一个研究个体信息进行 meta 分析的一种类型。建立在 IPD 基础上的 meta 分析被称为系统综述的“金标准”方法。根据研究证据进行比较的方式不同，可以分为直接比较、间接比较，以及合并了直接与间接证据比较的网状 meta 分析（network meta-analysis，NMA）。在卫生决策中，如果没有直接比较的研究证据，研究者可以获得间接证据指导卫生实践。如果需要从众多的干预措施中选择最佳的方法指导实践，这时可以使用网状 meta 分析。网状 meta 分析，又称为混合治疗比较 meta 分析（mixed treatment comparison meta-analysis），或多处理比较 meta 分析（multiple treatment comparison meta-analysis，MTC/MTM）。

主要的统计分析方法包括频率学法和贝叶斯法。频率学法主要使用方差倒置法和广义线性模型。贝叶斯法基于贝叶斯定理、利用后验概率、可以对所有干预措施进行排序，是当前推荐使用的一种方法。

目前多联合使用 R 软件、STATA 软件和 WinBUGS（windows Bayesian inference using Gibbs sampling）软件进行网状 meta 分析，最新出现的 ADDIS（aggregate data drug information system）软件处在不断完善之中，有可能会成为更为有效的统

计分析工具。

此外，meta 分析还有累积 meta 分析（cumulative meta-analysis）、前瞻性 meta 分析（prospective meta-analysis，PMA）、患者报告结局的 meta 分析、遗传关联性研究的 meta 分析和 meta 分析的汇总分析（overview of systematic review）等类型。

三、公共卫生应用实例

本节以 2017 年发表于 *Lancet Public Health* 的一项探索饮酒量变化与血压之间关联的研究为例，介绍系统综述和 meta 分析在公共卫生领域的实际应用价值。

该研究的目的在于，系统检索全部相关 RCT 证据，评估减少饮酒对血压变化的影响，以及两者之间的剂量 - 反应关系。

（一）数据来源及检索

该研究根据系统综述和 meta 分析优先报告条目（Preferred Reporting Items for Systematic reviews and Meta-Analyses，PRISMA），按照预先确定的方案进行了系统综述和 meta 分析。通过搜索 MEDLINE 数据库、EMBASE 数据库、Cochrane 图书馆和美国临床试验数据库，检索了所有饮酒量变化对成年人血压影响的 RCT 研究，并获得全文。这些文章无论其为何种语言，均纳入研究。

在 MEDLINE 数据库中使用的检索词，见表 10-14。

表 10-14　MEDLINE 数据库检索词

序号	检索词
涉及研究设计的各种可能词汇	
1	Humans/
2	randomized controlled trial. pt.
3	controlled clinical trial. pt.
4	randomized. ab.
5	placebo. ab.
6	randomly. ab.
7	trial. ab.
8	用“OR”连接 2 ~ 7 条目

续表

序号	检索词
涉及暴露，即饮酒相关的各种可能医学主题词汇	
9	exp Alcohol Drinking/
10	exp Alcoholic Intoxication/
11	exp binge drinking/
12	(alcohol* adj3 (drink* or consum* or intake)). mp.
13	heavy drinking. mp.
14	alcoholic beverages/
15	用“OR”连接 9 ~ 14 条目
涉及相关结局的各种可能医学主题词汇	
16	hypertension/
17	hypertens$. tw.
18	exp blood pressure/
19	blood pressure. mp.
20	(resistant adj2 (hypertension or blood pressure)). mp.
21	用“OR”连接 16 ~ 20 条目
22	用“AND”连接研究设计、暴露和结局相关词汇

在 EMBASE 数据库中使用的检索词，见表 10-15。

表 10-15　EMBASE 数据库检索词

序号	检索词
涉及研究设计的各种可能词汇	
1	Humans/
2	randomized controlled trial/
3	crossover procedure/
4	double-blind procedure/
5	single-blind procedure/
6	random$. tw.
7	(crossover$ or cross-over$). tw.
8	placebo$. tw.

续表

序号	检索词
9	(doubl$ adj blind$). tw.
10	allocat$. tw.
11	comparison. ti.
12	trial. ti.
13	用“OR”连接 2 ~ 12 条目
涉及暴露，即饮酒相关的各种可能医学主题词汇	
14	exp Alcohol Drinking/
15	exp Alcoholic Intoxication/
16	exp binge drinking/
17	(alcohol* adj3 (drink* or consum* or intake)). mp.
18	heavy drinking. mp.
19	alcoholic beverages/
20	用“OR”连接 14 ~ 19 条目
涉及相关结局的各种可能医学主题词汇	
21	exp hypertension/
22	exp blood pressure/
23	(blood pressure or bloodpressure). mp.
24	hypertens$. tw.
25	exp resistant hypertension/
26	resistant hypertension. mp.
27	用“OR”连接 21 ~ 26 条目
28	用“AND”连接研究设计、暴露和结局相关词汇

通过文献检索，总共获得相关研究文献 2 934 篇。

（二）选择合格的研究

由两名研究者分别独立阅读所有研究的摘要部分，决定该研究是否被纳入。纳入从 MEDLINE、EMBASE 数据库以及其他途径检索到的包含成年人饮酒量变化对血压影响的人群 RCT 研究原始数据的文章，以及在 Cochrane 图书馆和美国临床试验数据库中检索到的报告了至少 7 天平均饮酒量变化和相应血压变化的 RCT 研究。排除明显不符合上述标准的研究。若两名研究者意见有分歧，则与第三名研究者协商解决。纳入和排除流程如图 10-2 所示。

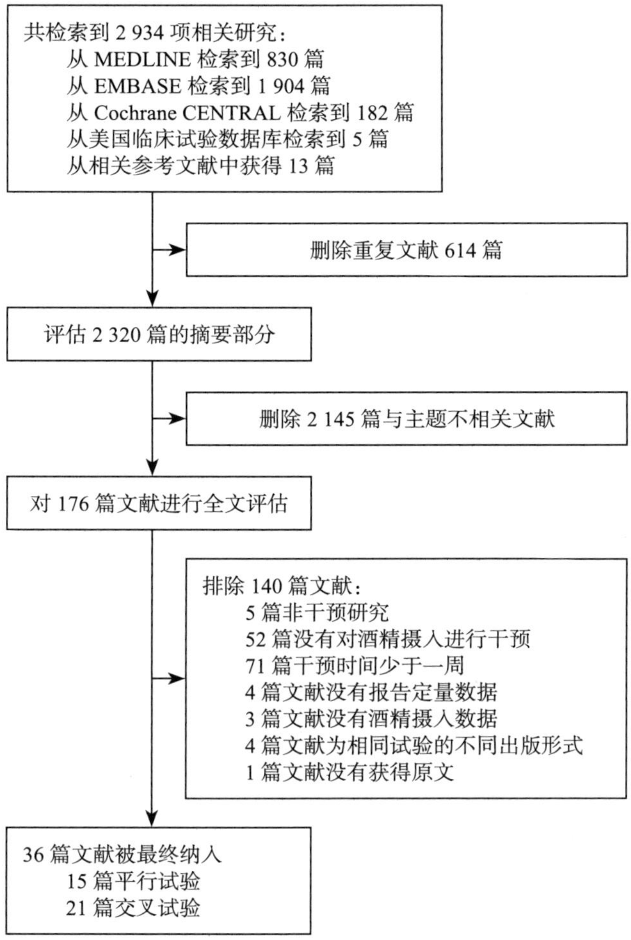

图 10-2　文献选择流程图

注：图中所有数据均直接摘录原文，即进行全文评估和最终纳入研究的文献数量尊重原文数据，而非简单计算所得。

上述 2 934 篇相关文献经过初筛获得 176 篇。全文评估这 176 篇文献后，最终有 36 篇文献纳入到系统综述和 meta 分析当中。

（三）数据提取

研究者从所有相关研究中提取了第一作者的名字、发表年份、研究开展的年份、研究设计、饮酒量的基线、随访和变化情况、试验采取的干预措施、基线时的年龄和体重指数、性别、参与者人数、不同饮酒量暴露条件下基线、随访的收缩压和舒张压的变化情况及其标准差或可信区间、每项试验研究对象的纳入和排除标准、基线时不同性别和不同高血压状况的亚组结果。

研究的主要暴露变量是饮酒减少量，该研究将干预前后的饮酒摄入量标准化为每天每杯 12 克纯酒精的饮用杯数。结局变量为血压水平变化情况，血压水平优先选择动态血压监测（24 小时）和坐位血压测量。该研究将原始研究中基线时定义为高血压状态，或服用抗高血压药物，或平均收缩压高于 140mmHg。

两位研究者都独立地从符合纳入标准的所有研究中提取数据，任何分歧都通过讨论或与第三位研究者协商解决。

（四）质量评估

该研究根据以下标准对每一项试验进行分类：①每个干预组有 25 名以上的参与者；②研究对象随机分组进行干预；③在交叉试验中，洗脱期至少为 1 周；④对照组报告了试验结果；⑤失访率低于 20%；⑥各干预组之间基线差异不具有统计学意义；⑦提供干预前后血压变化的可信区间、标准误差、*P* 值或 *F* 检验。符合所有七项标准的试验为高质量研究。该研究基于 Egger 检验来评估小样本研究的影响和发表偏倚，使用 Cochrane 协作网偏倚风险评估工具对每项研究进行偏倚风险分析，并使用 GRADE 标准对总体证据质量进行了评级。最后，使用随机效应 meta 回归模型评估基线时的饮酒量、从基线到随访的酒精摄入减少、基线时的高血压状态、交叉与平行试验设计、试验时间、血压测量方式、平均年龄、平均体重指数，以及试验质量对每个结果的影响。

（五）数据分析

该研究使用减少饮酒前后血压平均差值作为研究结果的评价。使用 DerSimonian-Laird 随机效应模型将均值差值（*MD*）及 95% 可信区间（credibility interval，*CI*）加权合并。

根据质量评估标准，研究中纳入的 36 项试验中 12 项被评估为高质量试验。Egger 检验没有发现小样本以及发表偏倚对结果的影响。Cochrane 协作网偏倚风险评估显示，不同盲法和分组隐匿可能造成偏倚。在使用 GRADE 标准进行的评价中，由于数据均来源于随机对照试验，结果的一致性、准确性都很高。研究使用 I^2 统计量来进行异质性检验，发现异质性较小。最终，研究报告显示，在每天饮酒量在 2 杯或更少的人中，饮酒量减少与血压降低无关；然而，对于每天饮酒量在 2 杯以上的人而言，饮酒量减少与血压下降相关。每天饮酒 6 杯及以上者，如果减少约 50% 的摄入量，收缩压和舒张压将有明显下降：收缩压平均下降 5.50mmHg（95%*CI*：4.30 ~ 6.70）（1mmHg=0.133kPa），舒张压平均下降 3.97mmHg（95%*CI*：3.25 ~ 4.70）（图 10-3，图 10-4）。

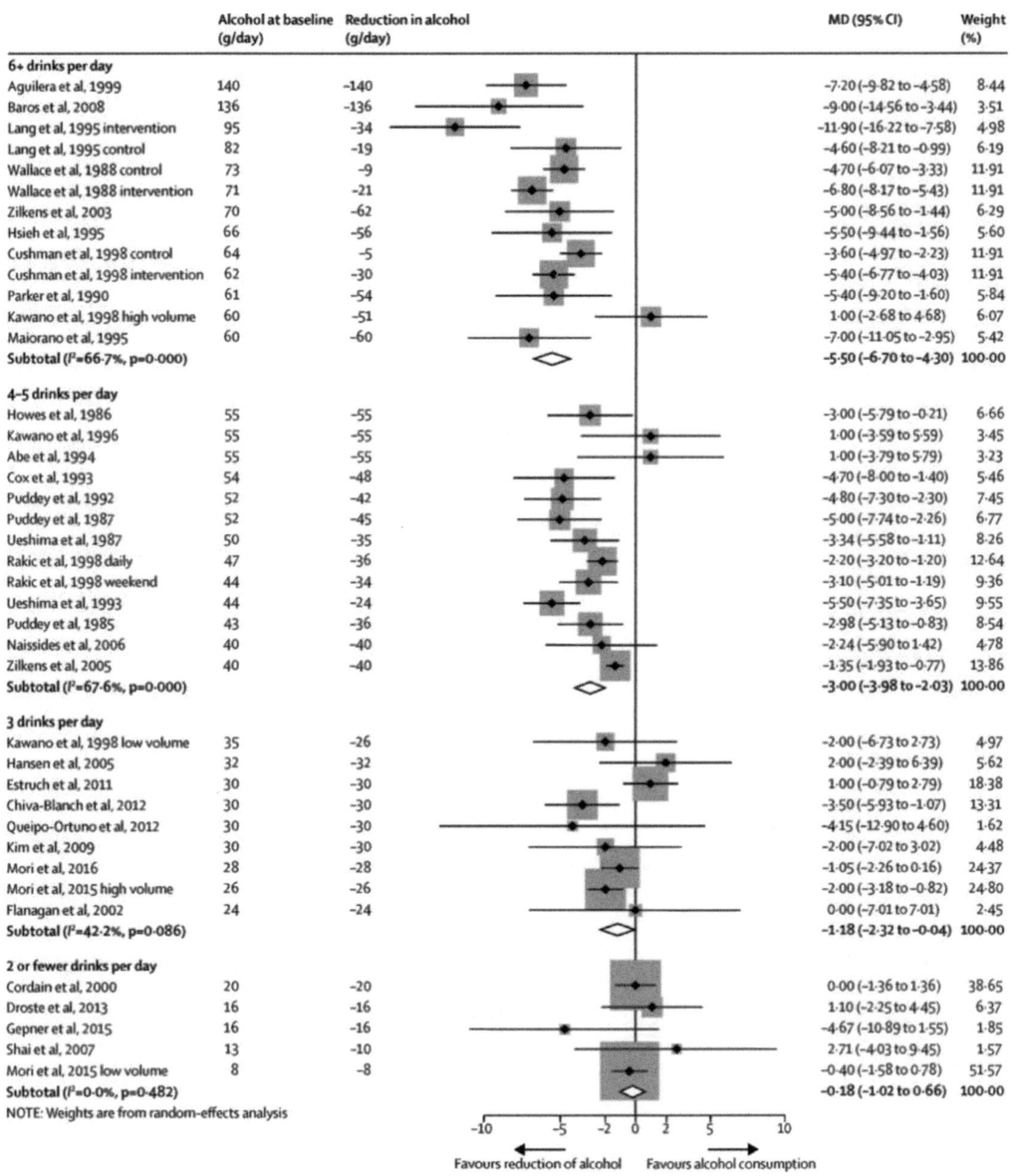

图 10-3　饮酒量变化引起的收缩压变化

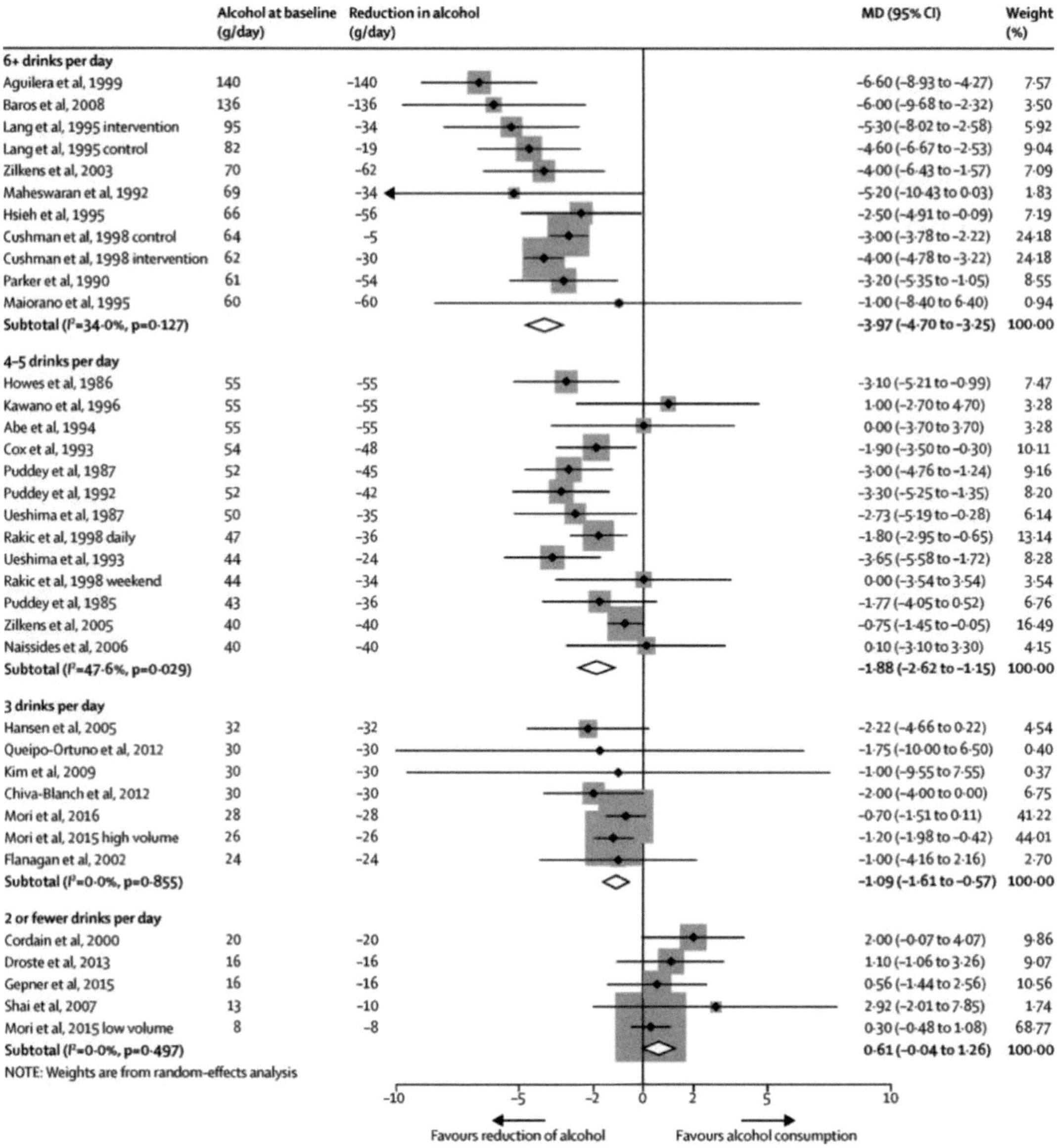

图 10-4 饮酒量变化引起的舒张压变化

该研究结果能够更好地向公众展示，对每天饮酒 2 杯以上的人实施有效的酒精摄入干预措施将减轻饮酒和高血压带来的疾病负担，饮酒量较大的国家应考虑采取相应的干预措施，从而起到指导公共卫生决策的作用。

第三节　如何将证据转化为推荐建议

循证医学不仅从理论上指导人们从事医学实践，还更多地提供实践的方法和数据资料。近年来，循证医学快速发展，广泛应用于一些学科和领域，目前主要应用于临床决策、药物研究、行政决策和医疗管理等方面。而公共卫生实践同样不可缺少行之有效的行政决策和及时、合理的医疗救治与服务。

循证指南是通过系统综述生成的证据，以及对各种备选干预方式进行利弊评价之后提出的最优指导意见。本节将参考临床实践循证指南，从循证指南制定流程和证据系统评价等方面介绍循证指南。

一、循证指南制定流程

循证指南制定流程（evidence-based guideline development）包括组成指南开发小组、提出相关临床问题、系统检索文献和使用正确的方法对证据进行严格评价，并结合他们的实践经验，再根据证据的级别和强度提出推荐意见。此外，还包括系统评估、推广普及、修订更新等指南推出后的后续工作计划，使指南能与时俱进。由于制定循证临床实践指南的方法学是基于证据的方法学，其结论或推荐意见必须有可靠的证据支持。

苏格兰学院间指南网络（Scottish intercollegiate guidelines network，SIGN）推荐的循证指南制订方法较具有代表性，其流程为：组建指南开发小组 - 确定指南题目 - 组成专题指南开发小组 - 系统文献评价 - 草拟推荐建议 - 咨询及同行评议 - 发表与发行 - 不同地域应用 - 审查和评价。主要步骤如下。

1. 组建指南开发小组　由来自不同地区的多学科人员（15 ~ 20 人）组成。参与指南制定者需具备 4 个核心技能：①临床专业技能；②卫生保健的实践经验；③专业知识（如患者意愿和卫生经济学）；④严格的评估技能。

2. 文献检索　指南开发小组先确定指南拟解决的主要问题，然后进行系统的文献检索。检索源包括 Cochrane 图书馆、EMBASE、MEDLINE 等必检数据库，重要的专业学会、协会和指南出版机构的网站，以及正在进行的试验注册资料库和其他相关的数据库等。先检索已有的指南及系统综述，再检索随机对照试验，最后根据所提出的问题和证据获得的数量检索其他类型的研究。

3. 评价证据 指南开发小组需制订一套明确的文献纳入和排除标准，并采用一套根据临床研究设计的标准清单严格评价相关文献。每份清单的结论就是一份质量量表评分或是证据的分级。

（1）对证据本身及其质量的评价，包括①证据的一致性：总体一致性、纳入人群特征（如年龄、性别、宗教信仰等）的一致性、研究内容的一致性；②外部真实性：研究结果是否与实际运用时的结果一致；③专指性：证据是否直接针对指南的目标人群，人群特征的不同有可能影响最终结果；④样本量：涉及的患者数量和研究例数。

（2）对证据的解读，包括①患者意愿：权衡利弊、患者结局指标的最大改善；②临床实践：是否与现有的医疗实践有较大的差距；③资源分配：是否会导致大规模的资源重新分配，卫生系统是否支持改进的措施。每一篇文献至少应由两名指南制定小组成员进行独立评价，若存在分歧，则由第三者仲裁解决。

4. 谨慎判断并提出建议 经过严格的证据评价后达成共识，进而根据证据的支持强度来决定建议的等级，并编制出指南初稿。

5. 咨询和同行评价 召开会议，答疑并征集建议，对指南初稿的评价进行反馈。指南小组根据建议进一步修订指南。修订版再送同行专家进行评价。最后，SIGN 编辑组对指南进行审查并作出评价。

6. 评估指南 发布两年后再进行评估。对该领域的进展做出评价，以决定是否出版更新指南。

7. 患者参与 患者、医护人员和研究者一起工作，确保从患者或医护人员的角度参与指南制定的过程，为公众健康更新规划提供指导意见。

8. 文件存档 保存下列系列文件：①制定指南的原始提议；②制定指南的理由和指南涉及范围；③确定指南的关键问题；④检索策略、数据库和文献检索的时间范围；⑤证据来源文献的纳入和排除标准；⑥对支持建议的文献所用的方法学清单；⑦回答所有关键问题的证据总结表；⑧谨慎判断的表格；⑨列表说明指南小组对整体证据的质量和相关建议分级的结论；⑩总结大会纪要和同行评议的评论及回复记录。

9. 指南的执行 指南制定与当地临床实践脱节是一个核心问题，应充分考虑当地的地域特征与资源分配情况。

10. 资料来源和其他因素 每一份指南的制定需耗费大量的金钱和时间。为取得预期效果项目必须由遵循方法学的专家管理，并在规定的时间内完成。

由于上述方法制定的指南有科学客观的证据支持，令人信服；同时又标注了推荐意见的强度，便于使用者根据其强度自主决定是否采用其推荐意见。需要注意的是，实践指南一般都标注推荐意见级别和证据等级，但不同国家和学术机构采用的标准不统一，如美国心脏学会（American College of Cardiology，ACC）、美国心脏协会（American Heart Association，AHA）和欧洲心脏学会（European Society of Cardiology，ESC）采用Ⅰ~Ⅲ类推荐和A~C级证据等级分类法。Ⅰ类推荐：益处＞＞风险，应给予治疗/操作；Ⅱ类推荐：分为Ⅱa和Ⅱb类，Ⅱa类推荐为益处＞＞风险，多数证据支持该治疗/操作，而Ⅱb类推荐为益处≥风险，较少证据支持该治疗/操作；Ⅲ类推荐：风险＞益处，推荐的治疗/操作无效或无益，甚至有害。A级：证据来自多个大规模随机对照试验或系统综述/meta分析；B级：证据来自单个随机对照试验或大型非随机对照试验；C级：证据来自专家共识、回顾性研究或注册研究。此外，上述的GRADE评价系统也可用于证据的推荐强度评价。

一份好的指南应具有两个组成部分：①对证据的总结，以得出一种干预措施对典型患者群体平均效果的证据；②对如何使用该证据的推荐意见。推荐意见还应说明干预措施的利弊、局限性、最适宜的患者及其群体，以及与成本和卫生保健有关的其他因素。

二、证据体系及其评价

用循证的方法制定指南现已逐渐成为制定指南的发展趋势。但已发表的指南数量众多，不同的国家或组织针对一种疾病制定的指南可能大不相同，且质量参差不齐，有很大的异质性。指向的不同可能给决策带来极大困扰。因此，对指南进行评价，以判断指南是否值得推荐使用或者从众多的指南中选择质量最好的，应用于公共卫生决策，这是应用实践指南前的重要步骤。以下介绍临床实践指南的评价方法，为公共卫生实践指南的评价提供借鉴。

（一）临床实践指南的评价要素

1. 真实性评价 好的指南必须遵循循证医学的原则和方法。强调实践指南建立证据的基础上，根据证据的可信程度对建议进行分级。评价的要点包括两点。

（1）指南编写者是否做了全面、可重复的文献检索？检索是在过去1年内进行的吗？

（2）是否每项建议均标明了其相关证据的等级，并提供了原始证据的链接或来源文献？评价主要集中在对证据的收集、评价和合成环节，以及如何将推荐意见与相关证据紧密结合。

2. 重要性评价 经过对实践指南真实性评价后，还要明确指南是否回答了需要解决的重要问题。但要注意的是现实所面临的问题可能相当复杂，指南不可能囊括所有的相关问题。

3. 适用性评价 指南的使用需要具体情况具体分析。评价的要点包括以下几点。

（1）在本地区，疾病负担是否很低而无须参考指南？对于指南的实施对象还应综合考虑：①实施对象与研究中的对象差别大吗？②干预措施在现有的环境条件下可以施行并使用吗？③干预措施有哪些潜在的利益和损害？④实施对象的观念和预期是什么？

（2）实施对象对干预措施的意愿如何，对其益处和害处的效度评价是否可以参考研究？

（3）执行该指南的花费有多大，获益是否高于其他干预措施？

（4）对研究对象实施该指南，是否遇到不可克服的困难？

（二）实践指南的评价工具

为了科学客观地评价实践指南，不同的国家和学术团体制定了许多专门的实践指南评价工具。在这些评价工具中，兰州大学基于加拿大临床流行病学专家David Moher等的卫生研究报告标准研发制定的国际指南报告规范（reporting items for practice guidelines in healthcare，RIGHT）评价标准和欧洲指南研究与评价工具（appraisal of guidelines research and evaluation，AGREE）量表是两个基本得到公认的指南评价工具。

1. RIGHT 评价标准 RIGHT 清单包含了 22 个条目，包括以下方面：基本信息（条目 1～4），背景（条目 5～9），证据（条目 10～12），推荐意见（条目 13～15），评审和质量保证（条目 16～17），资助和利益冲突声明及管理（条目 18～19），其他方面（条目 20～22），见表 10-16。同时 RIGHT 工作组也制定了更为详细且包含实例的解释性文件，可在美国内科学年鉴网站上获取。

表 10-16 实践指南报告的 RIGHT 评价标准

领域 / 主题	编号	条目
		基本信息
标题 / 副标题	1a	能够通过题目判断为指南，即题目中应该明确报告类似“指南”或“推荐意见”的术语
	1b	报告指南的发表年份
	1c	报告指南的分类，即筛查、诊断、治疗、管理、预防或其他等
执行总结	2	对指南推荐意见进行汇总呈现
术语和缩略语	3	为避免混淆，应对指南中出现的新术语或重要术语进行定义；如果涉及缩略语，应该将其列出并给出对应的全称
通信作者	4	确定至少一位通信作者或指南制订者的联系方式，以便于联系和反馈
		背景
简要描述指南卫生问题	5	应描述问题的基本流行病学，比如患病率、发病率、病死率和疾病负担（包括经济负担）
指南的总目标和具体目的	6	应描述指南的总目标和具体要达到的目的，比如改善健康结局和相关指标（疾病的患病率和病死率），提高生活质量和节约费用等
目标人群	7a	应描述指南拟实施的主要目标人群
	7b	应描述指南拟实施时需特别考虑的亚组人群
指南的使用者和应用环境	8a	应描述指南的主要使用者（如初级保健提供者、临床专家、公共卫生专家、卫生管理者或政策制定者）以及指南其他潜在的使用人员
	8b	应描述指南针对的具体环境，比如初级卫生保健机构、中低收入国家或住院部门（机构）
指南制订小组	9a	应描述参与指南制订的所有贡献者及其作用（如指导小组、指南专家组、外审人员、系统评价小组和方法学家）
	9b	应描述参与指南制订的所有个人，报告其职务、工作单位等信息

续表

领域 / 主题	编号	条目
		证据
卫生保健问题	10a	应描述指南推荐意见所基于的关键问题，建议以 PICO（人群、干预、对照和结局指标）格式呈现
	10b	应描述结局遴选和分类的方法
系统评价	11a	应描述该指南基于的系统评价是新制作的，还是使用现有已发表的
	11b	如果指南制订者使用现有已发表的系统评价，应给出参考文献并描述是如何检索和评价的（提供检索策略、筛选标准，以及对系统评价的偏倚风险评估），同时报告是否对其进行了更新
评价证据质量	12	应描述对证据质量评价和分级的方法
		推荐意见
推荐意见	13a	应提供清晰、准确且可实施的推荐意见
	13b	如果证据显示在重要的亚组人群中，某些影响推荐意见的因素存在重大差异，应单独提供针对这些人群的推荐意见
	13c	应描述推荐意见的强度以及支持该推荐的证据质量
形成推荐意见的原理和解释说明	14a	应描述在形成推荐意见时，是否考虑了目标人群的偏好和价值观。如果考虑，应描述确定和收集这些偏好和价值观的方法；如果未考虑，应给出原因
	14b	应描述在形成推荐意见时，是否考虑了成本和资源利用。如果考虑，应描述具体的方法（如成本效果分析）并总结结果；如果未考虑，应给出原因
	14c	应描述在形成推荐意见时，是否考虑了公平性、可行性和可接受性等其他因素
从证据到推荐	15	应描述指南制订工作组的决策过程和方法，特别是形成推荐意见的方法（例如，如何确定和达成共识，是否进行投票等）
		评审和质量保证
外部评审	16	应描述指南制订后是否对其进行独立评审，如是，应描述具体的评审过程，以及对评审意见的考虑和处理过程
质量保证	17	应描述指南是否经过了质量控制程序，如是，则描述其过程
		资助和利益冲突声明及管理
资金来源以及作用	18a	应描述指南制订各个阶段的资金来源情况
	18b	应描述资助者在指南制订不同阶段中的作用，以及在推荐意见的传播和实施过程中的作用
利益冲突的声明和管理	19a	应描述指南制订相关的利益冲突的类型（如经济利益冲突和非经济利益冲突）

续表

领域 / 主题	编号	条目
利益冲突的声明和管理	19b	应描述对利益冲突的评价和管理方法，以及指南使用者如何获取这些声明
其他方面		
可及性	20	应描述在哪里可获取到指南、相应附件及其他相关文件
对未来研究的建议	21	应描述当前实践与研究证据之间的差异和 / 或提供对未来研究的建议
指南的局限性	22	应描述指南制订过程中的所有局限性（比如制订小组不是多学科团队，或未考虑患者的价值观和偏好）及其对推荐意见有效性可能产生的影响

2. 欧洲 AGREE 量表 指南研究与评价工具（appraisal of guidelines research and evaluation，AGREE）是 2003 年由 13 个国家的研究者制定的一种指南研究和评价的评估工具，并提供了使用该工具的培训手册。2009 年发布了 AGREE Ⅱ量表。AGREE 量表在国际上具有较高的权威性，为目前国际指南质量评价的首选工具。它不仅对指南的报告质量进行了评估，而且对推荐结果的其他关键方面也进行了质量评估。该评价工具对指南预测的真实性，即指南预期要达到的临床结局的可能性做出评估，但并不涉及指南对患者临床结局影响的评估。

AGREE Ⅱ量表通过指南的范围与目的、参与人员、制订的严谨性和科学性、指南的清晰性与可读性、指南的应用性和指南编撰的独立性 6 个领域、23 个条目来对实践指南进行评分（表 10-17）。

表 10-17 AGREE Ⅱ量表

量表的维度与条目	解释
领域一：范围与目的	
1. 明确描述指南的总目标	涉及指南对社会和患者或公众等人群健康可能产生的影响。指南的总目标需详加描述，预期效应应针对具体临床 / 健康问题
2. 明确描述指南涵盖的临床问题	应对指南所涵盖的临床问题详加描述，尤其是重要的前景性问题（见条目 17），而不是一些背景性问题
3. 明确描述指南的应用对象（患者和公众等）	对指南涵盖人群（患者、公众等）应明确描述，包括年龄范围、性别、临床类型及并发症

续表

量表的维度与条目	解释
领域二：参与人员	
4. 指南制订小组成员的组成，应包括所有相关专业人员	指南制订过程中涉及的专业人员，可能包括指导小组成员、筛选和评估 / 评价证据的研究人员、参与形成最终推荐建议的人员，但不包括对指南进行外部评审的人员（见条目 13）和目标人群代表（见条目 5）；同时，应提供指南制订小组的组成信息、原则及相关专家资质方面的信息
5. 收集目标人群（患者和公众等）的价值观和主观意愿	临床指南的制订应考虑目标人群对卫生服务的主观意愿和期望。在指南制订的不同阶段可以采取多种方法来保证实施
6. 明确界定指南的目标使用者	目标人群应在指南中明确规定，以便读者判断该指南是否与其相关
领域三：制订的严谨性和科学性	
7. 系统全面检索证据	提供证据检索策略的细节，包括使用的检索术语、检索数据库和检索时间范围等
8. 检索证据标准的清楚描述	提供检索获得证据的纳入和排除标准，并清楚陈述纳入和排除证据的理由
9. 证据优点和局限性的清楚描述	要描述证据的优点和不足，应注明使用何种方法或工具评价单个研究的偏倚风险以及具体结局和 / 或证据集成
10. 形成推荐建议方法的清楚描述	应描述用于推荐建议形成的方法学以及最终建议的形成方式
11. 形成推荐建议时应综合考虑利弊，包括获益、不良反应和伤害	指南在形成推荐建议时应综合考虑获益、不良反应和潜在伤害风险
12. 推荐建议和支持证据间链条完整	指南中推荐建议和支持证据之间的联系应明确。指南用户能识别与每个推荐建议相关的证据要素
13. 指南发表前已通过外部专家评审	指南在发表前应通过专家的外部评审。注意评审人员不是指南制订小组成员，评审人员包括在临床领域的专家和方法学专家，也可以包括指南目标人群代表（患者、公众等）。指南中应提供进行外部评审的方法学描述，包括评审人员名单及其机构
14. 提供更新指南的具体步骤	指南需要反映当今最新的研究成果。应提供关于指南如何更新的具体步骤。例如：给出一个时间表或建立一个长期工作小组，这个小组能定期收到更新文献，必要时作出相应的改变
领域四：清晰性	
15. 推荐建议明确、无歧义	推荐建议应对哪种选择、在什么情况下、对何种人群是适当的等信息，作出具体而精确的描述
16. 明确列出不同的选择或临床问题	目标为管理某一种疾病的指南应考虑到这种疾病的临床筛查预防、诊断或治疗可能存在各种不同的选择，在指南中应该明确说明这些可能的选择

续表

量表的维度与条目	解释
17. 重要的推荐建议容易识别	用户能容易发现最相关的推荐建议。这些推荐建议能回答指南涉及的主要问题，且能通过不同的方法加以识别
领域五：应用性	
18. 在指南中描述应用过程中的有利和不利因素	或多或少存在一些因素可促进和阻碍指南推荐建议的应用
19. 在指南中提供如何应用于实践的推荐建议和 / 或工具	将一个指南付诸实施，需要一些附加的支持材料。形式多样，可以是一个简介、一个快速参考手册、教具、试验结果，或者计算机支持系统。附加材料应和指南一起提供
20. 考虑推荐建议应用中可能需要的相关资源	推荐建议的实施可能需要应用额外的资源
21. 指南提供监测和 / 或稽查标准	适时评估指南推荐建议的应用情况，这将有助于推动指南的推广应用。内容涉及制订步骤、行为和临床或健康相关结局等方面
领域六：编撰的独立性	
22. 赞助单位的观点不影响指南的内容	制订指南时若使用外部赞助（如政府、专业团体、慈善组织和药企），形式可以是资助整个指南制定过程，也可以是资助部分过程（如指南的印刷）。指南中应有一个明确的声明：赞助单位的观点或利益不会影响最终推荐建议的结论
23. 记录并公开指南制订小组成员的利益冲突	指南制订小组成员可能会存在利益冲突

注：6 个领域是相互独立的，不能合并为一个质量评价的总分值。虽然各领域评价可用于比较不同的指南，并最终确定是否使用或推荐该指南，但不能用单个领域得分作为评判指南好坏的区分标准。有关 AGREE Ⅱ的更多相关信息，可登录 AGREE 网站进行查询。

三、公共卫生政策评估

对于已经实施或将要实施的公共卫生政策，通过有效、可行、准确的系统评估方法，可以说明实施政策的优点、价值和效果。下面将介绍公共卫生政策评估的框架和有效评估标准。

（一）政策评估框架

美国疾病控制与预防中心工作小组制订的评估框架总结了政策评估的基本要素，可用于指导公共卫生专业人员进行政策评估。该框架介绍了政策评估的具体步骤和有效政策评估的判断标准。根据该框架的步骤和标准进行评估将有助于理解每项政策的背景，并有助于改进政策评估的设计和实施策略。框架包括六个政策评估步骤（图 10-5）。

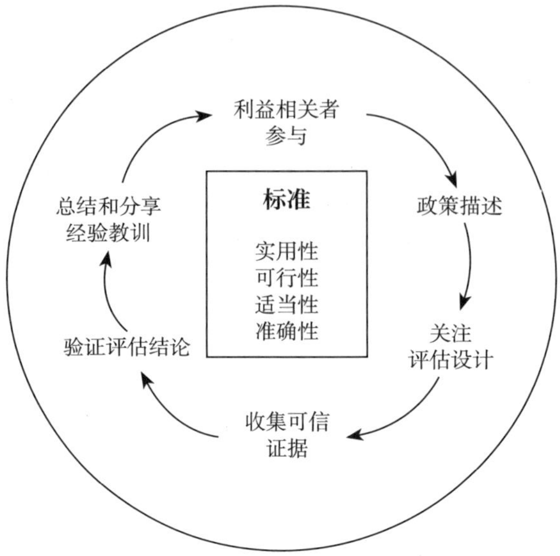

图 10-5　公共卫生政策评估步骤

1. 利益相关者参与　公共卫生工作常常需要多方进行合作，所以对公共卫生政策的评估需要考虑各合作方的利益。促进利益相关者（对政策评估进行投入或投资的个人或组织）参与评估对整个政策评估过程极为重要，不仅可以增强评估的有效性，提高评估结果的可信度，还可以明确各相关方在评估中的角色和责任，避免利益冲突。

需重点关注的利益相关者包括：①参与政策实施的人员；②政策服务的或受政策影响的人；③政策评估的主要用户。

2. 政策描述　政策描述指具体、详细地对政策的任务和目标进行描述，包括政策实施的范围、预期实施策略和实际实施策略、可能影响政策实施的因素，以及政策如何发展、如何外推到更大的组织和社区。完整的政策描述可以帮助各方理解政策的目标和实施策略，提高评估的公平性和准确性，为后续的政策评估步骤建立参考，有助于将政策实施与其效果联系起来。政策描述需与利益相关者一同协商制定，充分考虑利益相关者的需求。

3. 关注评估设计　在数据收集开始后再改变政策实施策略可能很困难或根本

不可能，因此一项全面的评估需要描述预期实施的用途和将采取的步骤，并设计最有可能有效、可行、准确实施的评估策略。这一设计可能是不断变化的，评估实施的策略和方法可能会进行调整，但评估的重点始终是利益相关者最关心的问题。在关注评估设计时需要考虑的方面包括进行评估的目的、评估的用户、评估的用途、评估应解决的问题、评估的具体方法和保障评估顺利进行应采取的措施。完善的评估设计可以增加评估成功的机会，以使政策评估过程保持在正轨。

4. 收集可信证据 政策评估应努力收集能够说明政策实施情况的可信证据，这是政策评估的基础，可以提高评估的实用性和准确性。尽管所有数据类型都存在局限性，但通过使用多种规范的程序收集、分析和解释数据，可以提高所收集证据的整体可信度。通常影响可信度认知的证据收集方面包括政策评估指标、评估中的证据来源、证据质量、证据数量和基础条件。此外，利益相关者参与收集证据可以提高证据的可信度。当利益相关者参与定义和收集可信数据时，他们将更有可能接受评估结论并根据其建议采取行动。

5. 验证评估结论 根据所收集的实际证据 / 数据，提出政策评估相关的结论。当结论与收集的证据相关，并符合利益相关者对于开展评估的需求或制定的标准时，可以认为评估结论合理。利益相关者必须同意政策评估结论合理，才能放心地使用评估结果。根据收集的证据，验证结论应考虑利益相关者的需求、基于评估结果分析和综合的结果、理解和解释评估中收集的证据、利益相关方对政策价值和意义的判断和建议。验证评估结论可以增加评估结果的实用性和准确性。

6. 确保总结的经验教训得以宣传和借鉴 在评估过程中，利益相关者对评估过程和结果的理解、发现，可以影响政策实施的因素和行动，参与评估人员得到的宝贵经验教训需要总结、宣传并加以利用。确保能够合理利用这些经验教训的重点，包括评估整体流程设计、各利益相关方之间沟通交流、预测经验教训外推的效果、对外推经验进行后续监督跟进和宣传（及时、公正地向相关受众传达评估程序或经验教训的过程）。

（二）有效评估标准

在日常公共卫生实践中，公共卫生工作者们常常需要对实践进行评估。美国教育评估标准联合委员会（Joint Committee on Standards for Educational Evaluation）制定的评估标准适用于公共卫生政策评估。该评估标准提供了评估政策时应遵循的实用指南，基于这些标准，评估将合理、可行、公平。在联合委员会的报告中，有效政策评估的标准分为以下四类：实用性、可行性、适当性、准确性，每类标准的作用和具体相关事项，见表 10-18。

表 10-18 美国教育评估标准联合委员会制定的有效政策评估标准

标准	作用	具体相关事项
实用性	确保评估使用者得到需要的信息	识别利益相关者、评价参与评估人员的可信度、确定信息收集的范围和标准、识别和判断评估需求、评价评估报告的清晰度和及时性、评价评估产生的影响
可行性	确保评估的可行性和实用性	评估的实用性、政治可行性（考虑各利益相关方的不同立场）、进行评估的成本效益
适当性	确保评估符合道德规范（对政策评估参与和影响的群体的权利和利益进行评估）	是否以服务为导向、参与评估的各方当事人签署正式协议同意其责任和义务、尊重和保护人类主体的权利和福祉、评估人员尊重被评估者、评估过程公正完整、调查结果透明、利益是否冲突、评估人员的资源分配和支出是否适当
准确性	确保评估结果正确	清晰准确地记录正在评估政策、详细地分析评估环境、描述评估目的和步骤、描述评估中的信息来源、收集有效信息和可靠信息、系统评审信息、进行定量和定性信息分析、合理总结、公正报告、meta 评估

四、达成共识的方法

虽然在“循证决策制定过程中应该应用循证的理念”这件事上很容易达成共识，但是真正转化为实践，却是一件不容易的事。在循证决策过程中遇到的困难可能有很多：①研究周期通常较长，时效性较差，难以满足政策制定的即时需要；②已有的研究证据不能满足政策制定者的需要；③研究与政策制定的认识、解释问题的方式不同，专业素养不同，专有名词理解不同等因素导致交流上的障碍。

想要在循证决策制定过程中达成共识，需要政策制定者和研究者双方的努力：①首先，政策制定者应培养循证意识，营造“用证据说话”的决策环境。此外，政策制定者应主动地反映需求，参与到证据生产的过程中去，而不是被动地接受。②其次，研究者应该摒弃所谓的“政学分途、不问政治、专心学术”的观念，主动参与到政策的制定过程中，了解政策制定者的需求，主动提供证据。③最后，应完善证据发布和获取的途径，建立信息获取的入口（如网络、开放的数据库），使得需求者可以根据自己的需要，方便地获取信息。在国家政府层面，可以通过使用全球范围内制定的卫生系统指导和 / 或国家所制定的政策简报来进行决策。理想情况下，通过政策简报和全球性卫生系统指导中相关工具，国家政府可以选择召开一次或多次政策对话，或者运用其他利益相关者参与的方法来支持决策，从而使利益相关者达成共识。

本章小结

循证医学是以最新的、有效的科学证据为基础，结合临床经验和价值取向，为决策提供指导的方法论。基于循证医学的理念和实践基础，能够更好地指导疾控决策者进行决策。本章详细阐述循证医学相关的概念、循证实践的步骤、证据分级的原理和常用系统，强调了公共卫生决策中循证的必要性。此外，本章深入探讨如何整合公共卫生证据。通过系统综述和 meta 分析统计学方法，能够综合分析和评估大量研究结果，进而获得更准确和可靠的结论。最后，本章系统介绍循证指南制定流程，证据体系评价方法和在循证决策制定过程中达成共识的重要性。学习本章内容有助于读者通过应用循证医学原理和方法，提高公共卫生决策的科学性、有效性和可行性。

思考题

1. 请简述循证实践的五步骤。
2. 在进行系统综述时，如何评价纳入研究的质量？
3. 请简述进行 meta 分析时应注意的问题。
4. 如何评价一个循证指南？有何种工具？

（洪铉明　詹思延）

参考文献

[1] 李立明. 公共卫生与预防医学导论 [M]. 北京：人民卫生出版社，2017.

[2] 李立明. 公共卫生导论 [M]. 北京：北京大学医学出版社，2021.

[3] 叶冬青. 公共卫生发展简史 [M]. 北京：人民卫生出版社，2016.

[4] 詹思延. 流行病学 [M]. 8 版. 北京：人民卫生出版社，2017.

[5] 曾光，黄建始. 公共卫生的定义和宗旨 [J]. 中华医学杂志，2010，90（6）：367-370.

[6] HUANG Y, WANG Y, WANG H, et al. Prevalence of mental disorders in china: a cross-sectional epidemiological study[J]. Lancet Psychiatry, 2019, 6(3): 211-224.

[7] 张庆宁，廖苏苏，张孔来. 河北定县农村卫生实验区的创建始末及影响 [J]. 中华医史杂志，2016，46（4）：221-228.

[8] 程锦泉. 我国疾病预防控制体系现代化建设的思考及对策建议 [J]. 中华预防医学杂志，2020，54（5）：475-479.

[9] 孙点剑一，李立明. 浅谈公共卫生与疾病预防控制体系建设 [J]. 中国科学院院刊，2020，35（9）：1096-1104.

[10] 中华预防医学会新型冠状病毒肺炎防控专家组. 关于疾病预防控制体系现代化建设的思考与建议 [J]. 中华流行病学杂志，2020，41（4）：453-460.

[11] 梁明修，袁莎莎，邵子津，等. 中国疾病预防控制体系改革进展系统综述 [J]. 中华预防医学杂志，2021，55（11）：1332-1338.

[12] 公丕祥. 法制现代化的概念架构 [J]. 法律科学（西北政法学院学报），1998（4）：2-11.

[13] 何勤华，陈梅. 法制现代化研究与当代中国法学（1986—2016）：一个学说史的考察 [J]. 法治现代化研究，2017（1）：19.

[14] 汪建荣. 卫生法 [M]. 5 版. 北京：人民卫生出版社，2018.

[15] 中华预防医学会新型冠状病毒肺炎防控专家组. 关于疾病预防控制体系现代化建设的思考与建议 [J]. 中华流行病学杂志，2020，41（4）：453-460.

[16] 李广德．我国公共卫生法治的理论坐标与制度构建 [J]．中国法学，2020（5）：25-43.
[17] 郭晖．公共卫生应急管理法治体系的优化 [J]．河北法学，2022，40（2）：131-147.
[18] 李立明，叶冬青．为建设高水平公共卫生学院而努力奋斗 [J]．中华疾病控制杂志，2022，26（3）：249-250.
[19] 王建明，沈洪兵．建设高水平公共卫生学院，培养高层次公共卫生人才 [J]．中华疾病控制杂志，2022，26（6）：621-623，656.
[20] 刘志刚，薛文静，杨懿，等．我国医防融合理论与实践研究进展 [J]．卫生软科学，2022，36（3）：3-6，12.
[21] 吴凡，陈勇，付晨，等．中国疾病预防控制体系发展改革的若干问题与对策建议 [J]．中国卫生资源，2020，23（3）：185-190，294.
[22] 邹锟，王玲，王卓，等．陈志潜先生公共卫生实践对完善公卫医师执业制度的启示 [J]．现代预防医学，2021，48（18）：3452-3456.
[23] 吴宛倩，张筱荣．新时代公共卫生人才队伍建设问题与对策 [J]．中国医院，2023，27（5）：65-68.
[24] 王国强．中国疾病预防控制 60 年 [M]．北京：中国人口出版社，2015：96-100.
[25] 马琳．不同时期我国国际卫生合作策略研究：以与世界卫生组织合作策略为例 [D]．北京：北京协和医学院，2013.
[26] 张梦姣．全球公共卫生治理中的中国参与 [D]．山东：山东大学，2016.
[27] 刘铁娃．世界卫生组织在全球卫生治理中的中心地位及其面临的挑战分析 [J]．太平洋学报，2021，29（2）：15-28.
[28] 中国商务部．国际机构和外国政府积极向我国提供抗击“非典”的无偿援助 [EB/OL]．（2003-06-05）[2022-11-28]．http://www.mofcom.gov.cn/article/ae/ai/200306/20030600097055.shtml.

[29] 中国疾病预防控制中心教育培训网. CFETP 项目简介 [EB/OL].（2001-10-01）[2022-10-17]. http://edu.chinacdc.cn/xcfetp/xmjs/.

[30] 王泺. 国际发展援助的中国方案 [M]. 北京：五洲传播出版社，2019.

[31] 唐丽霞. 新中国 70 年对外援助的实践与经验 [J]. 人民论坛 · 学术前沿，2020（3）：72-79.

[32] 国家卫生健康委员会. 2022 年 9 月 9 日新闻发布会：介绍党的十八大以来卫生健康国际合作交流工作进展与成效 [EB/OL].（2022-09-09）[2022-10-17]. http://www.nhc.gov.cn/xwzb/webcontroller.do?titleSeq=11478&gecstype=1.

[33] GAO G F, NKENGASONG J N. Public health priorities for China-Africa cooperation[J]. Lancet Public Health, 2019, 4(4): e177-e178.

[34] 广州中医药大学. 青蒿素抗疟在非洲获巨大成功 帮科摩罗实现零死亡 [EB/OL].（2015-10-07）[2022-11-28]. https://www.chinanews.com/gn/2015/10-07/7556723.shtml.

[35] 中华人民共和国国务院新闻办公室. 新时代的中国国际发展合作 [R/OL].（2021-01-10）[2022-10-11]. http://www.scio.gov.cn/gxzt/dtzt/2021/xsddzggjfzhzbps/zw_20385/202208/t20220802_290164.html.

[36] 潘锋. 新中国 70 年传染病防控成就举世瞩目：访中国科学院院士、中国疾病预防控制中心主任高福教授 [J]. 中国医药导报，2019，16（27）：1-6.

[37] 许静，刘培龙，郭岩. 全球卫生治理机制及中国参与的建议 [J]. 中国卫生政策研究，2013，6（11）：1-7.

[38] 国家统计局国家数据. 对外经济合作 [EB/OL].（2020-01-01）[2022-10-17]. https://data.stats.gov.cn/easyquery.htm?cn=C01&zb=A060I0401&sj=2020.

[39] 曾光. 传染病防控与国际合作的新思维 [J]. 科学对社会的影响，2007（4）：19-21.

[40] 胥懿容. 我国应对重大疫情的历史回顾与行为分析：以新中国初期血吸虫病防治为例 [J]. 湖北经济学院学报（人文社会科学版），2020，17（7）：24-27.

[41] 周慧. 英国卫生外交探究 [D]. 上海：上海外国语大学，2020.

[42] 王昱，刘培龙. 中国对外卫生援助的历程、挑战和对策 [C]. 中国国际战略评论，2017：101-113.

[43] 刁菲. 公共卫生援非技术合作项目实施和管理模式探讨 [J]. 中国公共卫生管理，2019，35（2）：266-268.

[44] 王金龙，王立立，宋渝丹，等. “一带一路”倡议下加强公共卫生国际合作的探讨 [J].

中国公共卫生管理，2021，37（1）：110-114.

[45] 王云屏."一带一路"连起健康之路[J].中国卫生，2016（3）：7.

[46] 刘光奇，曹俊，于孟轲，等.中国参与全球消除疟疾行动的优势和挑战——基于抗疟技术专家观点的一项定性研究[J].中国卫生政策研究，2020，13（10）：62-67.

[47] 戚晓鹏.中国参与全球卫生治理的思考[J].疾病监测，2020，35（7）：571-572.

[48] 康德英，许能峰.循证医学[M].3版.北京：人民卫生出版社，2015.

[49] BROWNSON R C, BAKER E A, LEET T L, et al. Evidence-based public health[M]. Oxford: Oxford University Press, 2003.

[50] GRAY M，唐金陵.循证医学·循证医疗卫生决策[M].北京：北京大学医学出版社，2004.

[51] 刘津池，刘畅，华成舸.随机对照试验偏倚风险评价工具RoB2（2019修订版）解读[J].中国循证医学杂志，2021，21（6）：737-744.

[52] ROERECKE M, KACZOROWSKI J, TOBE S W, et al. The effect of a reduction in alcohol consumption on blood pressure: a systematic review and meta-analysis[J]. Lancet Public Health, 2017, 2(2): e108-e120.

[53] 王娜，姜宝法.循证公共卫生决策的发展现状及其前景[J].中国公共卫生，2006，22（10）：1272-1274.

[54] 李立明，吕筠.关注循证公共卫生决策[J].中华流行病学杂志，2006，27（1）：1-4.

[55] Centers for Disease Control and Prevention. Framework for Program Evaluation in Public Health[J]. MMWR Recomm Rep, 1999, 48(RR-11): 1-40.

[56] 陈耀龙，王小琴，王琪，等.遵循指南报告规范提升指南报告质量[J].中华内科杂志，2018，57（3）：168-170.

48